整形外科
徒手検査法

■編集
高岡邦夫
大阪市立大学大学院医学研究科
整形外科教授

MEDICAL VIEW

Orthopaedic Physical Examination
ISBN 978-4-7583-0614-0 C3047

Editor: Kunio Takaoka

2003. 10.10   1st ed

©MEDICAL VIEW, 2003
Printed and Bound in Japan

Medical View Co., Ltd.
2-30 Ichigayahonmuracho, Shinjyukuku, Tokyo, 162-0845, Japan
E-mail   ed@medicalview.co.jp

序文

　スポーツの一般大衆への普及に伴うスポーツ人口の増加や，高齢者人口の増加に伴って，運動器のスポーツ障害や運動器の退行性変化による歩行，日常生活動作の障害を訴える患者が増加し，整形外科に受診する患者数が年々増加している．古くから整形外科学では運動器すなわち骨，関節，筋，靱帯，神経の損傷や諸疾患の診断，治療を行ってきたが，その治療対象疾患も増加し，また整形外科医として習得すべき治療技術も高度化してきた．多彩な運動器障害を的確に診断し，的確に治療を行うための研修が求められている．

　運動器障害の診断は他の診療領域と同様に問診，視診，理学的徒手検査から始まり，レントゲン撮影をはじめとした種々の画像検査，生化学的検査などによって確定診断に至ることが一般的である．初期の正確な患者に関する情報収集と正確な初期診察が正確な診断に至るために必須である．近年では，MRIをはじめ，超音波画像，核医学検査など画像検査技術が発達し，徒手診察技術が軽視される傾向にあるように感じられるが，運動器疾患の正確で能率的な診断の基礎は患者の理学的異常所見であることに変わりはない．理学的所見のとり方，特に整形外科での諸々の徒手検査法は，多くの先人の工夫によってあみ出され伝承されてきたものであり，その習得は整形外科での初期研修として意義深いものである．

　本書は，整形外科を志す新しい世代の医師，医学生たちを主な対象に，徒手検査手技とその異常所見の意味，疑うべき疾患との関連を理解してもらい，運動器疾患の診断技術の向上を目的として企画，編集した．特に本書では，上・下肢，脊椎と広範な部位に関する主な徒手検査手技を図で示したうえに，その徒手検査の目的，意義について簡潔な説明を加えて，実際の診察の場ですばやく理解できるようにした．簡潔さを基本としているため，それぞれの疾患，病態の詳細な記述は省いた．それについては他の専門書を参照していただきたい．

　本書の企画，編集にあたって執筆者として参加していただいた大阪市立大学整形外科学教室の諸氏，および多くのわかりやすい図の作成に協力いただいたイラストレーターの方々に感謝する．

2003年9月

高岡邦夫

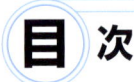

目次

1. 上肢

肩関節，上腕 …… 2

- ◎診察のチェックポイント …… 2
  - ・前面から診た症状と疑われる疾患 …… 2
  - ・側面から診た症状と疑われる疾患 …… 3
  - ・後面から診た症状と疑われる疾患 …… 3
- ◎周辺解剖の触診法 …… 4
  - ●前面 …… 4
  - ●側面 …… 8
  - ●後面 …… 10
- ◎各種テスト法 …… 14
  - ●患者との位置関係 …… 14
  - ●検査の一連の流れ …… 14
  - ●上腕二頭筋長頭腱機能に対するテスト …… 15
    - ☆Speed test …… 15
    - ☆Yergason test …… 15
  - ●腱板機能に対するテスト …… 16
    - ☆Painful arc sign …… 16
    - ☆Drop arm sign …… 16
    - ☆Lift off test …… 17
    - ☆インピンジメントサイン …… 17
  - ●肩関節不安定症に対するテスト …… 18
    - ☆Anterior apprehension test …… 18
    - ☆Load and shift tst …… 18
    - ☆Sulcus sign …… 19

肘関節，前腕 …… 20

- ◎視診のチェックポイント …… 20
  - ・carrying angle（肘外偏角） …… 20
  - ・腫脹 …… 20
- ◎周辺解剖の触診法 …… 21
  - ●骨 …… 21
  - ●軟部組織〈内側〉 …… 23
  - ●後方 …… 25
  - ●外側 …… 26
  - ●前方 …… 27
- ◎可動域の確認 …… 28
- ◎筋力テスト …… 30
- ◎知覚テスト …… 32
- ◎反射テスト …… 32
- ◎特殊テスト …… 34
  - [肘部管症候群] …… 34
    - ☆Tinel徴候 …… 34
    - ☆肘屈曲テスト（Elbow flexion test） …… 34
    - ☆江川徴候 …… 35
  - [側副靱帯損傷（後外側回旋亜脱臼も含む）] …… 36
    - ☆内外反ストレステスト …… 36
    - ☆後外側回旋不安定性テスト（Posterolateral rotatory instability test：PLRI test） …… 37
  - [上腕骨顆上骨折後内反肘] …… 38
    - ☆山元・薄井テスト …… 38
  - [外側上顆炎] …… 39
    - ☆指伸展テスト（Finger extension test） …… 39
    - ☆テニス肘テスト（Wrist extension test） …… 39

手関節，手 …… 40

- ◎診察のチェックポイント …… 40
- ◎周辺解剖の触診法 …… 40
  - ●手関節，手の主な骨の診かた …… 40
    - ☆Finger extension test …… 45
    - ☆Scaphoid shift test …… 45
    - ☆Grind test …… 45
  - ●手関節，手の屈筋の診かた …… 46
  - ●手根管 …… 48
    - ☆Phalen test …… 48
  - ●手関節，手の伸筋の診かた …… 49
    - ☆Finkelstein test …… 49
  - ●手の内在筋の診かた …… 52
    - ☆内在筋拘縮を調べるテスト …… 54
  - ●手の循環の診かた …… 55
    - ☆Wrist Allen test …… 55
    - ☆Finger Allen test …… 55

2. 下 肢

股関節，大腿 — 58
- ◎ 視診のチェックポイント ……58
  - ・歩行 ……58
  - ・骨盤の傾斜 ……58
  - ・腰椎の前弯・後弯 ……58
  - ・脚長差 ……59
- ◎ 周辺解剖の触診法 ……60
  - ● 仰臥位 ……60
  - ● 側臥位 ……62
  - ● 大腿部・膝部 ……63
- ◎ 可動域の確認 ……64
  - ☆Thomas test ……65
  - ☆Elley test ……65
  - ☆Ober test ……67
- ◎ 筋力テスト ……70
  - ☆Trendelenburg test ……74
- ◎ 知覚テスト ……78
  - ☆Patrick test ……78
  - ☆梨状筋テスト ……79

膝関節，下腿 — 80
- ◎ 視診のチェックポイント ……80
  - ・跛行 ……80
  - ・アライメント（O脚，X脚）……80
  - ・腫脹，水腫 ……81
  - ・筋萎縮 ……81
  - ・下腿の浮腫 ……81
  - ・下腿の腫脹 ……81
  - ・腫瘤 ……81
- ◎ 周辺解剖の触診法 ……82
  - ● 仰臥位，膝伸展位 ……82
  - ● 仰臥位，膝屈曲位 ……83
  - ● 腹臥位 ……88
- ◎ 可動域の確認 ……89
- ◎ 各種テスト法 ……90
  - ☆膝蓋骨テスト ……90
  - ☆Apprehension test ……90
  - ☆前方引き出しテスト ……91
  - ☆Lachman test ……91
  - ☆Pivot shift test ……92
  - ☆Jerk test ……92
  - ☆Posterior sagging ……93
  - ☆後方押し込みテスト ……93
  - ☆内反ストレステスト ……94
  - ☆外反ストレステスト ……95
  - ☆McMurry test ……96
  - ☆Apley test ……96
  - ☆タナ誘発テスト ……97
  - ☆Thompson-Simmond's squeeze test ……97

足関節，足 — 98
- ◎ 視診のチェックポイント ……98
  - ・歩行 ……98
  - ・外観の観察 ……99
- ◎ 周辺解剖の触診法 ……100
  - ● 骨の触診 ……100
  - ● 軟部組織の触診 ……104
- ◎ 関節可動域検査 ……106
- ◎ 安定性テスト ……109
- ◎ 筋力テスト ……110
- ◎ 特殊テスト ……112
  - ☆Thompson test ……112
  - ☆腱鞘炎を調べるテスト ……112
  - ☆Morton病を調べるテスト ……113
  - ☆巻き上げ機構を調べるテスト ……113

3. 脊 椎

頸椎 — 116
- ◎ 診察のチェックポイント ……116
  - ・診察の進め方 ……116
  - ・視診 ……116
  - ・問診 ……116
- ◎ 周辺解剖の触診法 ……116
- ◎ 各種検査法：知覚検査 ……118
  - ☆ロンベルグ徴候 ……119

- ◎各種検査法：腱反射……………120
- ◎上肢徒手筋力テスト………………128
- ◎誘発テスト………………………132
- ◎椎間孔圧迫テスト…………………133
  - ☆Jackson test ……………133
  - ☆Spurling test ……………133
- ◎神経根伸展テスト…………………134
  - ☆Eaton test ………………134

胸椎 — 135
- ◎視診のチェックポイント……………135
  - ・直立位の姿勢………………135
  - ・皮膚の色調…………………136
- ◎周辺解剖の触診法…………………139
- ◎各種テスト法………………………142
  - ☆Spinal percussion test …142
  - ☆Forestier bowstring sign ………142
  - ☆Amoss sign ………………143
  - ☆Anghelescu sign …………143
  - ☆Beevor sign ………………144
  - ☆ロンベルグ徴候 ……………146
  - ☆バビンスキー反射 …………147
  - ☆Brown-Séquard症候群………148

腰椎，仙椎 — 149
- ◎視診のチェックポイント……………149
  - ・診察に呼び入れる際の歩行状態………149
  - ・側弯症の視診のポイント……………150
- ◎周辺解剖の触診法…………………151
- ◎可動域の確認………………………154
  - ☆Schoever test ……………154
- ◎特殊検査［末梢神経牽引テスト］………157
  - ☆SLR：Straight Leg Raising …157
  - ☆Bragard test ………………157
  - ☆Bow String test ……………158
  - ☆Well Leg Straight Leg Raising Test ……158
  - ☆Flip sign ……………………159
  - ☆Femoral Nerve Stretch Test（FNST）……………159
  - ☆Kernig test ………………160
  - ☆Kemp sign ………………160
  - ☆Milgram test ……………161
  - ☆Valsalva Maneuver ………161
  - ☆Gaenslen's sign …………162
  - ☆Patrick test ………………162
- ◎神経学的検査［運動機能検査］………163
- ◎知覚検査……………………………168
- ◎反射［通常深部腱反射］…………169

4．小児整形外科─注意すべき3疾患

先天性股関節脱臼 — 176
- ◎視診のチェックポイント……………176
  - ・向き癖…………………………176
  - ・斜頭……………………………177
  - ・見かけの脚長差………………177
  - ・大腿部皮膚溝（皺）の数および長さの左右差……………177
- ◎周辺解剖の触診法…………………178
- ◎各種テスト法………………………180
  - ☆Ortolaniの手技 ……………181
  - ☆Galeazzi sign（Ellis sign）181
  - ☆Telescoping sign …………181

内反足 — 183
- ◎視診のチェックポイント……………183
  - ・初診時の特徴…………………183
  - ・足部の変化……………………183
- ◎周辺解剖の触診法…………………184
- ◎各種テスト法（知覚テスト，反射テストなど）について…………186

大腿骨頭すべり症 — 188
- ◎視診のチェックポイント……………188
  - ・肥満と性器発育異常…………188
- ◎各種テスト法（知覚テスト，反射テストなど）………189

5. 特殊検査法

筋電図検査 ———————— 192
- ◎筋電図検査の特徴・目的……………192
- ◎検査器材…………………………193
- ◎患者との位置関係………………193
- ◎検査を始める前に………………194
- ◎針筋電図の実際…………………195
  - ・安静時……………………………195
  - ・弱～中等度収縮…………………197
  - ・最大収縮…………………………197
- ◎疾患別の特徴……………………198
  - ・末梢神経障害～上肢～…………198
  - ・末梢神経障害～下肢～…………198
  - ・上位運動ニューロン障害および
    ヒステリーについて………………198
  - ・筋原性……………………………198

神経伝導速度（NCV）検査法 ———— 200
- ◎神経伝導速度……………………200
- ◎MCVの測定………………………200
  - ●MCVを算出する手順……………200
  - ・正中神経におけるMCVの測定…………201
  - ・尺骨神経におけるMCVの測定…………202
  - ・橈骨神経におけるMCVの測定…………203
  - ・腓骨神経におけるMCVの測定…………204
  - ・脛骨神経におけるMCVの測定…………204
- ◎SCVの測定………………………205
  - ・正中神経における
    逆行性SCVの測定………………206
  - ・尺骨神経における
    逆行性SCVの測定………………207
  - ・橈骨神経浅枝における
    逆行性SCVの測定………………208
  - ・脛骨神経における
    逆行性SCVの測定………………208
  - ・腓腹神経における
    逆行性SCVの測定………………209

脊髄機能モニタリング ———————— 210
- ◎脊髄機能モニタリングの特徴・目的……210
- ◎検査の流れ………………………210
  - ・再現性のあるきれいな
    電位を導出するために……………210
  - ・電極の種類………………………210
- ◎評価法……………………………211
  - ・術中モニタリング…………………211
  - ・脊髄，神経機能診断……………211
- ◎体性感覚誘発電位
  （Somatosensory evoked potential：
  SEP）………………………………212
- ◎脊髄誘発電位
  （Evoked spinal cord potential：
  ESCP）……………………………213
- ◎馬尾活動電位
  （Cauda equina action potential：
  CEAP）……………………………214
- ◎分節性電位（Segmental potential）…215
- ◎神経根誘発電位
  （Nerve root action potential）……218
- ◎筋枝知覚枝の区別………………218
- ◎脊髄モニタリング…………………219

索引 ———————————————— 220

執筆者一覧

■編集　　　　高岡邦夫　　　大阪市立大学大学院医学研究科整形外科教授

■編集協力　　格谷義徳　　　大阪労災病院関節整形外科部長
　　　　　　　小林章郎　　　大阪市立大学大学院医学研究科整形外科講師

■執筆者一覧　伊藤陽一　　　大阪市立大学大学院医学研究科整形外科
　　　　　　　恵木　丈　　　大阪市立大学大学院医学研究科整形外科
　　　　　　　五谷寛之　　　大阪市立大学大学院医学研究科救急災害生体管理医学講師
　　　　　　　大橋弘嗣　　　大阪市立大学大学院医学研究科整形外科助教授
　　　　　　　吉田　玄　　　大阪市立大学大学院医学研究科整形外科
　　　　　　　小池達也　　　大阪市立大学大学院医学研究科リウマチ外科学助教授
　　　　　　　小西定彦　　　大阪市立大学大学院医学研究科整形外科講師
　　　　　　　鈴木英介　　　芦原病院整形外科
　　　　　　　中村博亮　　　大阪市立大学大学院医学研究科整形外科助教授
　　　　　　　北野利夫　　　大阪市立大学大学院医学研究科整形外科講師
　　　　　　　笹岡隆一　　　国保依田窪病院整形外科
　　　　　　　宮内　晃　　　大阪労災病院整形外科副部長

1 上肢

- 肩関節，上腕
- 肘関節，前腕
- 手関節，手

1 肩関節，上腕

察のチェックポイント

肩関節の視診は，肩の前面，側面，後面の3方向から行う。
肩関節の骨格形態の異常，筋肉の萎縮，局所の腫脹，発赤，変形などを観察する。

肩関節の骨格の前面および側面：肩関節は上腕骨，肩甲骨より構成されており，肩甲骨と胸骨間を鎖骨を橋渡しにして，すなわち肩鎖関節，胸鎖関節を通じて，上肢と体幹との連結がなされていることを認識しておく。
検者は患者の前外方より観察し，各々の骨格形態の異常を観察する。

肩関節の骨格の後面：肩甲骨と胸郭間は筋肉のみにより構成される関節である。筋肉バランスにより，肩甲骨は安静位で第2から第7肋骨の上にあり，肩甲棘は第3胸椎レベルにあることを認識しておく。
検者は患者の後方より観察し，肩甲骨を中心に骨格形態の異常を観察する。

ポイント 1　前面から診た症状と疑われる疾患

- 肩峰下滑液包の腫脹，発赤など：肩峰下滑液包炎，インピンジメント症候群，腱板断裂など
- 肩鎖関節の変形，腫脹，発赤など：肩鎖関節脱臼，鎖骨遠位端骨折，肩鎖関節炎など
- 鎖骨の変形，腫脹など：鎖骨骨折など
- 胸鎖関節の変形，腫脹，発赤など：胸鎖関節脱臼，胸鎖関節炎など
- 上腕骨頭の位置異常：肩関節前方脱臼（三角筋の生理的膨隆の消失や角状肩峰），上腕骨頸部骨折など
- 上腕二頭筋筋腹異常：上腕二頭筋長頭腱断裂など

肩関節，上腕

- ◎上腕二頭筋長頭腱断裂
- ●上腕二頭筋の筋腹の短縮と異常な隆起を認める。また，腱断裂端の圧痛を肩前面に認め，結節間溝に腱を触知しない。

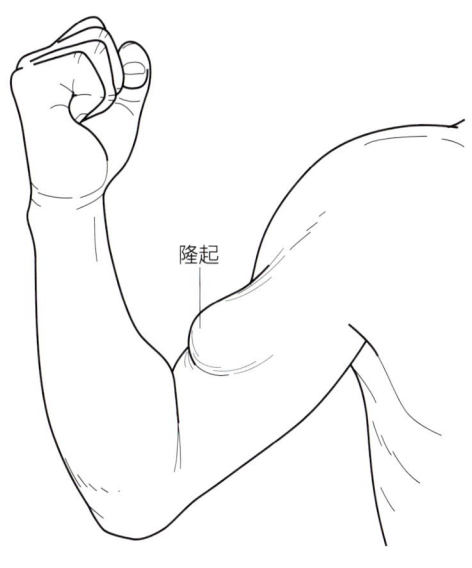

隆起

ポイント 2 側面から診た症状と疑われる疾患

- ●三角筋萎縮：腋窩神経麻痺
- ●上腕骨頭の位置異常：loose shoulder（上腕骨頭の下方脱臼，亜脱臼）など

ポイント 3 後面から診た症状と疑われる疾患

- ●肩甲骨の位置異常：Sprengel病，副神経麻痺，腋窩神経麻痺，長胸神経麻痺などに合併
- ●僧帽筋萎縮：副神経麻痺
- ●三角筋萎縮：腋窩神経麻痺
- ●前鋸筋萎縮：長胸神経麻痺
- ●棘上筋，棘下筋萎縮：肩甲上神経麻痺，腱板断裂など

周辺解剖の触診法

肩関節の触診は，肩の前面，側面，後面の3方向から行い，局所の圧痛や知覚異常，位置異常を観察する。
局所の視診上の異常と以下の触診上の異常とを併せると，確定診断の一助となる。

前面

◎ 肩峰下滑液包
- 肩関節の頂点を形成する角張った肩峰の前縁直下に触知できる。

可能性のある疾患
- 肩峰下滑液包炎，インピンジメント症候群，腱板断裂，石灰沈着性腱板炎，など

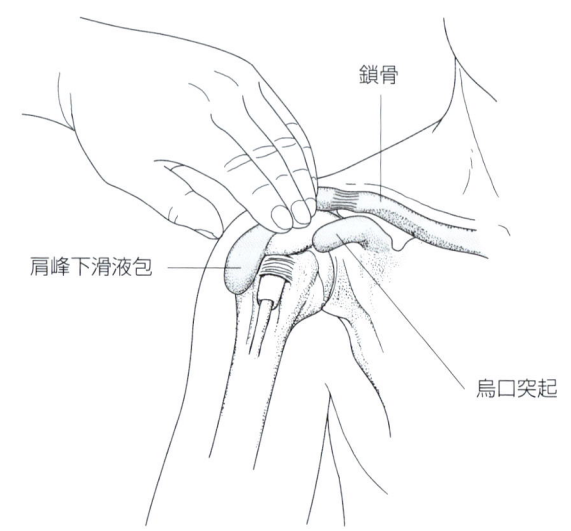

◎ 肩鎖関節
- 肩峰前方部から約2cm内側に触知できる。

可能性のある疾患
- 肩鎖関節脱臼，鎖骨遠位端骨折，肩鎖関節炎，など

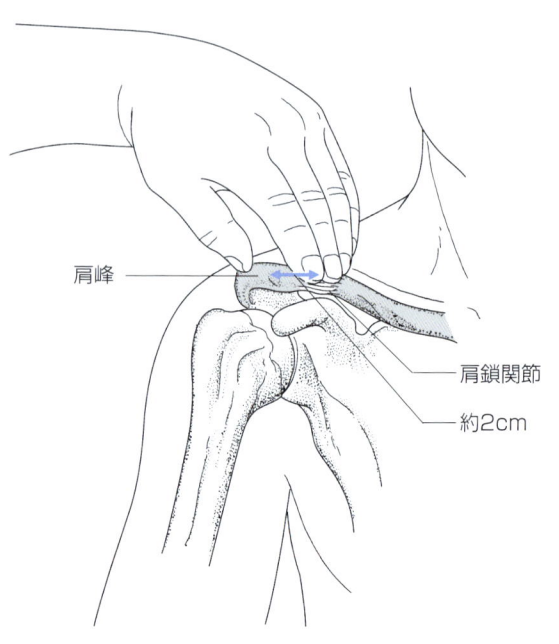

肩関節，上腕

◎ 鎖骨
● 肩鎖関節から内側へ骨表面に沿って触知できる。

可能性のある疾患
● 鎖骨骨折など

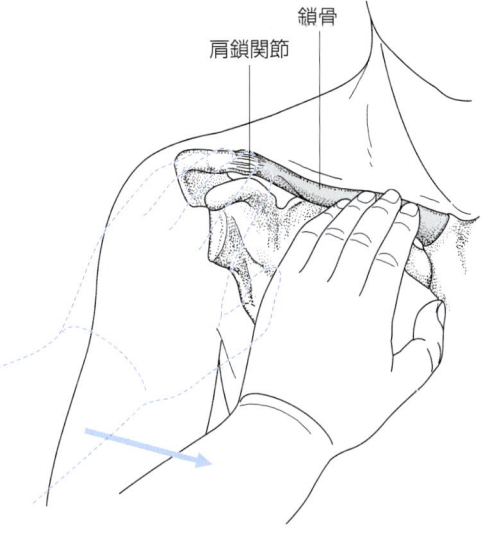

◎ 胸鎖関節
● 鎖骨内側縁で胸骨頸切痕のすぐ外側に触知できる。

可能性のある疾患
● 胸鎖関節脱臼，掌蹠膿疱症，胸鎖関節炎など

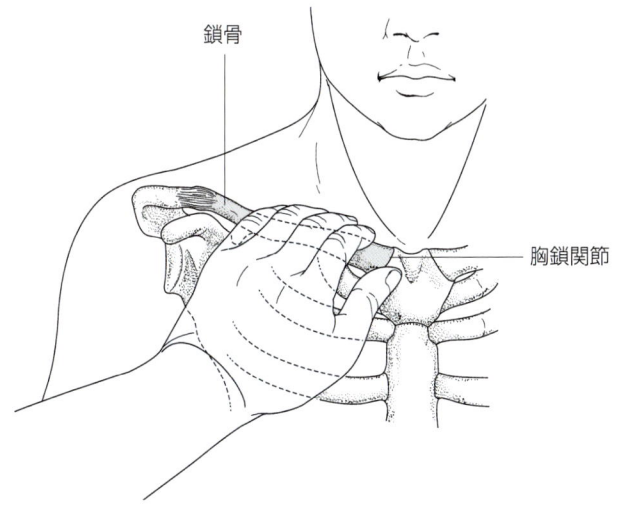

烏口突起
- 鎖骨の前外側縁から約2cm下方に触知できる。

可能性のある疾患
- 烏口突起骨折，烏口突起炎，など

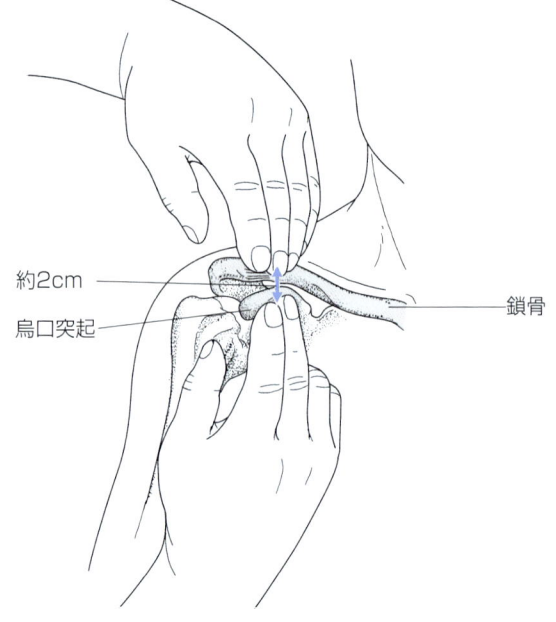

腱板疎部（rotator interval）
- 烏口突起の約2cm外側で，約1cm上方にある陥凹を触知できる。

可能性のある疾患
- 腱板疎部炎，烏口上腕靱帯損傷，など

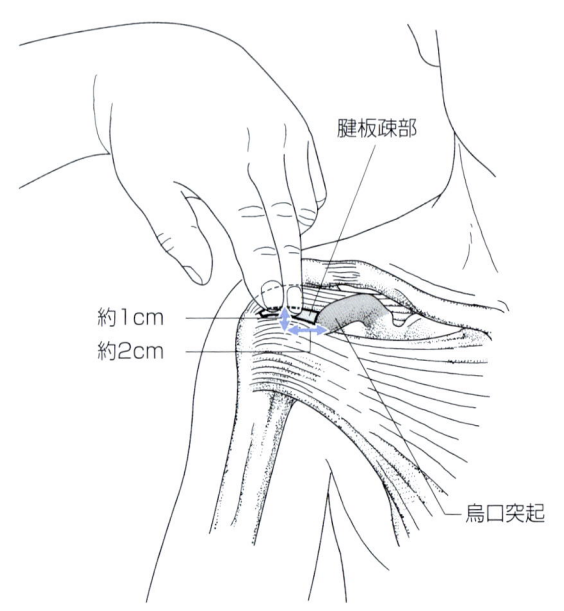

結節間溝

- 肩関節を下垂位中間位にすると肩関節前面に触知できる。大結節と小結節の間の骨陥凹であり、滑膜と上腕二頭筋長頭腱が存在する。

可能性のある疾患
- 上腕二頭筋長頭腱炎（①）および長頭腱断裂（②）
  ①の場合：
  　結節間溝部の長頭腱に圧痛を認める。
  ②の場合：
  　・上腕二頭筋の筋腹の短縮と異常な隆起を認める。
  　・腱断裂端の圧痛を肩前面に認め、結節間溝に腱を触知しない。

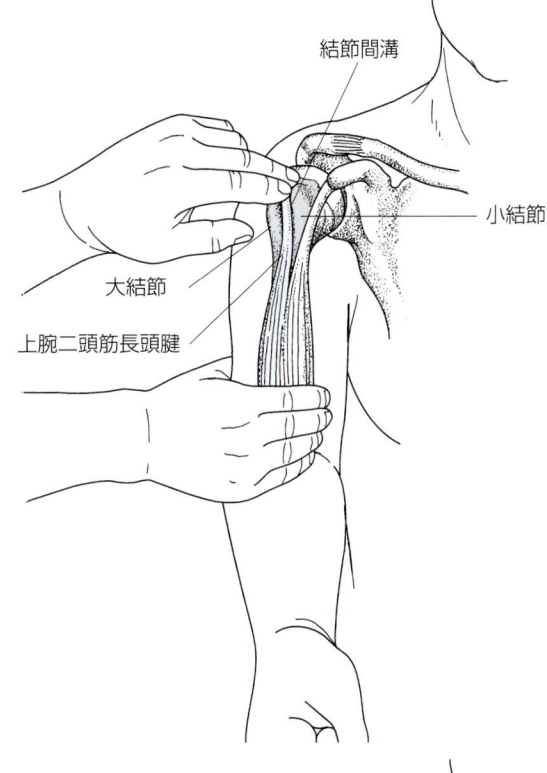

上腕骨小結節

- 肩関節を下垂位、外旋位にすると肩関節前面に触知できる。

可能性のある疾患
- 肩甲下筋腱損傷

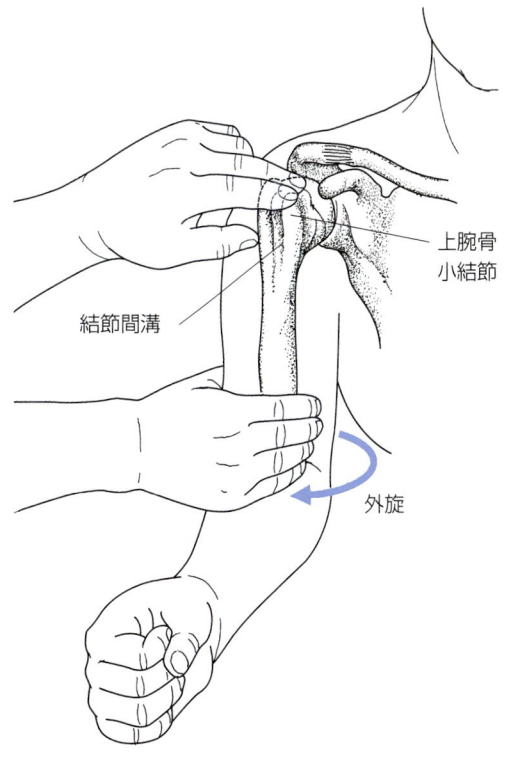

側面

◎ 肩峰
- 肩関節の頂点を形成する角張った骨性突出を触知できる。

可能性のある疾患
- 肩峰骨折など

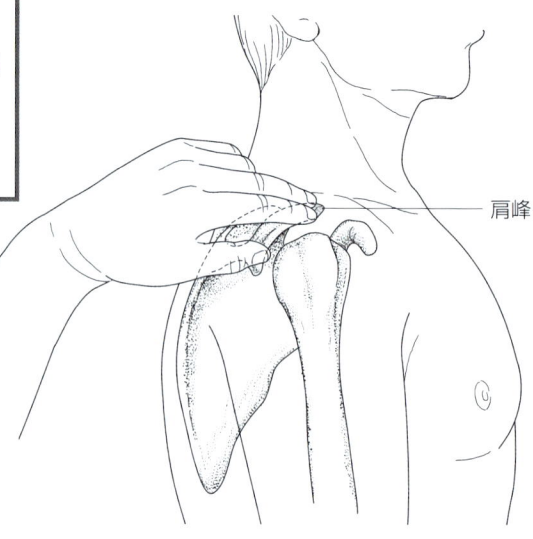

◎ 上腕骨大結節部
- 肩峰外側縁の約1cm下方に触知できる。

可能性のある疾患
- 腱板断裂（主に棘上筋腱損傷，ときには棘下筋腱を含む腱板広範囲断裂），石灰沈着性腱板炎，など

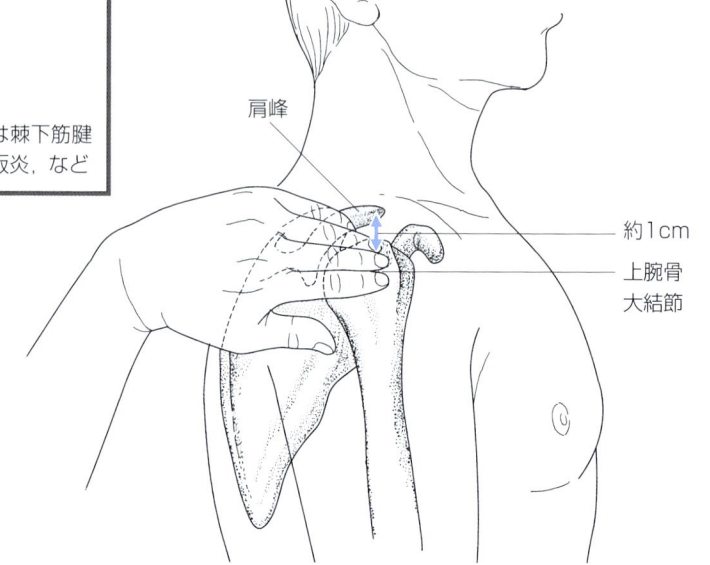

肩関節，上腕

上腕上外側部
- 腋窩神経の固有知覚領域の知覚異常の有無を確認する。

可能性のある疾患
- 腋窩神経麻痺

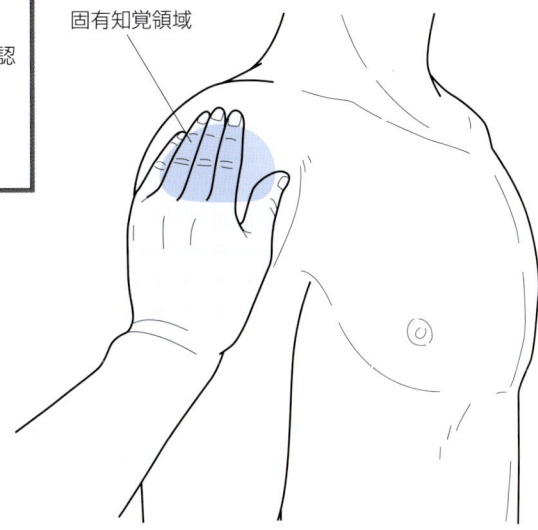

固有知覚領域

上腕骨頭
- 上腕骨頭の位置異常の有無を確認する。

可能性のある疾患
- loose shoulder（上腕骨頭の下方脱臼，亜脱臼）など
- 肩関節脱臼（大半は前方，まれに後方）

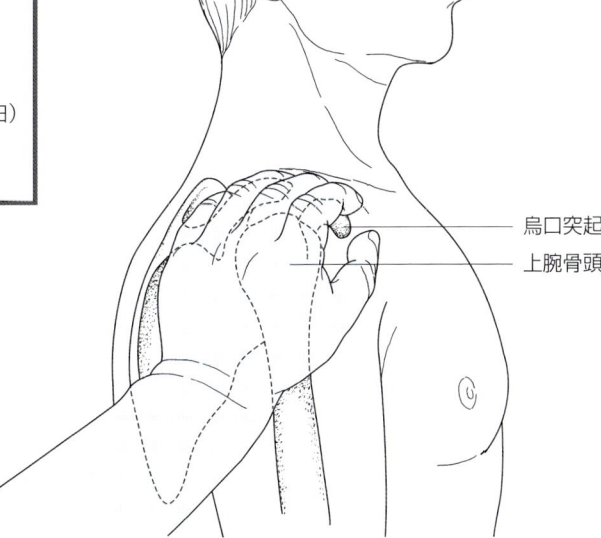

烏口突起
上腕骨頭

後面

棘上筋および棘下筋
- 棘上筋および棘下筋の筋腹外側1/3部分の圧痛等により，肩甲上神経異常の有無を確認する。（ガングリオンあるいは肩甲切痕での絞扼性神経障害等の可能性を検出する。）

可能性のある疾患
- 肩甲上神経麻痺

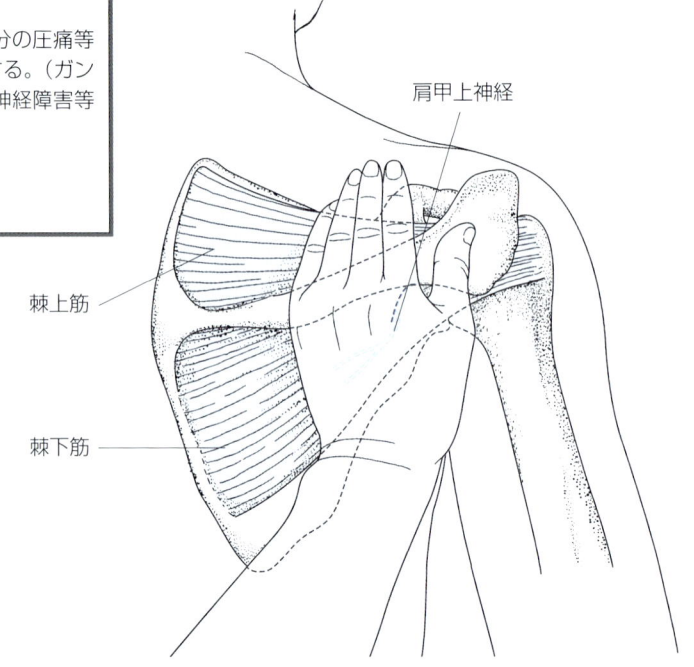

Quadrilateral space（四角腔）
- 上腕三頭筋の外側頭と長頭及び小円筋，大円筋とで形成されるQuadrilateral spaceの部位に圧痛を認める場合は，腋窩神経の絞扼性神経障害等の可能性を考慮する。

可能性のある疾患
- 腋窩神経麻痺

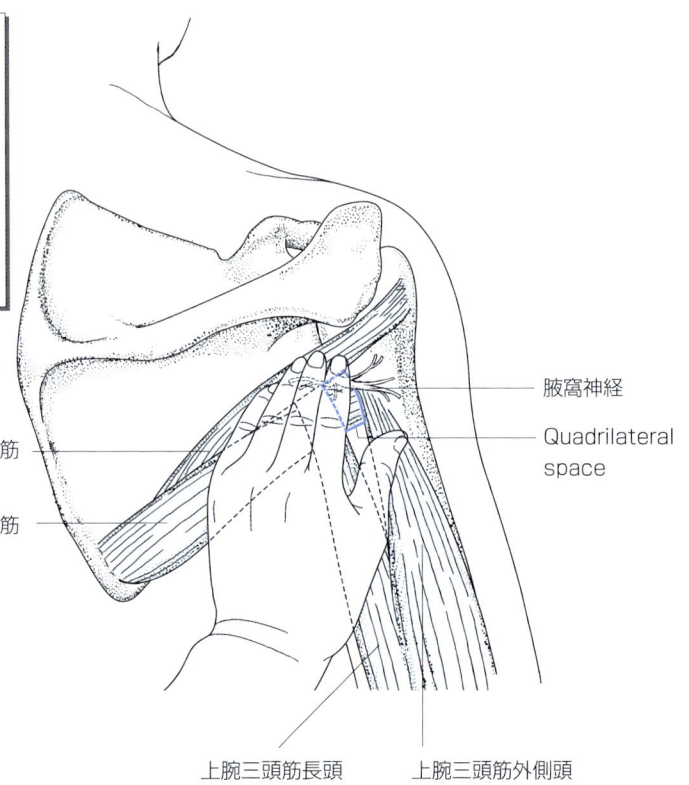

肩関節，上腕

🔵 上腕骨大結節後方部

- 肩関節を下垂位，中間位にすると肩関節後面に触知できる。

可能性のある疾患
- 腱板断裂（主に棘下筋腱損傷，小円筋腱損傷）

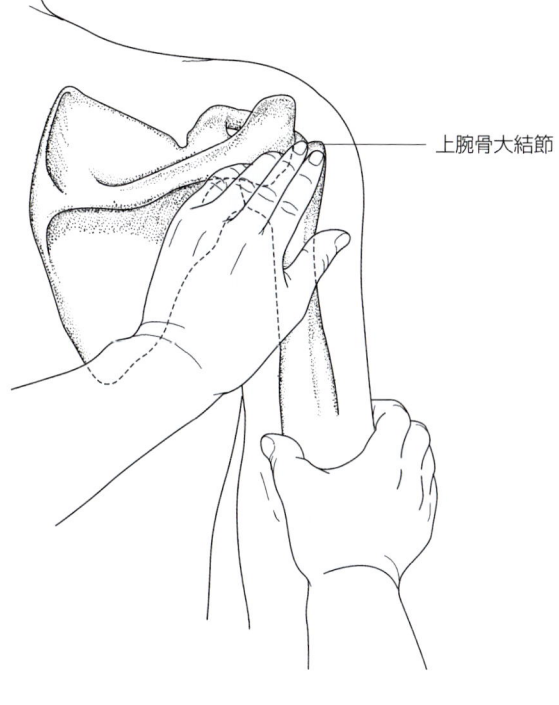

上腕骨大結節

🔵 肩甲骨上角

- 肩甲骨内側上縁，第2肋骨の高さに触知できる。

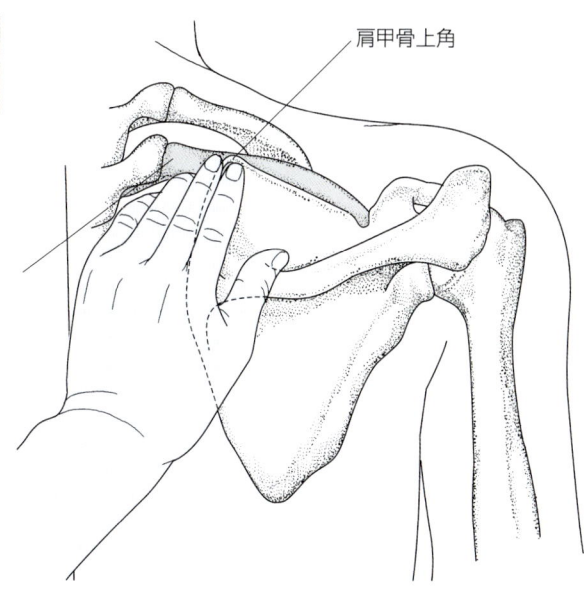

肩甲骨上角

第2肋骨

肩甲骨下角
- 肩甲骨内側下縁，第7肋骨の高さに触知できる。

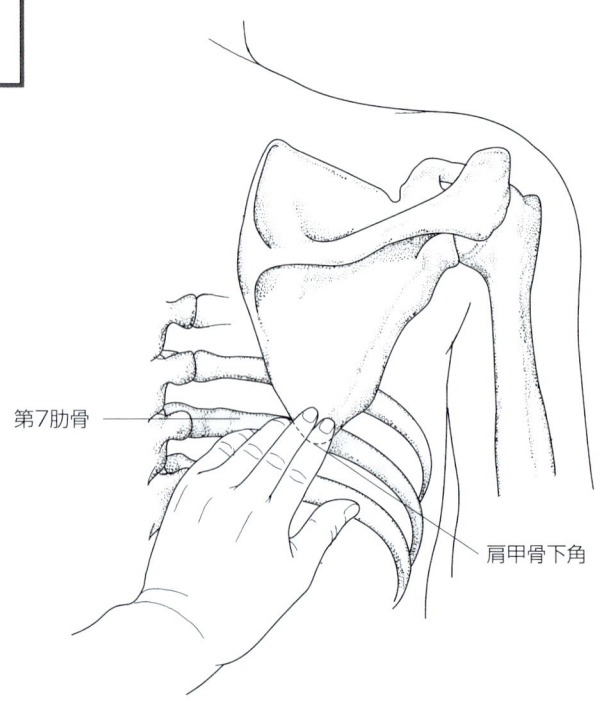

第7肋骨

肩甲骨下角

肩甲骨内側縁
- 棘突起から約5〜8cm外側，第2〜7肋骨の高さに触知できる。

可能性のある疾患
- 長胸神経麻痺（前鋸筋麻痺により肩甲骨内側縁が肋骨より離れる。）

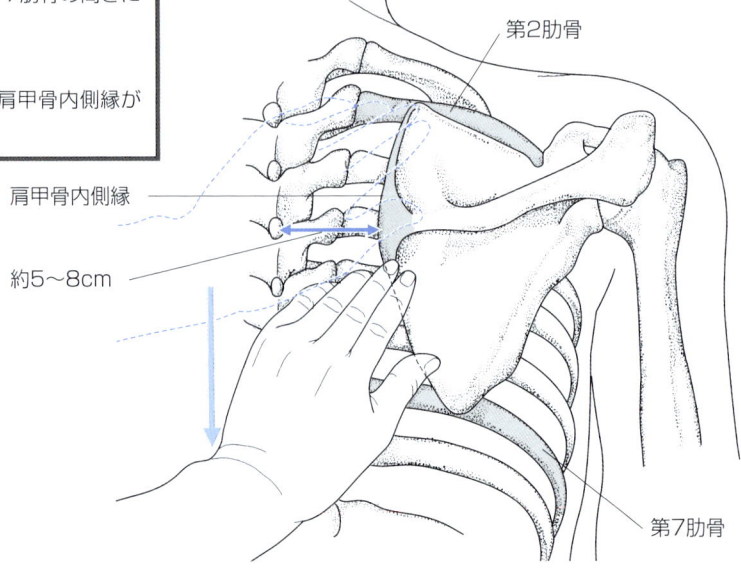

第2肋骨

肩甲骨内側縁

約5〜8cm

第7肋骨

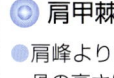 **肩甲棘**
- 肩峰より後内側へ背側のアーチを形成し，第3肋骨の高さに触知できる。

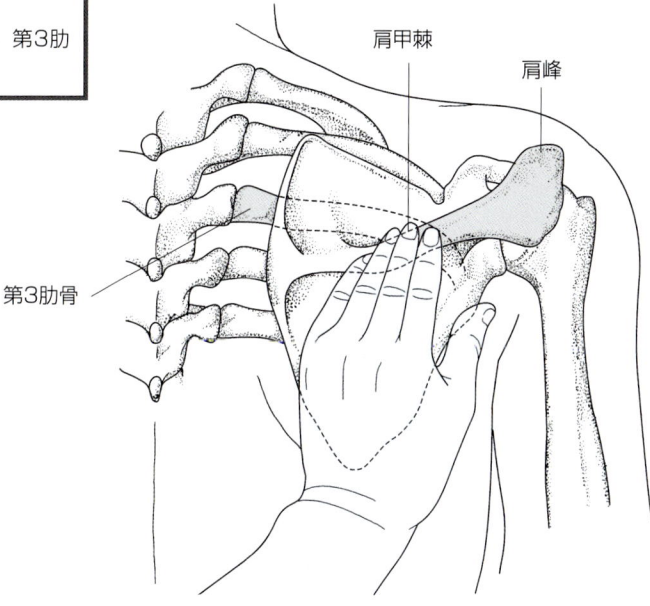

各種テスト法

患者との位置関係

- 視診，触診の後に運動診および各種徒手検査を行う。
- 最初は患者が坐位の状態で行う。
- 検者は患者の後方に立ち，肩甲骨と上腕骨を各々触りながら行うとよい。

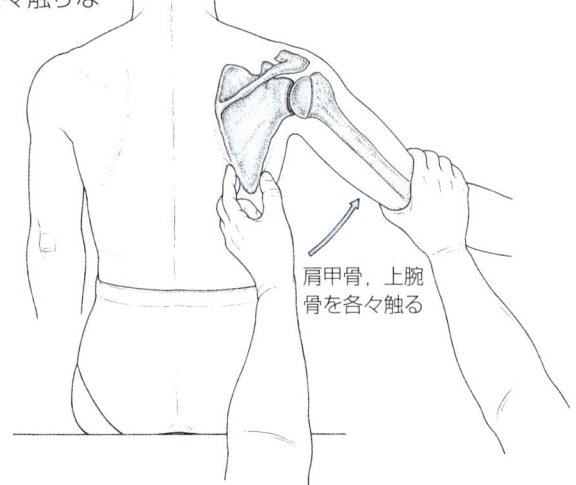

肩甲骨，上腕骨を各々触る

検査の一連の流れ

①まず，各方向への自動運動を行わせ，次いで他動運動を調べる。
- 運動方向と正常可動域は次の通りである。
  - ・屈曲（前方挙上）／180°
  - ・伸展（後方挙上）／50°
  - ・外転（側方挙上）／180°
  - ・水平内転／140°
  - ・下垂位での外旋／60°
  - ・外転90°での外旋／110°
  - ・外転90°での内旋／70°を調べる。
- 肩の可動域を調べるには，肩甲上腕関節での動き（glenohumeral motion）と肩甲胸郭関節での動き（scapulothoracic motion）の共同運動がスムーズに行われているかを調べる必要がある。
- とくに前者の動きが悪く後者が代償性に過剰な動きを認める場合は，自動他動両方での可動域制限を認める「拘縮肩」の場合が多い。
- 一方，他動可動域はほぼ正常で，自動可動域で制限を認める場合は，腱板断裂や神経麻痺を疑う。
- ただし，腱板変性断裂の慢性期には拘縮を合併することもあるので注意が必要である。

②患者の前面より，肩関節周囲筋の筋力評価および上肢の神経学的所見をとる。
③視診触診より疑われる肩疾患に特異的な各種徒手検査を行う。

肩関節，上腕

上腕二頭筋長頭腱機能に対するテスト

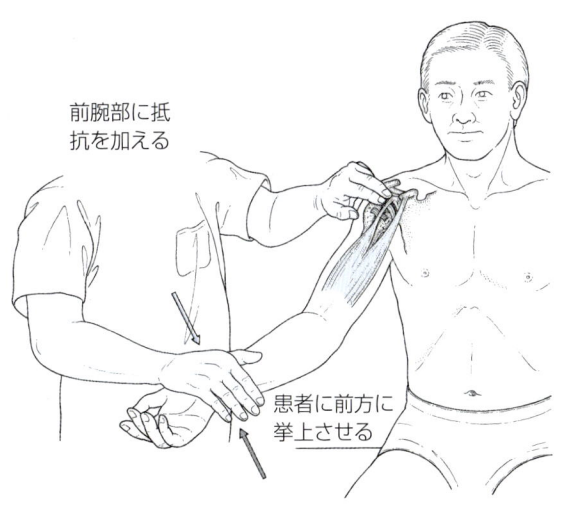

前腕部に抵抗を加える

患者に前方に挙上させる

★Speed test：上腕二頭筋長頭腱の異常を調べるテスト
●患者に前腕を回外，肘伸展位で上肢を前方挙上させ，検者が患者の前腕部に抵抗を加える。
陽性　結節間溝部の圧痛が増強する。上腕二頭筋長頭腱炎，部分断裂および不安定症の場合に陽性となる。

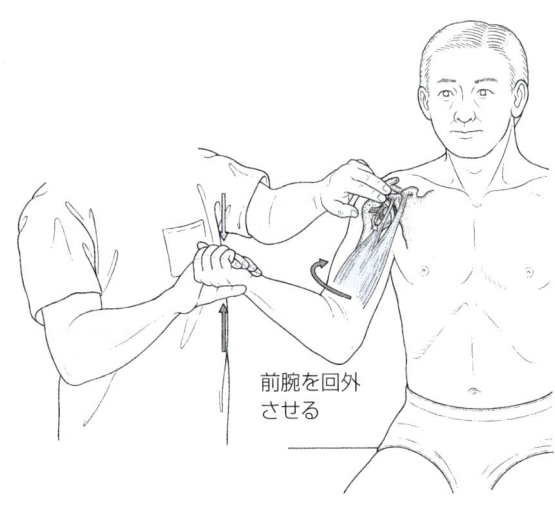

前腕を回外させる

★Yergason test：上腕二頭筋長頭腱の異常を調べるテスト
●患者に前腕を回外，肘を90°屈曲位にさせて行うSpeed testのことである。
陽性　結節間溝部の圧痛が増強する。

腱板機能に対するテスト

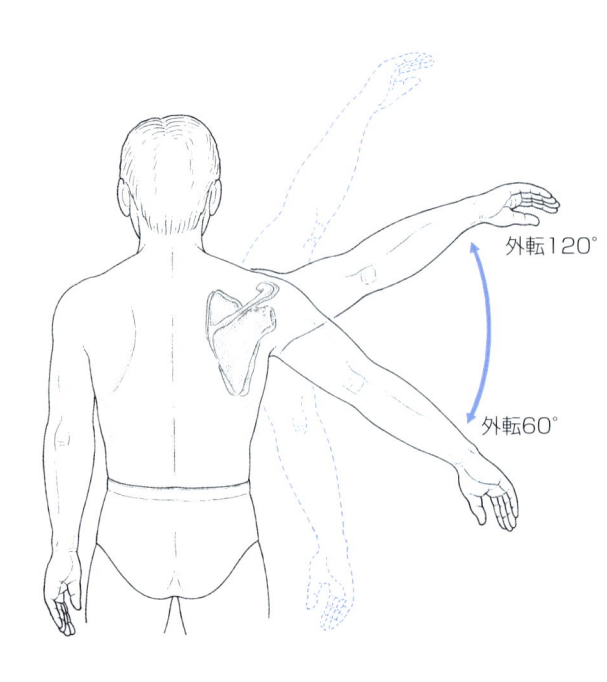

★Painful arc sign：棘上筋腱，棘下筋腱の異常を調べるテスト
- 検者は，患者の上肢をゆっくり外転（側方挙上）させる。

陽性　外転60°～120°の間で疼痛が増強し，それ以外の範囲では疼痛が消失する。腱板断裂，腱板炎，肩峰下滑液包炎の場合に陽性になる。

★Drop arm sign：棘上筋腱，棘下筋腱の異常を調べるテスト
- 検者が，患者の上肢を外転（側方挙上）させて外転90°付近で手を離す。

陽性　患者が上肢を保持できず，落ちてしまう。棘上筋腱を中心とした腱板断裂の急性期，腱板炎の場合に陽性になる。

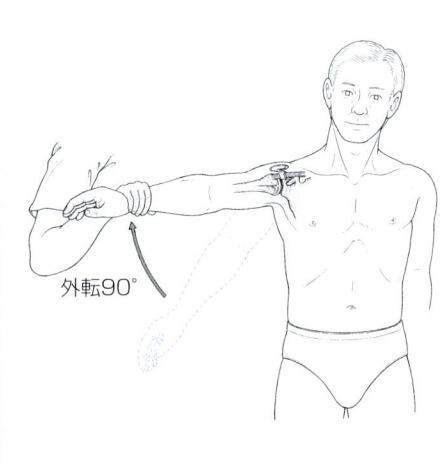
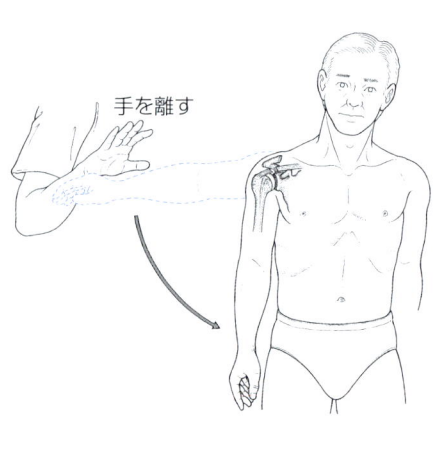

肩関節，上腕

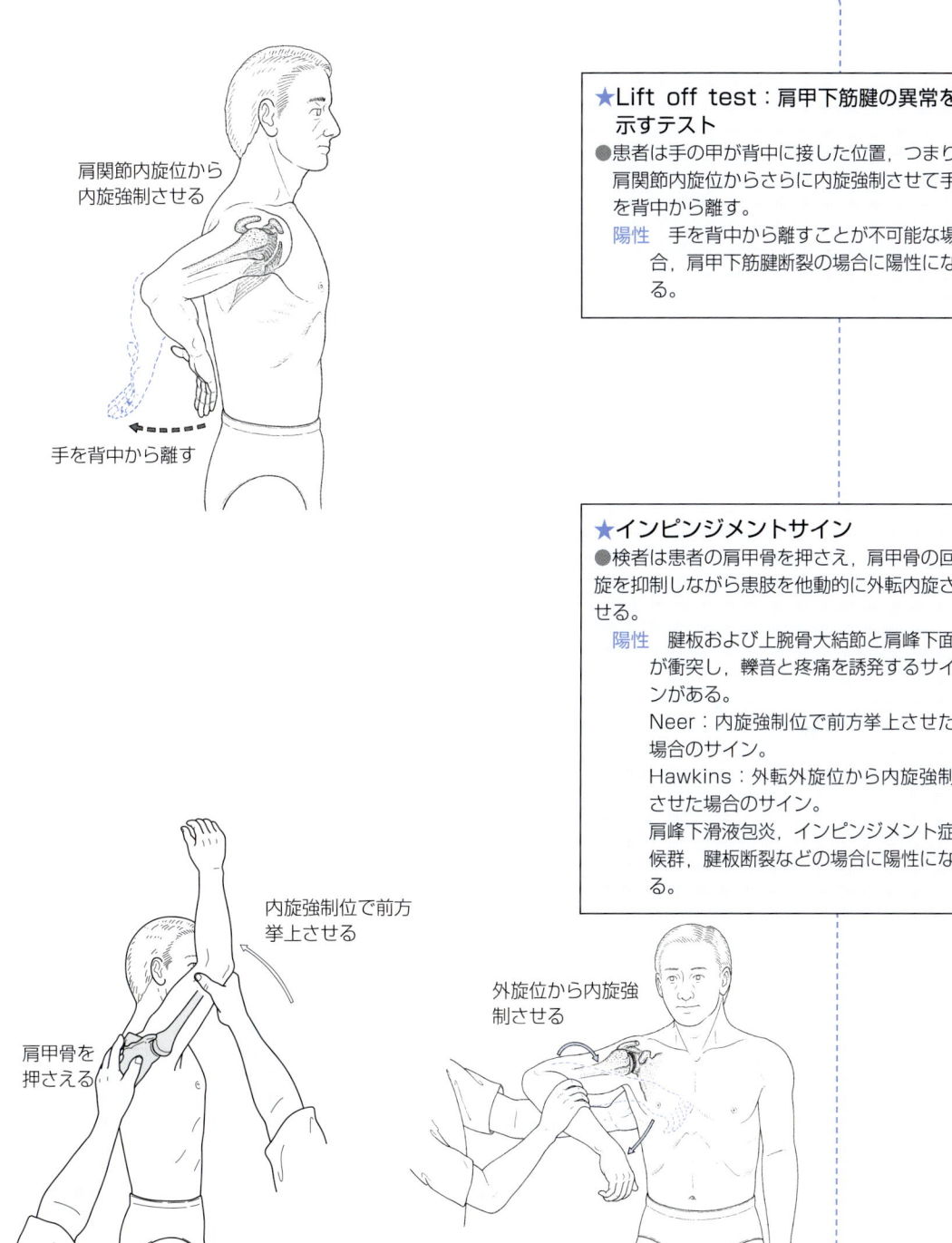

★Lift off test：肩甲下筋腱の異常を示すテスト
●患者は手の甲が背中に接した位置，つまり肩関節内旋位からさらに内旋強制させて手を背中から離す。
陽性　手を背中から離すことが不可能な場合，肩甲下筋腱断裂の場合に陽性になる。

★インピンジメントサイン
●検者は患者の肩甲骨を押さえ，肩甲骨の回旋を抑制しながら患肢を他動的に外転内旋させる。
陽性　腱板および上腕骨大結節と肩峰下面が衝突し，軋音と疼痛を誘発するサインがある。
Neer：内旋強制位で前方挙上させた場合のサイン。
Hawkins：外転外旋位から内旋強制させた場合のサイン。
肩峰下滑液包炎，インピンジメント症候群，腱板断裂などの場合に陽性になる。

肩関節不安定症に対するテスト

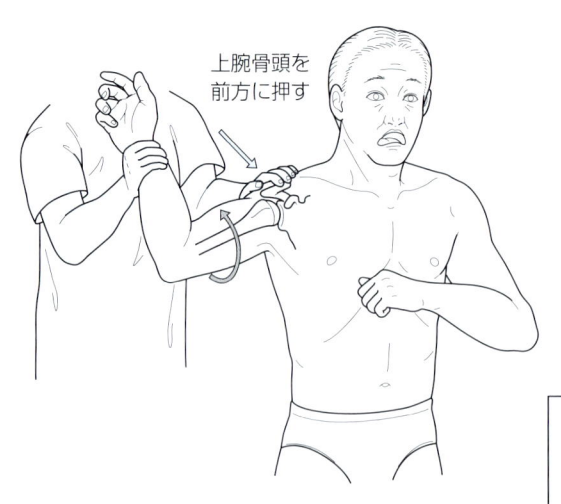

上腕骨頭を前方に押す

★Anterior apprehension test：前方不安定性を調べるテスト
- 患者の肩関節を外転90°外旋90°で，検者が上腕骨頭を後方から前方に押す。

陽性　患者が脱臼感や不安感や疼痛を訴える場合。反復性肩関節前方脱臼の場合に陽性になる。

★Load and shift test：前方不安定性を調べるテスト
- 患者を仰臥位とし，患者の前腕を検者の腋に挟み込む。
- 患肢を外転30°から90°の範囲で，片方の手で肩甲骨を保持し，反対の手で上腕をつかむ。
- 骨頭変位の程度により−から3+までの評価をくだす。

陽性　上腕を前方に押し上げたとき骨頭の前方不安定性を確認した場合。反復性肩関節前方脱臼，loose shoulderなどの場合に陽性になる。

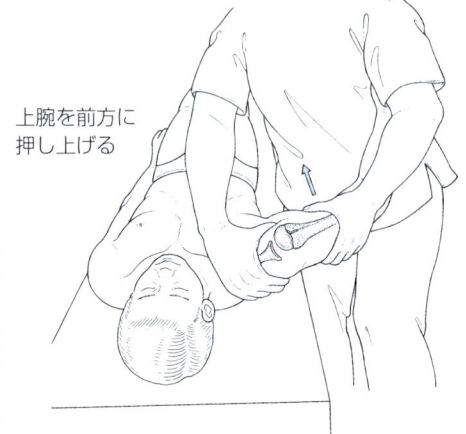

上腕を前方に押し上げる

骨頭変位の評価

grade		骨頭変位の程度
−		まったくなし
±		わずかにあり
+		rimに乗り上げる
++		rimを乗り越えるが，負荷をとると自然に整復される
+++		rimを乗り越え，負荷をとっても整復されない

肩関節，上腕

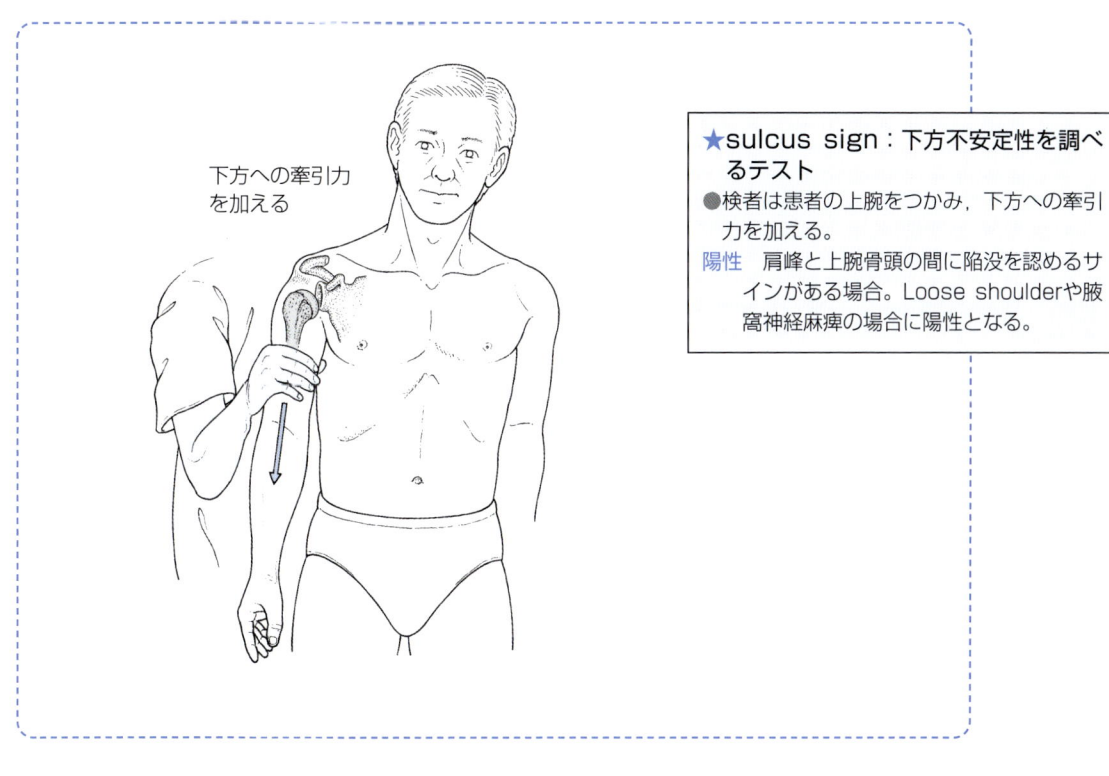

下方への牽引力を加える

★sulcus sign：下方不安定性を調べるテスト
●検者は患者の上腕をつかみ，下方への牽引力を加える。
陽性　肩峰と上腕骨頭の間に陥没を認めるサインがある場合。Loose shoulderや腋窩神経麻痺の場合に陽性となる。

［伊藤陽一］

1 肘関節，前腕

　肘関節は蝶番（ヒンジ）関節であり，骨性支持により比較的安定性は高い。腕橈関節(humeroradial joint)，腕尺関節（humeroulnar joint)，近位橈尺関節（proximal radioulnar joint）の３つの関節より構成されており，診察に際しては，それら３関節と関節周囲軟部組織の評価を行う必要がある。

視 診のチェックポイント

ポイント 1　carrying angle （肘外偏角）

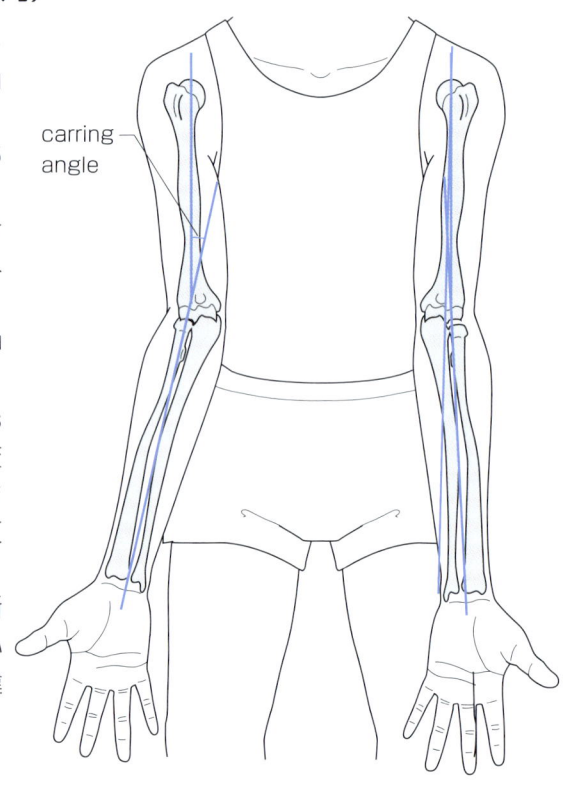
carring angle

- 前腕回外位，肘伸展位において肘関節部における上腕，および前腕の長軸により形成される外反角のことをcarrying angleという。
- 正常値は男性では約5°，女性では10〜15°であり，女性は男性よりも外反傾向が強い。
- 正常域より外反傾向が強い肘関節を外反肘（cubitus valgus）とよび，幼児期の上腕骨外顆骨折後の成長線損傷により外顆部偽関節を伴って発症することが多く，将来的には遅発性尺骨神経麻痺を呈することがある。
- 逆に内反傾向が強い場合は内反肘（cubitus varus）とよび，幼児期の上腕骨顆上骨折後の変形治癒，もしくは成長線損傷により発症する。また後外側回旋亜脱臼を合併することも多い。内反肘は外反肘よりも発症頻度が高い。
- Carrying angleは，肘屈曲位では内外反の判断は不可能なので，必ず肘最大伸展位で計測する必要がある。また両側計測することで，健側との違いを確認し病的か否かを判断するべきである。

ポイント 2　腫脹

- 局所的な腫脹とびまん性の腫脹がある。
- 局所的な腫脹は，皮下に限局して存在し，代表的なものは肘頭部での滑液包炎である。
- びまん性腫脹は，肘関節全体に腫脹が生じている状態で，大抵の患者は疼痛を軽減するために自発的に肘屈曲45°ぐらいに曲げている。これは肘関節内容量が最大になるからである。上腕骨顆上骨折とコンパートメント症候群，肘での挫滅損傷（crush injury）が代表的な疾患である。

肘関節，前腕

周辺解剖の触診法

骨

検者は基本的には患者の前面に座り，時に側面に移動して診察を行う。
肘は伸展あるいは屈曲させ，最もその骨が触知しやすい肢位をとることで正確に触診する。

◎ 内側上顆
- 上腕骨遠位内側に位置し，皮下にて触知することは容易である。
- 小児において内上顆骨折はしばしば認める。

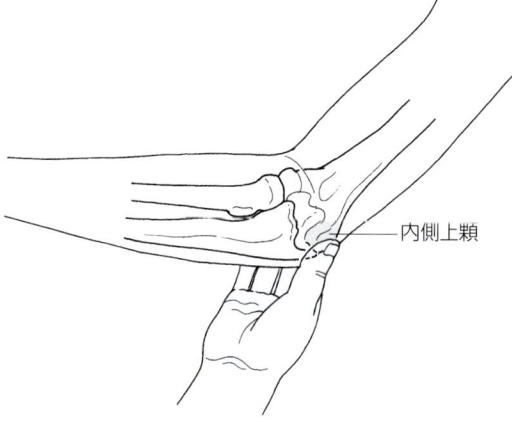
内側上顆

◎ 上腕骨内側縁
- 内側上顆から上方に向かい骨稜を触知する。
- ごくまれに内側顆上稜に小さな骨性隆起を認め，正中神経の絞扼性障害の原因となることがある。

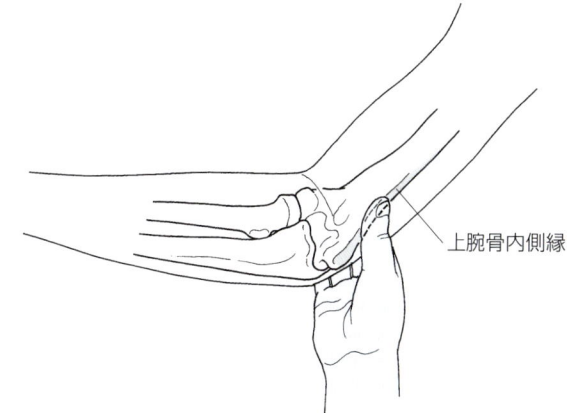
上腕骨内側縁

◎ 肘頭
- 尺骨の最近位部に位置する。
- 肘屈曲位で触診することで触知しやすい。
- 皮下に直接さわるように感じるが，実際には滑液包，上腕三頭筋腱，腱膜で覆われている。

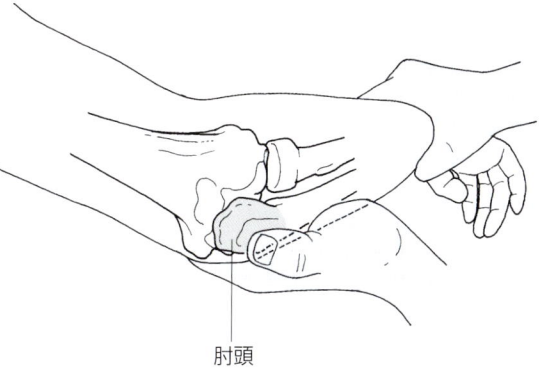
肘頭

肘頭窩

- 上腕骨遠位後面に位置し，肘関節伸展位で肘頭が適合する部位である。
- 上腕三頭筋と腱膜により覆われているため，正確な陥凹の触知は困難である。
- 触診時，屈曲位が強すぎると上腕三頭筋腱膜の張りが強くなりすぎるため，また伸展位では肘頭が肘頭窩に入るので触診不能となる。したがって，上腕三頭筋が弛緩する肘屈曲45°くらいで触診する。

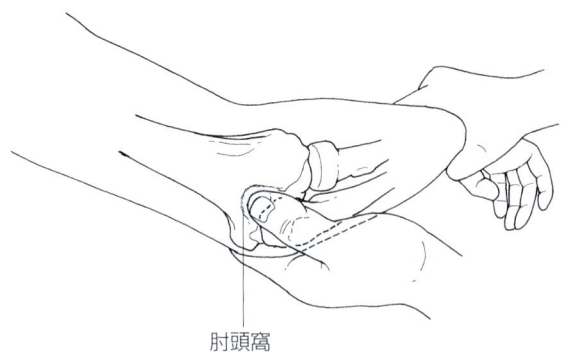

肘頭窩

上腕骨外側上顆

- 肘頭の外側に位置する。
- 皮下にすぐ触知する。

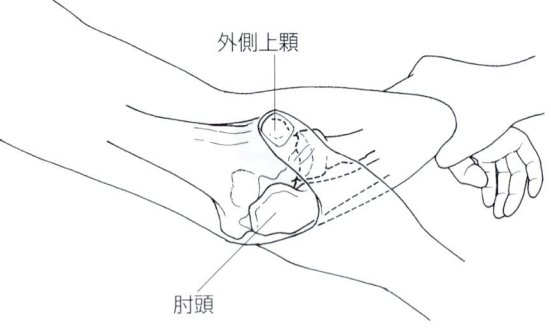

外側上顆

肘頭

上腕骨外顆縁

- 外上顆から上方へ触知するが，内側よりも触知は容易である。

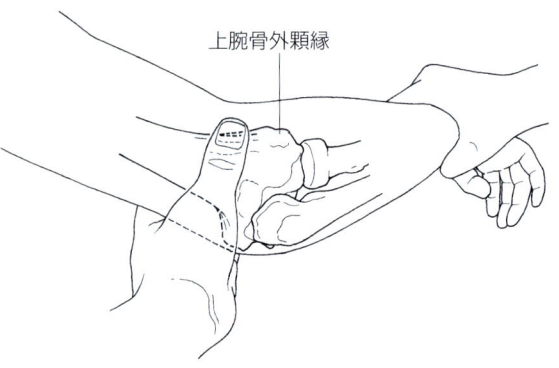

上腕骨外顆縁

肘関節，前腕

橈骨頭
- 外側上顆から遠位方向に指を移動させることで触知できる。
- 肘関節屈曲90°とすることでさらに容易となる。
- その肢位で前腕の回内外を行うことで橈骨頭の回旋が可能となり，その周囲3／4が触知できる。

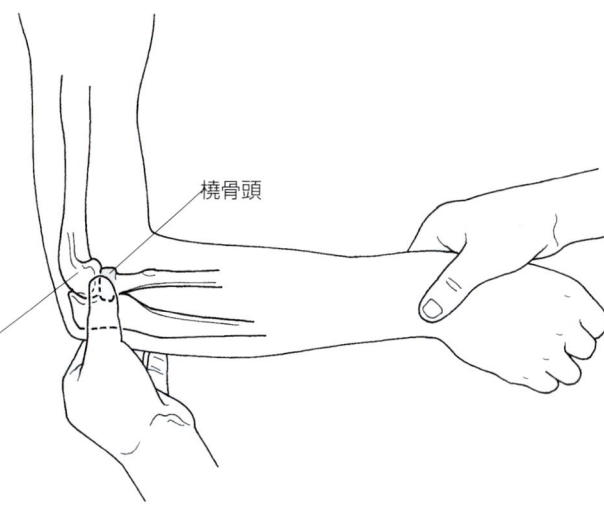

軟部組織〈内側〉

- 骨組織との位置関係に留意して軟部組織の触診を行う。
- 内側，後方，外側，前方成分に区分すると理解しやすい。

尺骨神経
- 尺骨神経は内側上顆と肘頭の間の溝（肘部管）にあり，柔らかい環状構造として触知する。
- 肘屈曲位にて最もわかりやすい。
- 肘の屈伸により尺骨神経が肘部管から前方へ逸脱するか否か（亜脱臼の有無）についても検討する。
- 尺骨神経を触知するときには，愛護的に行う。

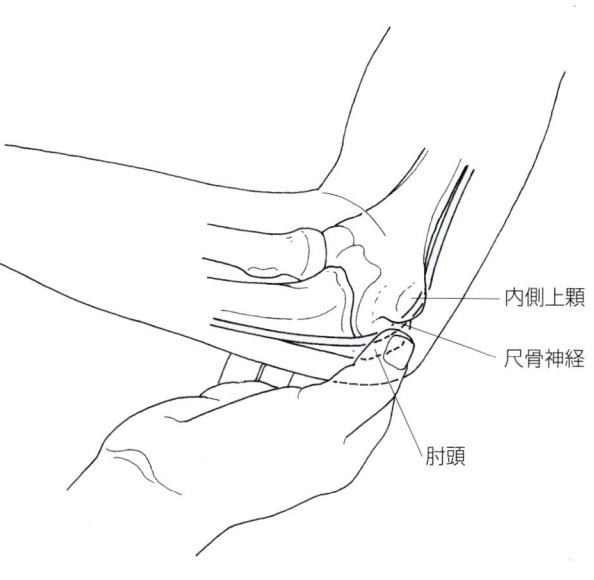

🎯 手関節屈筋，回内筋群

- この筋群は①円回内筋，②橈側手根屈筋，③長掌筋，④尺側手根屈筋からなる。
- この4筋は内側上顆の共同腱に起始部をもち，そこから前腕に向かいそれぞれの走行に分かれる。
- その走行と配列は図のように記憶するとよい。

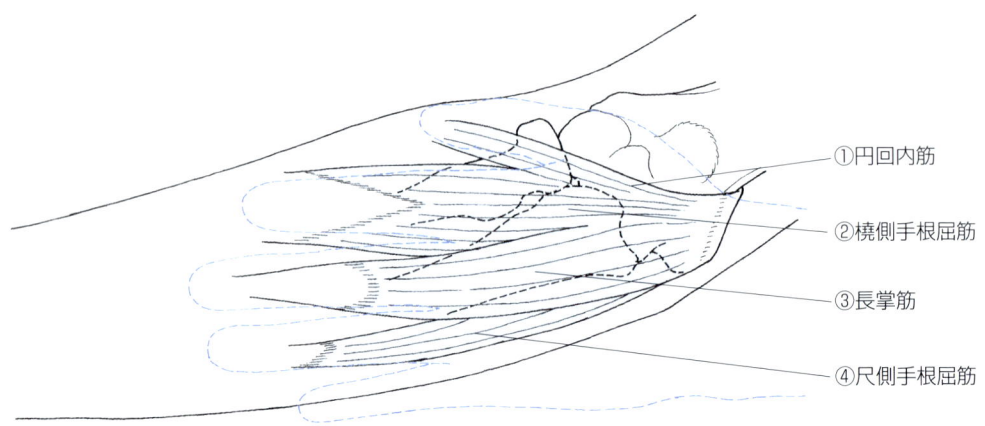

①円回内筋
②橈側手根屈筋
③長掌筋
④尺側手根屈筋

🎯 内側側副靱帯（尺側側副靱帯）

- 内側側副靱帯，あるいは尺側側副靱帯は肘関節の支持機構のなかでも，とくに内側の安定性において重要な役割をもつ靱帯である。
- 内側上顆を起始とし，扇状に尺骨近位に広がり停止する。
- 圧痛を認めれば靱帯損傷の可能性があると考え，側方動揺性を確認するストレステストと併用し，診断する。
- 起始部である内側上顆から遠位に向かって触診していく。

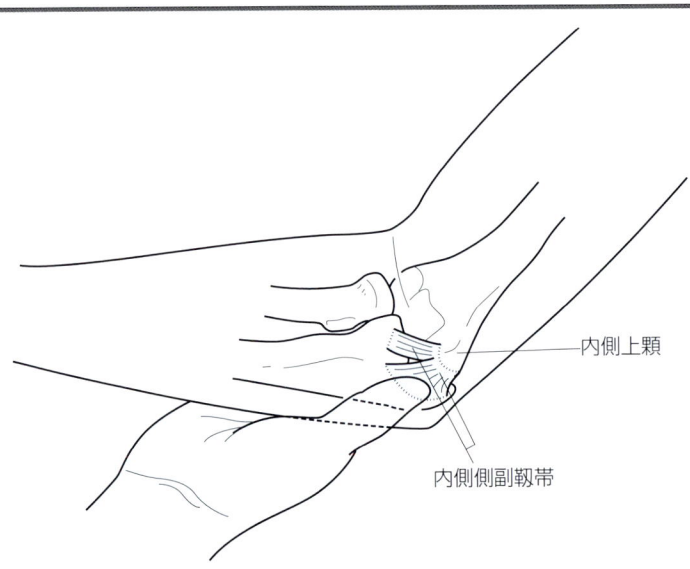

内側上顆
内側側副靱帯

肘関節，前腕

後方

肘頭滑液包
- 肘頭を覆っているがはっきりとは触知できない。
- 炎症があると柔らかく腫れている。
- リウマチ結節の好発部位でもある。

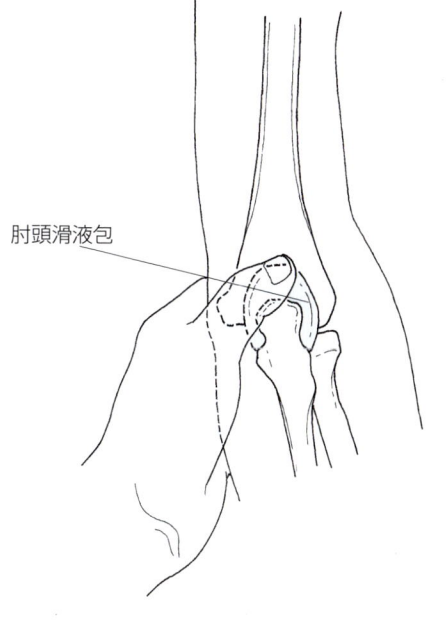

肘頭滑液包

上腕三頭筋
- 上腕三頭筋は長頭，外側頭，内側頭からなる。
- 長頭は肩関節と肘関節にまたがる2関節筋であり，上腕の後内側に存在する。
- 外側頭は上腕の後外側面にあり，内側頭は長頭の下層にあるが近位では内側に触知する。いずれも患者に机などに寄りかかってもらうと，筋収縮によりはっきりと確認できる。

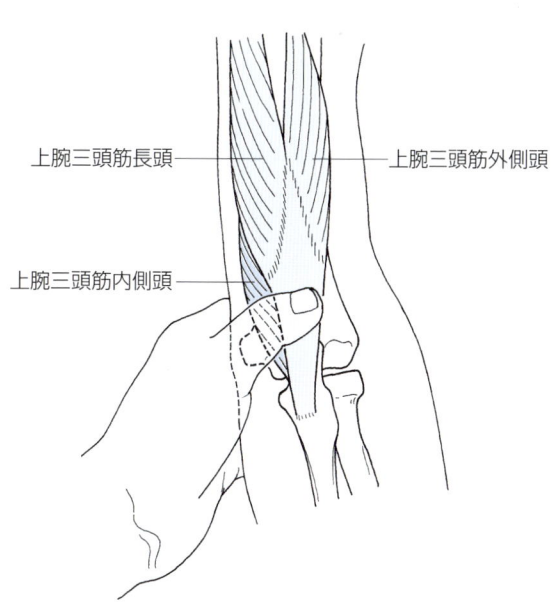

上腕三頭筋長頭
上腕三頭筋外側頭
上腕三頭筋内側頭

外側

手関節伸筋群
- 外側上顆およびその近位の上腕骨外側上稜から起始する。
- ①腕橈骨筋，②長橈側手根伸筋，③短橈側手根伸筋の3筋からなる。
- 腕橈骨筋は上腕骨外側上稜から起始し，橈骨茎状突起に停止する。
- 前腕中間位で手関節強制橈屈させると筋腹は最も明瞭となる。
- 1つの骨の遠位端から他の骨の遠位端へ伸びる唯一の筋でもある。
- 長・短橈側手根伸筋は，手関節を強制背屈させることで筋腹をはっきり確認できる。とくに短橈側手根伸筋は，外側上顆炎（テニス肘）と関係が深い。

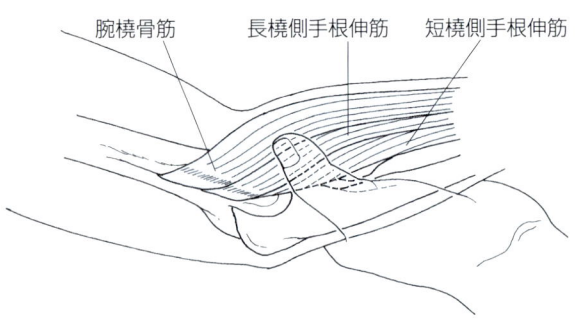
腕橈骨筋　長橈側手根伸筋　短橈側手根伸筋

外側側副靱帯（橈側側副靱帯），輪状靱帯
- 索状構造をしていて外側上顆から輪状靱帯に向かって伸びている。
- 内側側副靱帯と比べると薄い。
- 内反強制により損傷される。
- 損傷により内反動揺性はもちろん，後外側回旋亜脱臼の原因にもなる。
- 輪状靱帯は外側側副靱帯に付着し，橈骨頭と頚部を覆い近位橈尺関節の支持性に関与する。
- 直接触診することはできないが，圧痛，各種特殊検査により靱帯損傷の診断を行う。

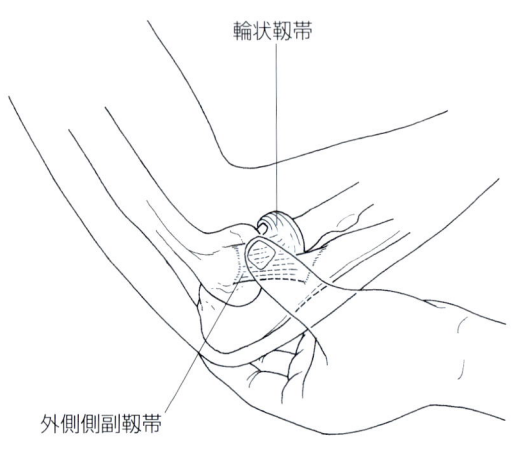
輪状靱帯
外側側副靱帯

肘関節，前腕

前方

肘窩
- 外側縁は腕橈骨筋，内側縁は円回内筋，上縁は上腕骨両顆を結ぶ線で，それらにより形成されるので三角形状の陥凹である．
- 肘窩には①上腕二頭筋腱，②上腕動脈，③正中神経，④筋皮神経が存在する．

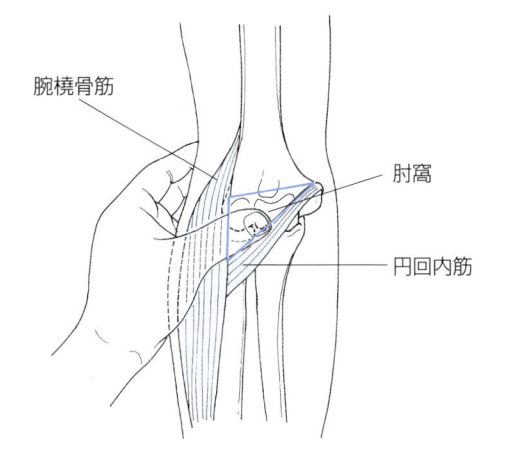

腕橈骨筋
肘窩
円回内筋

上腕二頭筋腱
- 前腕回外位で肘屈曲強制にて最も収縮し，触診が容易となる．
- 腕橈骨筋の尺側に位置する．

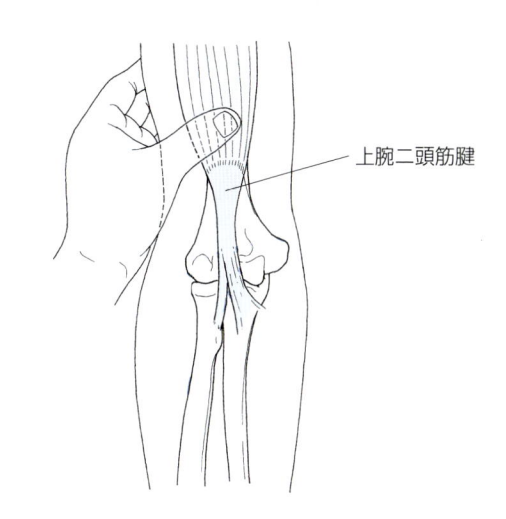

上腕二頭筋腱

上腕動脈
- 上腕二頭筋腱の尺側で拍動を触れる．
- 肘関節脱臼時に断裂することがある．

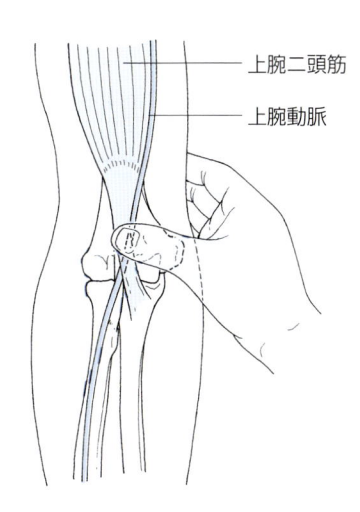

上腕二頭筋
上腕動脈

正中神経
- 上腕動脈の尺側に位置し，肘関節の遠位では円回内筋内を貫通する。

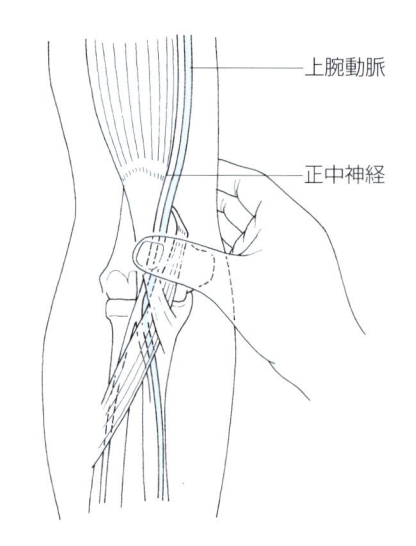

上腕動脈
正中神経

筋皮神経
- 上腕二頭筋腱の橈側に位置し，前腕の知覚（外側前腕皮神経）を支配する。
- 腕橈骨筋の深部，上腕骨外顆の付着部付近に圧痛があることで，その位置を推測できる。

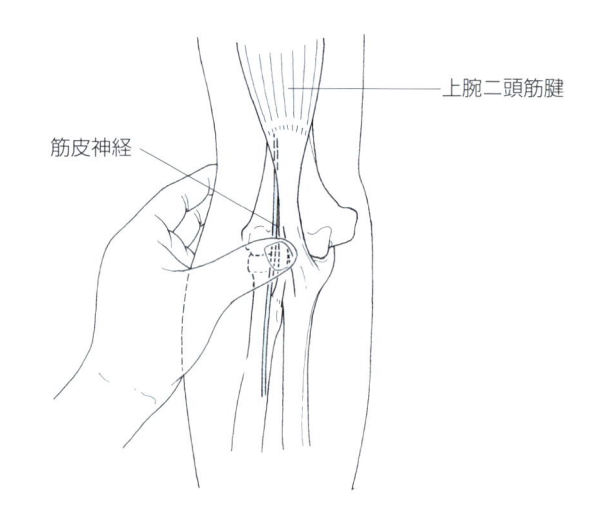

上腕二頭筋腱
筋皮神経

可 動域の確認

- 肘関節の可動域として，肘屈曲・伸展，前腕回内・回外の4つの動きからなる。
- 肘屈曲伸展については，腕尺関節，腕橈関節で行われ，回内外については，肘の近位橈尺関節，手関節の遠位橈尺関節で行われる。
- 前腕回内・外運動のおおよその回転軸は，橈骨頭と尺骨頭を結ぶ線上になる。
- 基本的には自動可動域を用いるが，不可能なときは他動的に計測する。

肘関節，前腕

◉ 屈曲，伸展
- 正常可動域は，男性では屈曲135°，伸展0°である。
- 筋肉が発達している場合，上腕二頭筋の緊張のため0°まで伸展できないこともある。
- 女性の場合，過伸展5°程度可能な場合も多い。

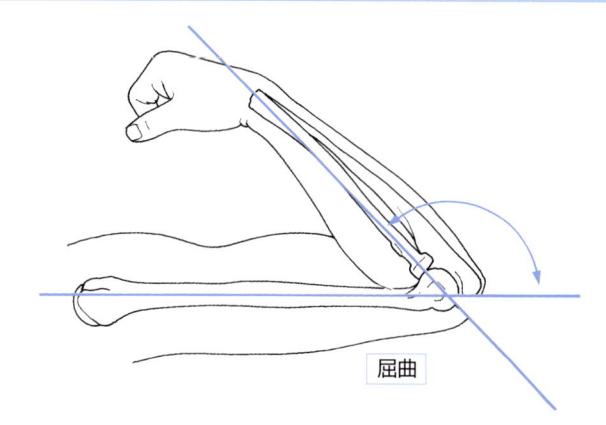

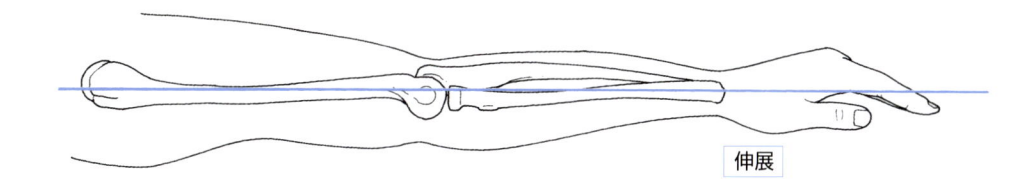

屈曲

伸展

◉ 回内，回外
- 上腕をしっかり体に固定させて計測する。
- 計測するときは，肘関節を90°に屈曲させ，体側に肘関節を固定させた状態で回内・外運動を行わせる。それにより，肩関節の内転，屈曲による代償運動を予防し，正確な計測が可能となる。
- 患者には拳を握ってもらい，橈骨尺骨茎状突起を結ぶ線で計測するのもよいが，慣れない間は棒（ペンなど）などを把持してもらい，その角度で計測する方が正確である。
- 正常可動域はそれぞれ90°であるが，回内は幾分小さい傾向にある。

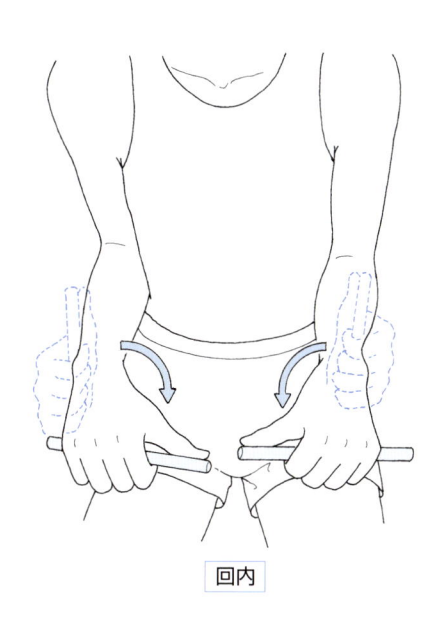

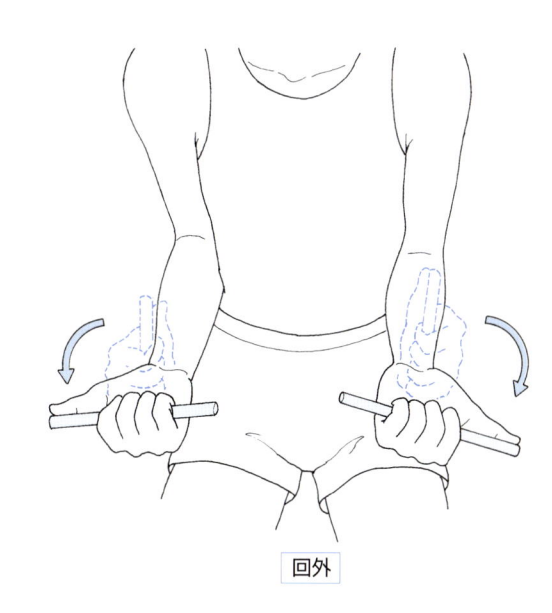

回内

回外

筋 力テスト

- いわゆる神経学的検査であり，肘関節の支配神経が正常か否かを診断する。
- 上位から下位に向かってテストを連続的に進めると能率的である。また神経本幹から筋枝の分岐の位置，順序に留意して検査を行うことが肝要である。
- 必ず両側の計測を行い，比較する。

◎ 屈曲

- 検者は一方の手で患者の肘関節近位部を保持し，もう一方の手で前腕遠位部を保持する。患者に抵抗下に屈曲させることで筋力を診る。
- 前腕中間位〜回内位では腕橈骨筋，回外位では上腕二頭筋の筋力が強調される。
- 上腕筋，上腕二頭筋（前腕回外時）：筋皮神経
- 補助筋；腕橈骨筋，回外筋：橈骨神経

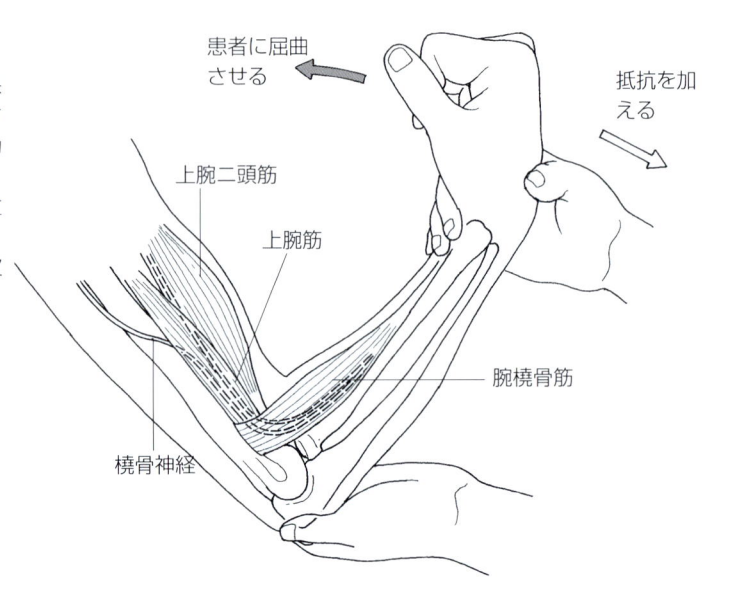

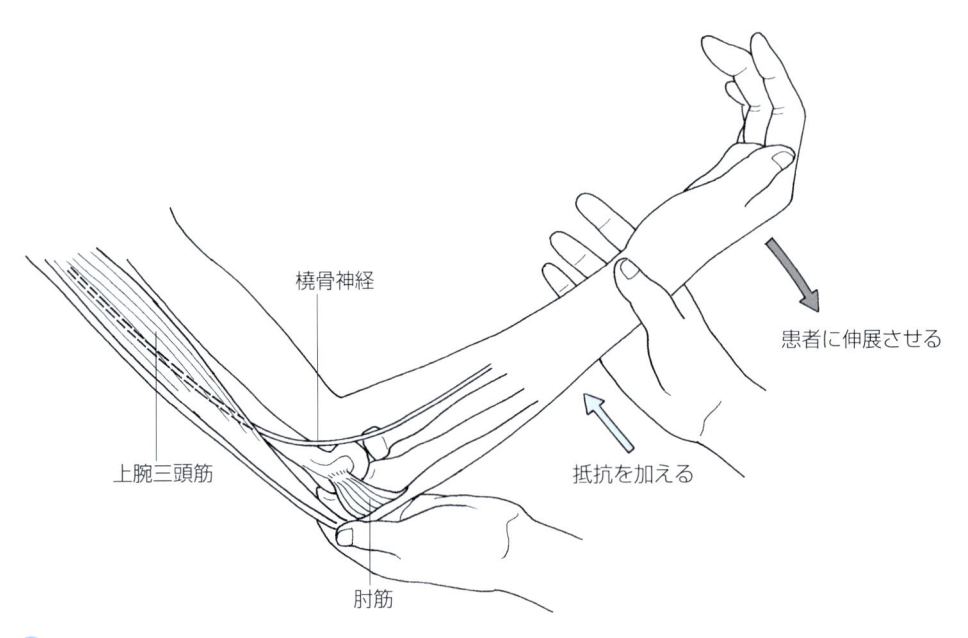

◎ 伸展

- 屈曲の徒手筋力テストと同じく患者の腕を把持した後，患者には肘屈曲位から抵抗下に伸展させる。
- 上腕三頭筋：橈骨神経
- 補助筋；肘筋：橈骨神経

肘関節，前腕

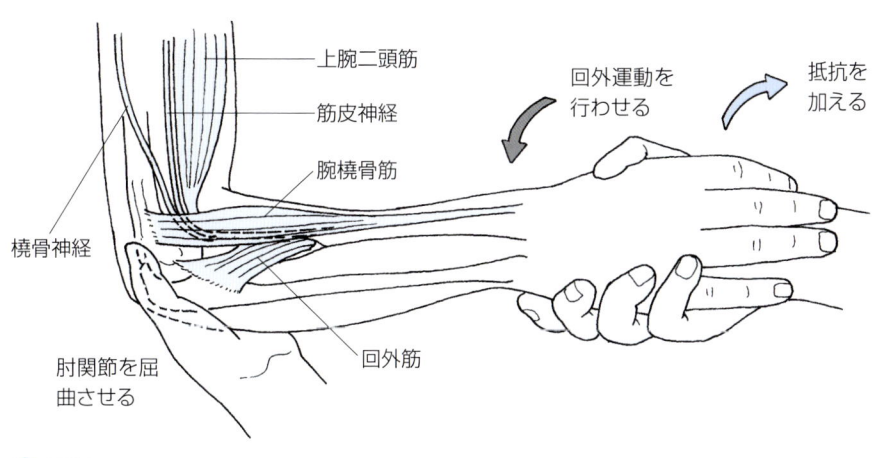

◉ 回外
- 患者には肘関節を屈曲させ，検者は肘関節を保持し，体側で固定する。
- その肢位で検者は患者の手を保持し，前腕中間位から抵抗下に回外運動を行わせる。
- 上腕二頭筋：筋皮神経
- 回外筋：橈骨神経
- 補助筋；腕橈骨筋：橈骨神経

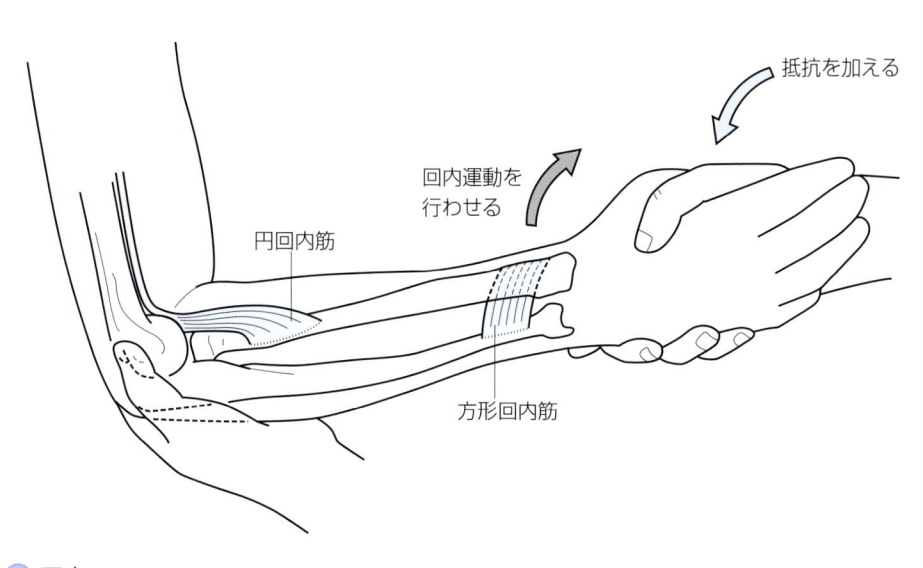

◉ 回内
- 回外徒手筋力テストと同じ肢位で，抵抗下に回内運動を行わせる。
- 最も筋力の強い回内筋群は円回内筋であるが，肘屈曲位では方形回内筋，肘伸展位では円回内筋の影響が強まる。
- 円回内筋：正中神経
- 方形回内筋：前骨間神経
- 補助筋；橈側手根屈筋：正中神経

知 覚テスト

- 触覚，痛覚それぞれの検査を行い，知覚障害領域から障害部位診断を行う。
- 定量的に計測する場合は，Semmes-Weinstein testや2点識別間距離テスト（2 point discrimination test；2PD test））を行う。
  ① 上腕外側：腋窩神経知覚枝（C5）
  ② 前腕外側：筋皮神経知覚枝（C6）
  ③ 前腕内側：前腕皮神経（C8）
  ④ 上腕内側：上腕皮神経（Th1）

  4つの神経により支配されている。

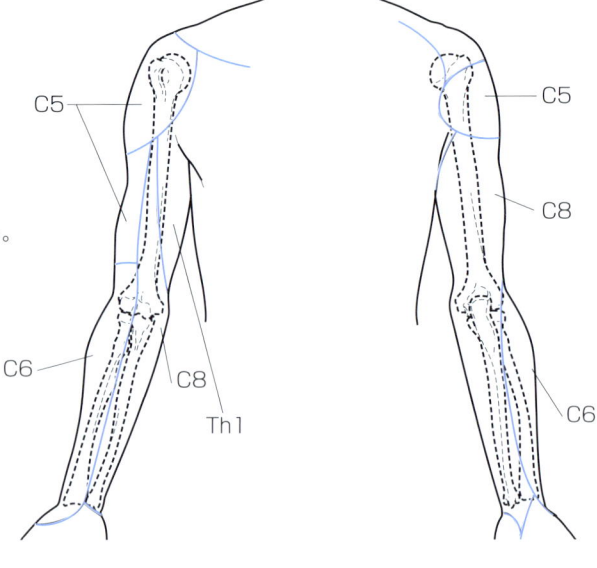

反 射テスト

- 3つの反射テストがあり，それらは深部腱反射，下部ニューロン反射である。
- 脊髄前角細胞に伝達され，末梢神経を介して筋肉にもどる。

- すべての検査において患者をリラックスさせた状態で行う。
- 健側との比較を行い，反射の亢進，低下，消失により診断を行う。

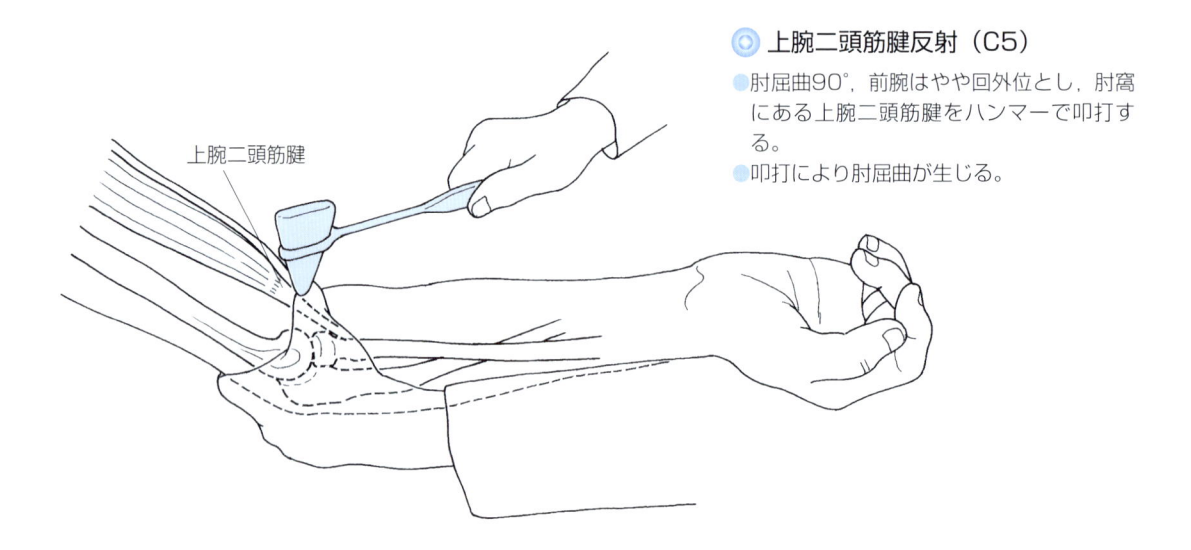

上腕二頭筋腱反射（C5）

- 肘屈曲90°，前腕はやや回外位とし，肘窩にある上腕二頭筋腱をハンマーで叩打する。
- 叩打により肘屈曲が生じる。

肘関節，前腕

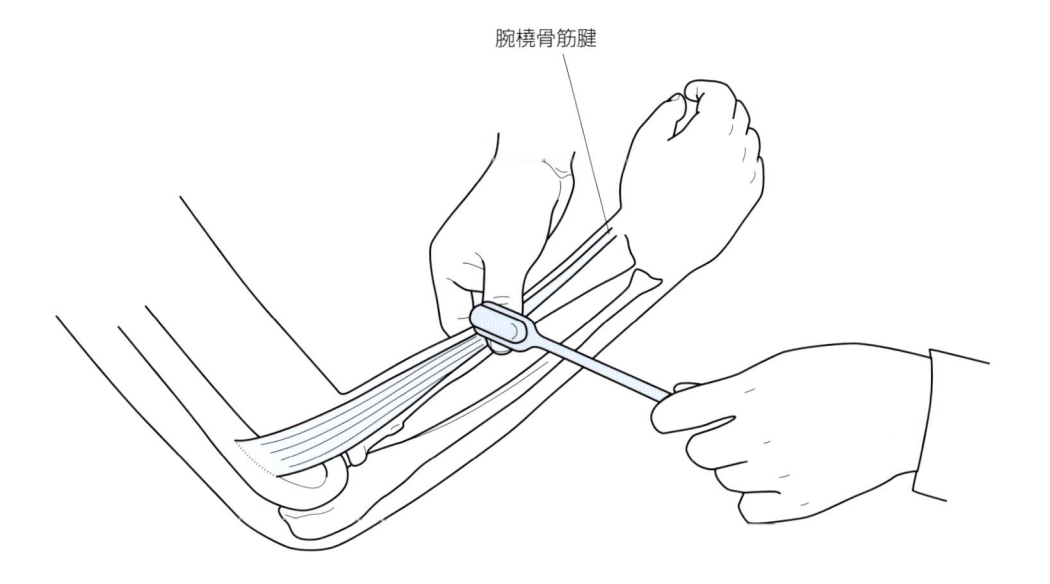

腕橈骨筋腱

腕橈骨筋腱反射（C6）
- 手関節を弛緩させた状態で，前腕遠位部の腕橈骨筋腱を叩打する。
- 肘屈曲が生じる。

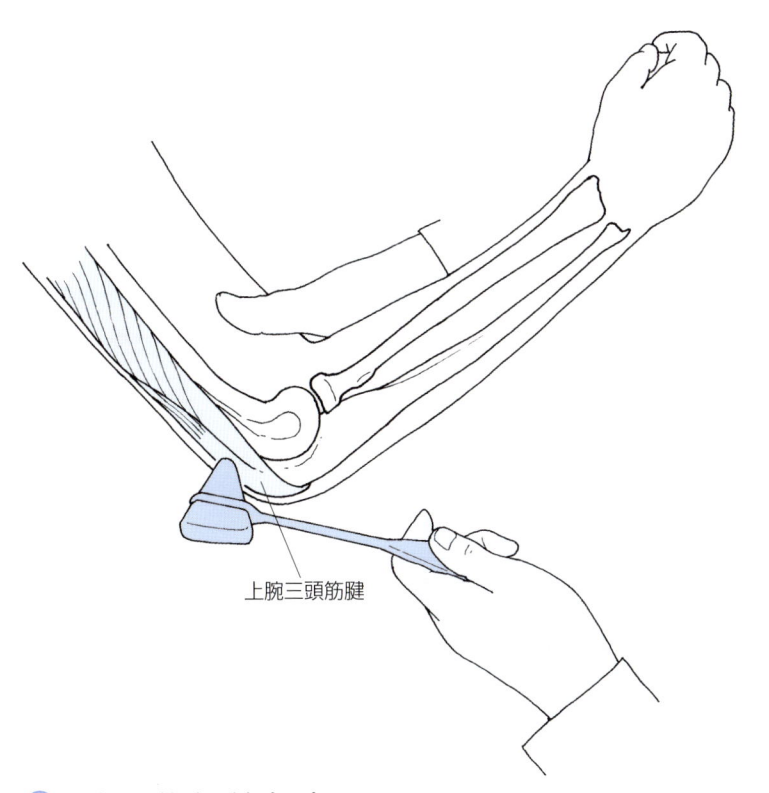

上腕三頭筋腱

上腕三頭筋腱反射（C7）
- 肘関節をやや屈曲位で弛緩させた状態で，肘頭近位の上腕三頭筋腱を叩打する。
- 肘伸展が生じる。

特殊テスト［肘部管症候群］

★Tinel徴候
- 肘部管において尺骨神経の走行を確認した後，それに沿って軽く叩打を行う。

陽性 前腕から手部の尺骨神経領域での放散痛，しびれを認めれば陽性である。放散痛を生じた叩打部にほぼ一致して，偽神経腫を認めることが多い。

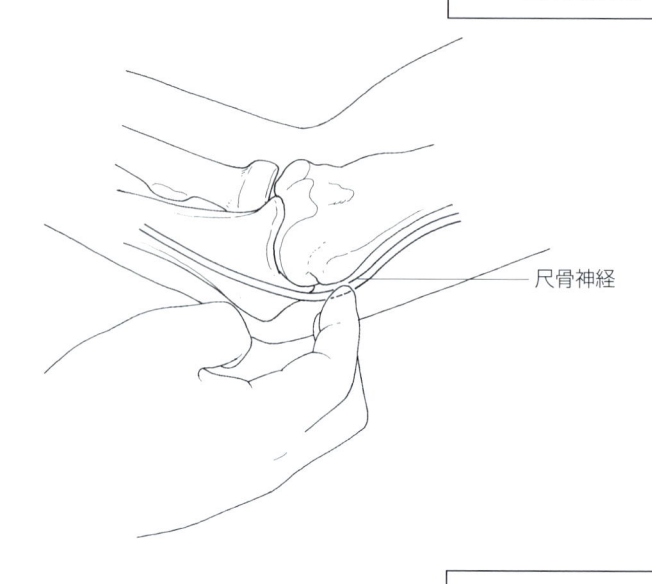

尺骨神経

★肘屈曲テスト（Elbow flexion test）
- 患者に肘を自動屈曲してもらい，しばらくその肢位を維持してもらう。尺骨神経に対して，肘部管での上腕骨内上顆による牽引，Osborne靱帯による圧迫を持続的に加える誘発テストである。

陽性 30秒以内に尺骨神経領域にしびれ，知覚鈍麻などの日頃患者が自覚している症状が誘発される場合は陽性である。

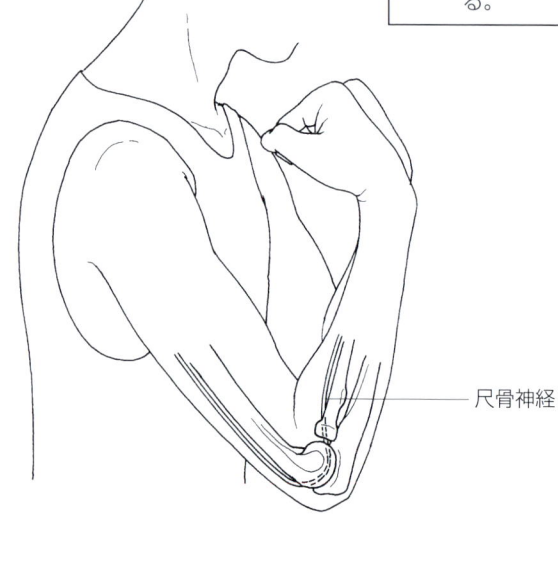

尺骨神経

★江川徴候

- 患者に手掌を開いて机に置いてもらい，中指のみ自動伸展させた後，その中指を橈側，尺側外転する事で隣接する示指，環指に接触させるよう繰り返し自動運動してもらうテストである。
- 肘部管症候群などの尺骨神経麻痺が存在する患者においては，手内筋麻痺が生じているため正しく内外転することが不可能である。

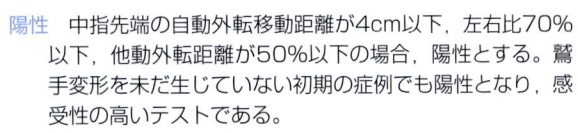

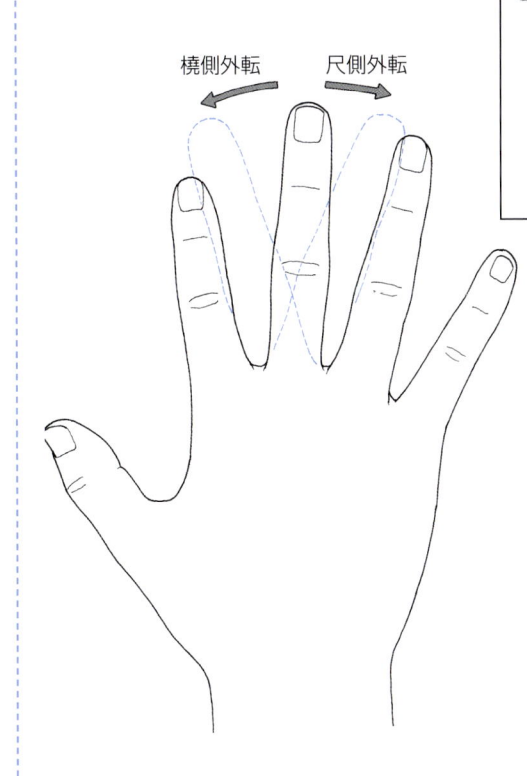

陽性　中指先端の自動外転移動距離が4cm以下，左右比70%以下，他動外転距離が50%以下の場合，陽性とする。鷲手変形を未だ生じていない初期の症例でも陽性となり，感受性の高いテストである。

橈側外転　尺側外転

[側副靱帯損傷（後外側回旋亜脱臼も含む）]

★内外反ストレステスト：内・外側側副靱帯の支持性を診断するテスト
[内側側副靱帯]
- 患者の肘関節を支点となるよう一方の手で保持し，もう一方の手で前腕を回外位に保持しながら外反ストレスをかけることで関節内側の不安定性，疼痛の誘発，end pointの有無を診る。
- 肘関節は屈曲約25°とすることで，肘頭と肘頭窩での骨性制動がなくなり，正確な靱帯の評価ができる。

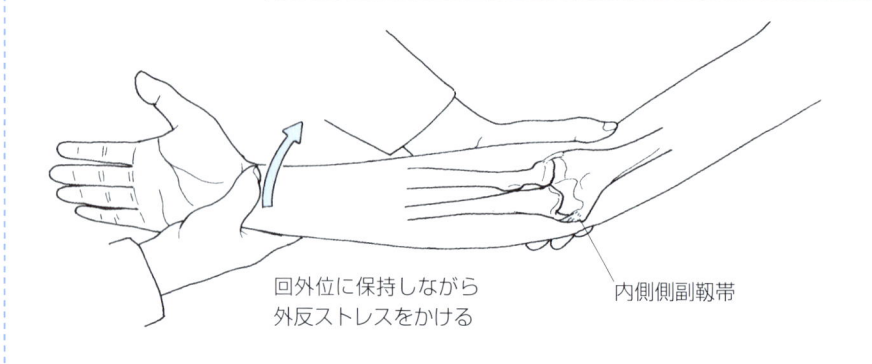

回外位に保持しながら外反ストレスをかける　　内側側副靱帯

[外側側副靱帯]
- 逆に内反ストレスをかけることで診断する。
- そのとき前腕は後外側回旋不安定症の影響を消すために，最大回内位に保持してテストを行う。

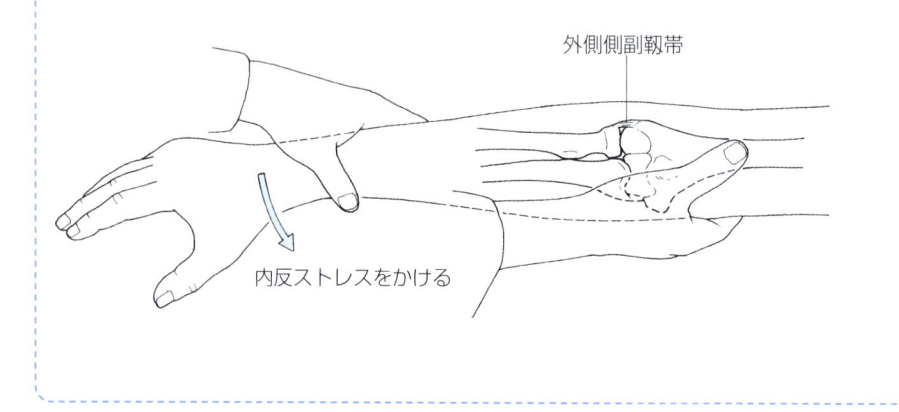

外側側副靱帯

内反ストレスをかける

肘関節，前腕

★後外側回旋不安定性テスト
　（Posterolateral rotatory instability test: PLRI test）
●患者は臥位となり検者は頭側に位置する。上肢を挙上させ肩関節最大外旋とし，それに対抗するように前腕を回外位として外反させながら長軸方向に力を加える。片手で手関節部を保持する。

陽性　もう一方の手で外反を調整しながら軸圧を加えたとき，橈骨頭が後外側へ亜脱臼すれば陽性である。そのとき患者は不安定感，時に疼痛を訴える。ただ麻酔下など筋弛緩状態でないと，症状が誘発されないことも多い。

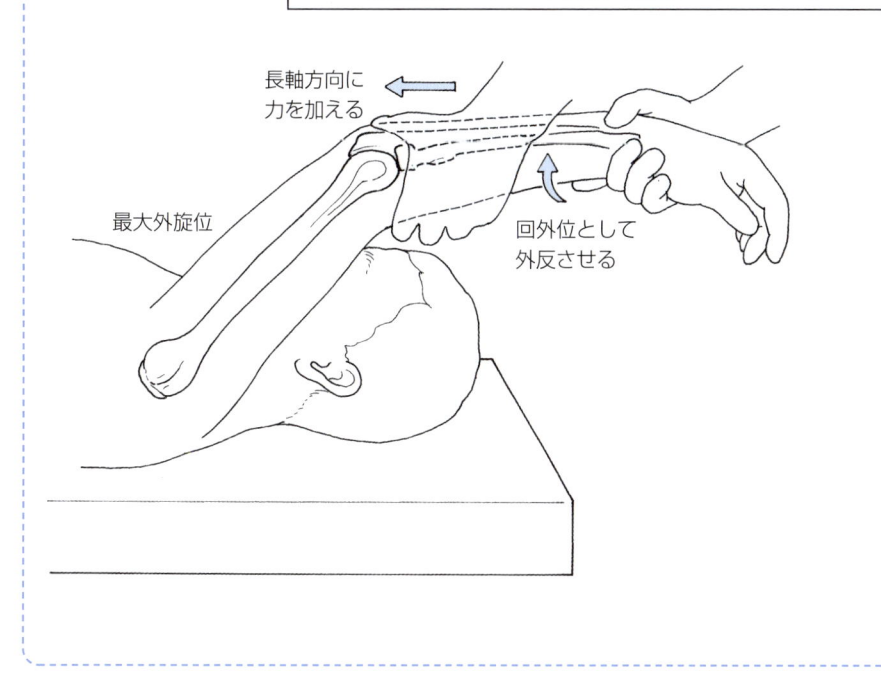

長軸方向に力を加える

最大外旋位

回外位として外反させる

[上腕骨顆上骨折後内反肘]

★山元・薄井テスト
- 上記疾患の場合，内反変形もさることながら内旋変形を合併していることが多いが，その内旋角度を本テストにて徒手的に診断する。
- まず患者には立位（もしくは坐位）を取らせ上体を可能な範囲で前屈してもらう。その肢位のまま上肢を背中に回すと，正常では前腕が背中に密着しているが，内旋変形があれば肘を支点に背中から浮き上がる。そのとき前腕と背中によってなされる角度が内旋角度となる。

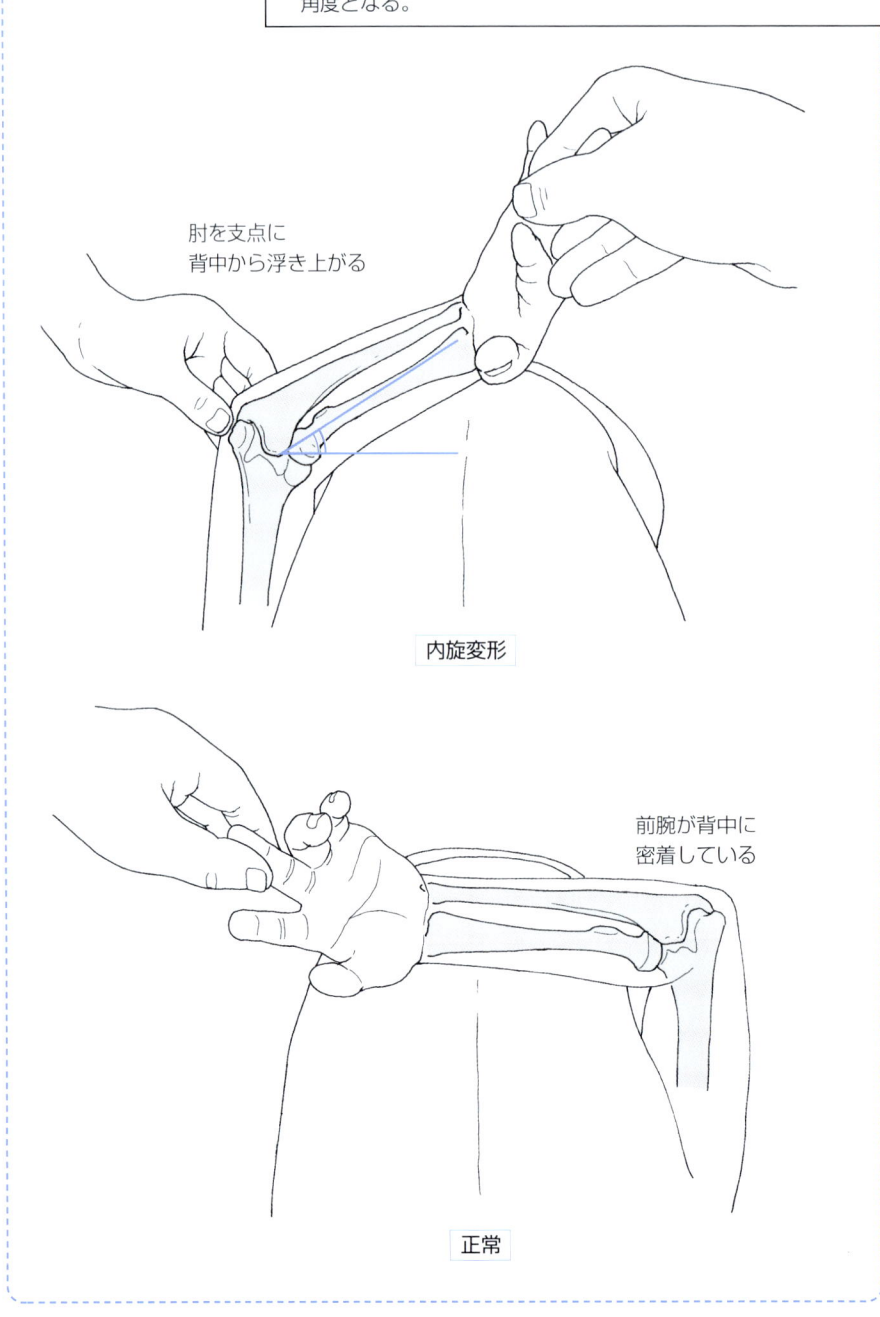

肘を支点に
背中から浮き上がる

内旋変形

前腕が背中に
密着している

正常

[外側上顆炎]

★指伸展テスト（Finger extension test）：疼痛の誘発テスト
●患者前腕を固定し，示指，または中指を自動伸展させる。

陽性　検者がそれに抵抗するよう示指，中指を屈曲させるよう力を入れたときに，外側上顆に健側と比較して著明な疼痛を生じれば陽性である。

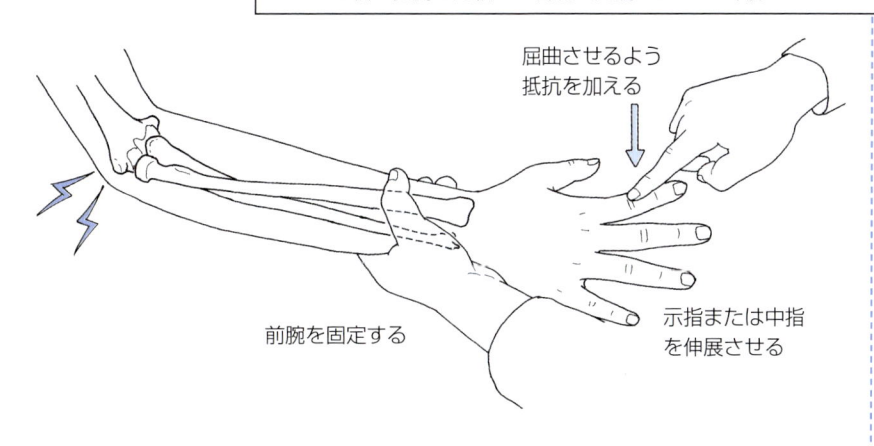

屈曲させるよう抵抗を加える

前腕を固定する

示指または中指を伸展させる

★テニス肘テスト（Wrist extension test）：疼痛の誘発テスト
●前腕を保持し，拳を作った状態で，患者に手関節背屈を促す。

陽性　検者はそれに抵抗するように手関節掌屈を行ったとき，外側上顆に疼痛が誘発されれば陽性である。

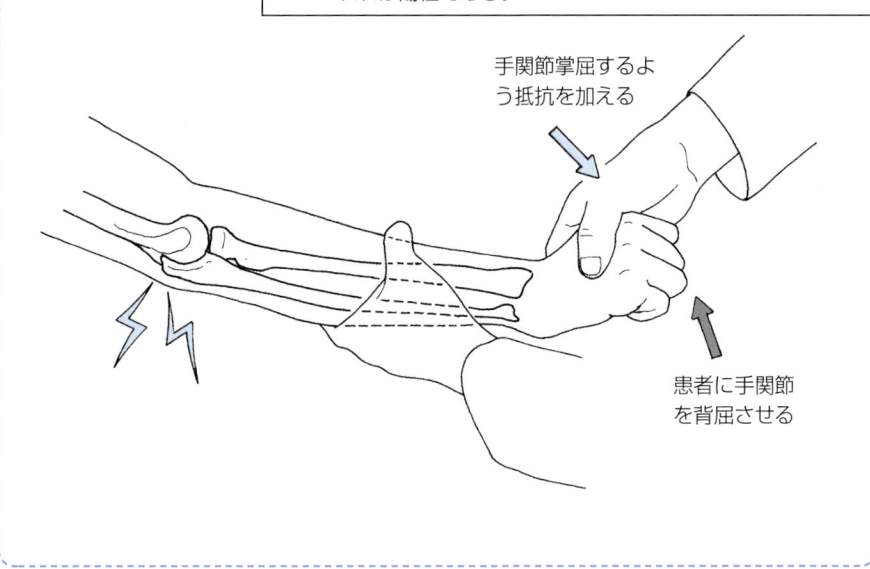

手関節掌屈するよう抵抗を加える

患者に手関節を背屈させる

[恵木　丈]

1 手関節，手

診察のチェックポイント

- 病歴の聴取を十分に行う。例えば患者が手関節痛を訴える場合，外傷歴の有無で検討すべき疾患が異なるのは当然であり，受傷機転や症状の初発時期などについてできるだけ詳細に聴取する必要がある。
- 転倒時に手をついたのであれば手関節が掌屈していたのか背屈していたのかなど診断のうえで大いに参考になる。また，内科的合併症や既往についても配慮する。

周辺解剖の触診法

手関節，手の主な骨の診かた

◎ 手関節

- 手関節運動は橈骨手根関節だけでなく手根骨間にも可動性があり，手根間関節（inter carpal joint）は屈曲時に伸展時に比べてよく動く(a, b)。
- 正常手関節の可動域は屈曲90°，伸展70°，橈屈25°，尺屈55°である。一方回内や回外は近位，遠位の橈尺関節で行われる。
- 橈骨手根関節面は掌背方向と橈尺方向に両側凸の形状をもっており，舟状骨窩と月状骨窩の2つの関節面に分かれている。その機能は以下のように調べる。
- 両肘を内転して脇につけ，テーブル上で手関節の屈曲(a)・伸展(b)角度を自動・他動とも測定し，左右差の有無について記載する。
- 他動的に回内外を強制した際に疼痛がない場合は少なくとも三角線維軟骨複合体（TFCC）や遠位橈尺関節（DRUJ）には異常がないことが分かる。

a

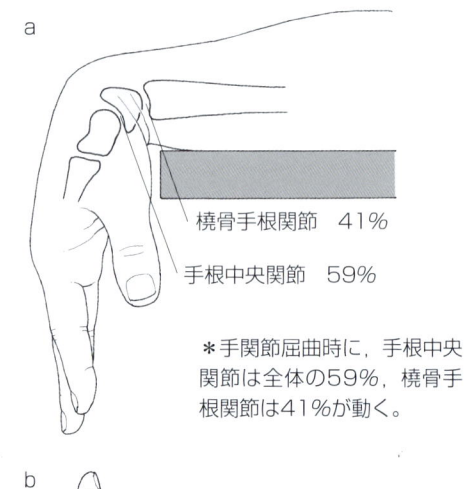

橈骨手根関節　41%

手根中央関節　59%

＊手関節屈曲時に，手根中央関節は全体の59%，橈骨手根関節は41%が動く。

b

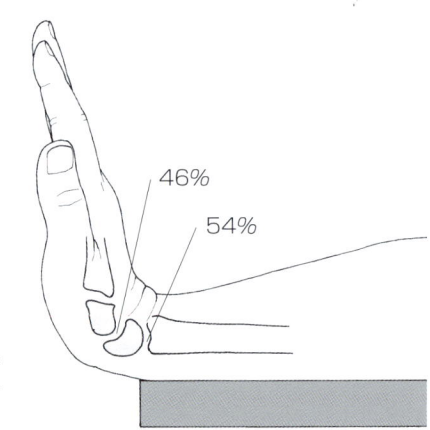

46%
54%

＊手関節伸展時に，手根中央関節は全体の46%，橈骨手根関節は54%が動く。

橈骨茎状突起

- 前腕を回外位にした際に橈骨遠位で最も橈側に触知するのが橈骨茎状突起であり，手根骨の近位に位置する。

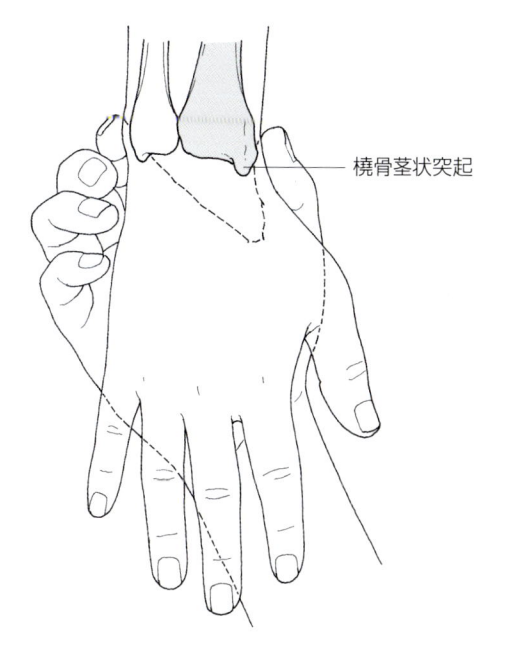

橈骨茎状突起

舟状骨

- 舟状骨は手根骨のなかで骨折頻度の高いことで知られる。
- 舟状骨の近位は橈骨と関節を形成しており，手関節を橈屈すると橈骨茎状突起に覆われて触知できなくなる。反対に尺屈することにより橈骨茎状突起の遠位に触知することができる。
- 強く押さえることにより舟状骨骨折，舟状骨偽関節，SLAC wristなどで舟状骨周囲に炎症がある際に痛みを誘発する。
- 第2～5指の指尖は舟状骨結節を向くことが知られており，指骨骨折の整復時に参考になる。すなわち，回旋変形が残存すると手指屈曲した際に指が重なり合ってしまい（over lapping finger）指尖が舟状骨結節を向かない。

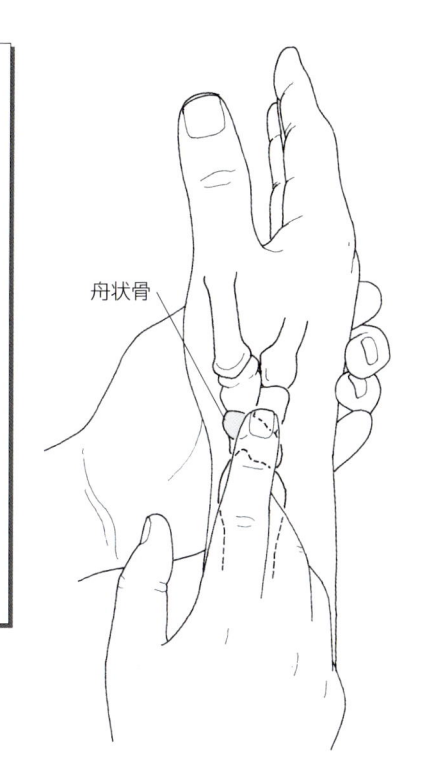

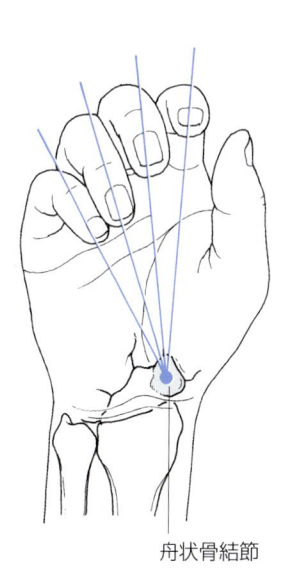

舟状骨

舟状骨結節

大菱形骨

- 大菱形骨は第1中手骨と鞍状関節を形成しており，近位では舟状骨と小菱形骨と関節する。
- 患者に母指の屈曲・伸展をさせながら，anatomical snuff box（解剖学的かぎタバコ入れ）の遠位側をたどっていくと触れる。

大菱形骨

リスター結節（Lister's Tubercle）

- 手関節背側で橈側1/3に縦にやや長い骨性隆起を触れる。この尺側を長母指伸筋腱が走行することが知られる。

リスター結節

長母指伸筋腱

月状骨

- 近位手根列に属する手根骨で有頭骨と橈骨の間に位置し，先のリスター結節のすぐ遠位側に触知する。
- 月状骨は近位は凸，遠位は凹の関節面を有しており，有頭骨，月状骨ともに第3中手骨長軸の延長線上に位置する。圧のかかりやすい骨で無腐性骨壊死であるKienböck病が起こることが知られる。

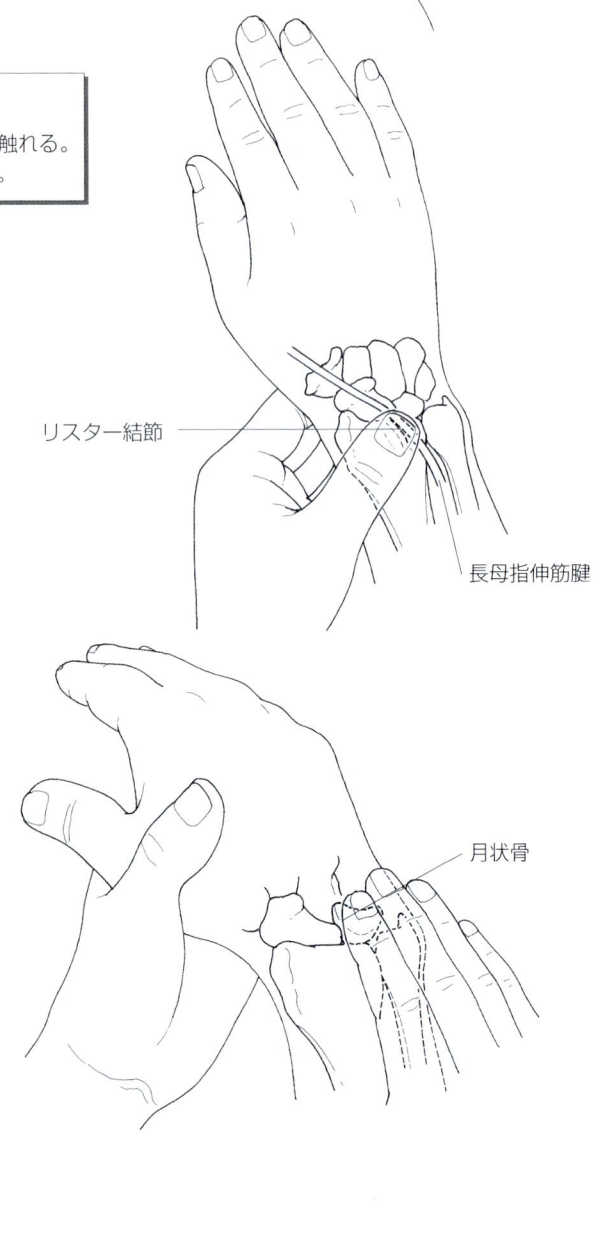

月状骨

有鉤骨鉤
- 有鉤骨鉤は豆状骨と第2中手骨頭を結ぶ線上で豆状骨より2cm遠位に位置する。
- 有鉤骨鉤に骨折や偽関節があると検者の母指と示指で手掌を挟んで圧迫した際に強い疼痛を生じる。
- 有鉤骨は尺骨動脈や神経が中を通過するギオン管の橈側縁に位置する。

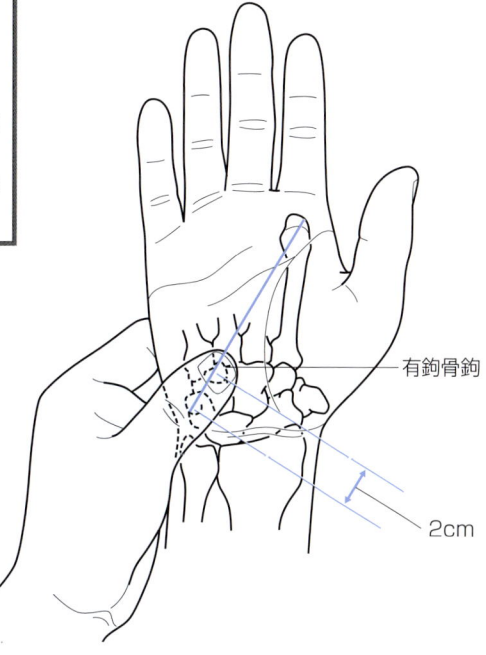

有鉤骨鉤

2cm

尺骨茎状突起
- 手関節を橈屈し，尺骨を遠位にたどっていくと触れる。先端は橈骨茎状突起の先端より中枢に位置する。

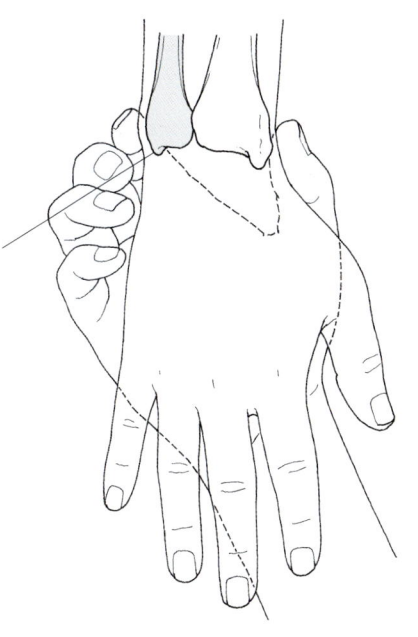

尺骨茎状突起

豆状骨

- 手関節を橈屈すると尺骨茎状突起の遠位に三角骨があり，その前側方で尺骨手根屈筋腱の中に存在する豆状骨が触れる。

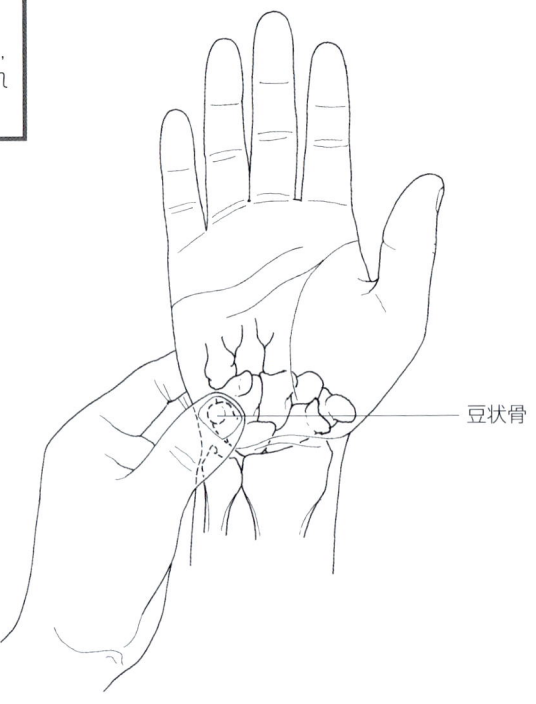

豆状骨

指関節

- 中手指節関節（MP関節）と指節間関節（PIP関節）がある。どちらの関節にも掌側には線維性軟骨が存在しており掌側板とよばれる。
- 側方には側副靱帯があるが，しっかりした索状部と掌側板の側面に停止する薄い扇状部がある。
- MP関節は二軸性の屈曲・伸展とわずかな内・外転を行う顆状関節である。
- 伸展時には側副靱帯が弛み指の内・外転ができるようになっており，屈曲時には側副靱帯が緊張するために内・外転は強く制限され，関節が安定するようになっている。
- 母指の中手骨は大菱形骨と鞍関節を形成しており，大きな可動性をもっているが，MP関節は他の指と異なり側方可動性のない関節である。
- PIP関節は典型的な蝶番関節でその運動は屈曲・伸展の一方向である。

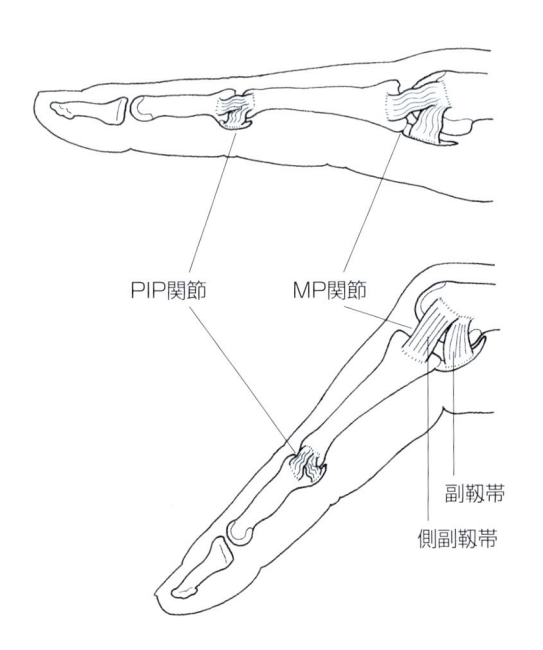

PIP関節　MP関節

副靱帯
側副靱帯

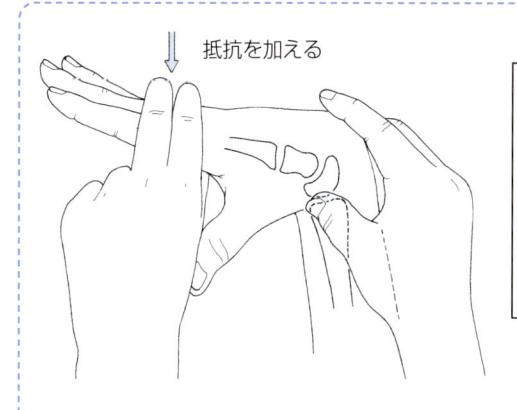

手関節, 手

抵抗を加える

★Finger extension test
●患者の手関節を他動的に屈曲位に保持し, 患者に指を伸展させる。検者は患者の指の伸展に抵抗を加える。

陽性　橈骨手根関節と指伸筋腱へ同時に負荷をかけて著しい不快感が出現する際には舟状骨周囲の炎症性変化やKienböck病, 舟状月状骨間関節の異常等の手根骨異常を示唆する(Hand Clin：13：17-34, 1997)。

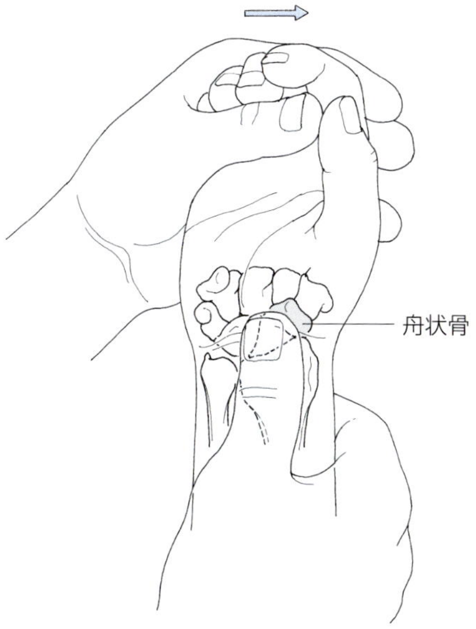

★Scaphoid shift test
●検者は片手で患者の手関節を橈側よりつかみ母指で舟状骨を掌側より押さえる。もう一方の手で手掌を中手骨レベルでつかみながら手関節を尺屈軽度背屈から橈屈軽度掌屈へと動かす。
●舟状骨の長軸は最初前腕の長軸上にあるが, 次第に前腕と垂直に近くなり遠位側が手関節掌側に向いてくる。

陽性　掌側から母指で押すことにより, この舟状骨の掌側への生理的な回旋を止めることになるが, 舟状骨周囲の靱帯に弛みがあると舟状骨が橈骨の背側縁に押し出されることになる。舟状骨周囲の炎症や舟状骨の不安定性がある際にみられる。
注意　個人差や加齢による違いがあり, 左右差をみることが必ず必要とされる（Hand Clin, 13：17-34, 1997.）。

舟状骨

★Grind test
●患者の母指を握り第1中手骨を長軸に大菱形骨へ向けて押さえながら回旋させる。母指のCM関節症などで疼痛が誘発される。

陽性　母指のCM関節症などで疼痛が誘発される。

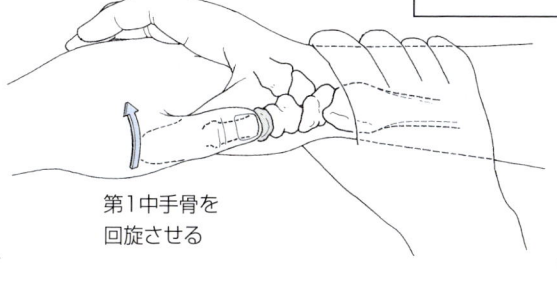

第1中手骨を
回旋させる

手関節，手の屈筋の診かた

◉ 長母指屈筋
- 長母指屈筋（Flexor Pollicis Longus）の機能は，患者に母指IP関節を自動屈曲させることによって知ることができる。
- この腱は腱断裂のみならず特発性前骨間神経麻痺によっても単独で自動屈曲できないことがあるので注意する。
- 解剖学的には，手根管で深指屈筋の橈側を走行していることが知られている。

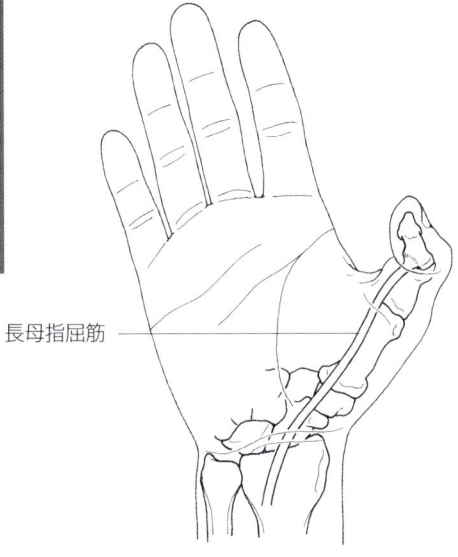

長母指屈筋

◉ 長掌筋
- 長掌筋（Palmaris Longus）の機能を知るには前腕最大回外位で母指と示指を対立させコップ形にする。
- 腱移植のドナーとなる筋であるが10～15％は欠損しているといわれ，あらかじめ確認する必要がある。

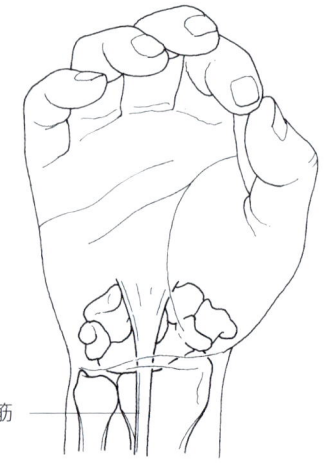

長掌筋

◉ 深指屈筋
- 深指屈筋（Flexor Digitorum Profundus）の機能を知るには検者が患者の第2～5指の目的とする指のPIP関節を一方の手で伸展させながら，DIP関節を自動屈曲させる。筋力を調べるには検者のもう一方の手で抵抗を加える。

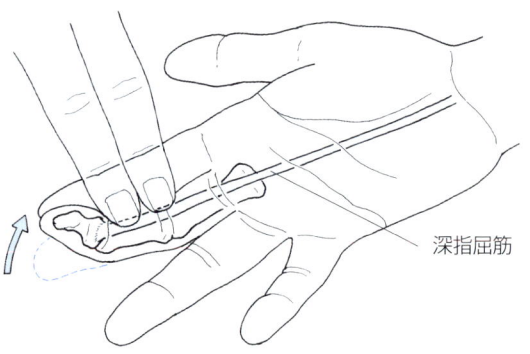

DIP関節を屈曲させる

深指屈筋

浅指屈筋

- 浅指屈筋（Flexor Digitorum Sublimis）の機能を調べるには，まず他の指を伸展位に固定することで深指屈筋の作用を打ち消す。次いで患者に目的とする指のPIP関節の自動屈曲を行わせる。この手技は深指屈筋腱がとくに尺側で筋腹が共通していることを利用している。すなわち，他の指を伸展させることで目的とする指の深指屈筋の働きを打ち消し，浅指屈筋の機能を知ろうとするものである。
- なお解剖学的に中指と環指への浅指屈筋腱は最浅層でその下層に示指と小指への浅指屈筋腱がある。

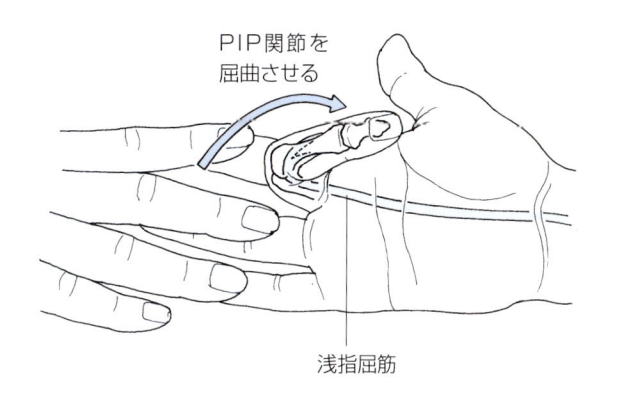

PIP関節を屈曲させる

浅指屈筋

尺側手根屈筋

- 尺側手根屈筋（Flexor Carpi Ulnaris）は豆状骨，有鉤骨，第5中手骨基部に停止する。腱を検者の指で押さえながら手関節を尺屈位で屈曲させる。
- 筋力を知るためには，検者のもう一方の手で患者の手に抵抗を加える。
- 手関節掌側で尺骨神経がこの腱の橈側を並走している。

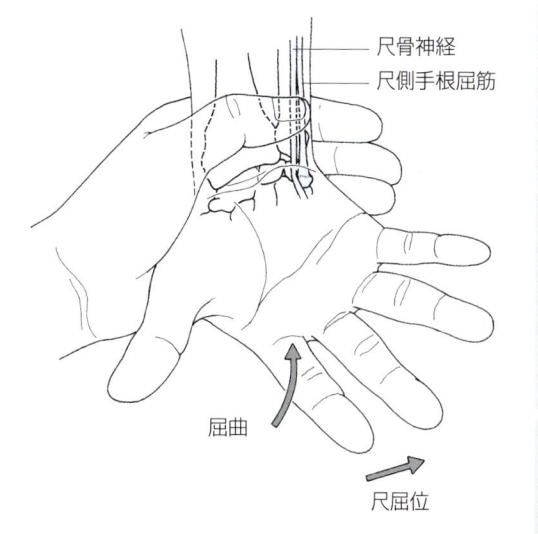

尺骨神経
尺側手根屈筋

屈曲
尺屈位

橈側手根屈筋

- 橈側手根屈筋（Flexor Carpi Radialis）は第2, 3中手骨に停止する。
- 腱を検者の指で押さえながら手関節を橈屈位で屈曲させる。
- 手関節掌側で正中神経が橈側手根屈筋の尺側を並走している。

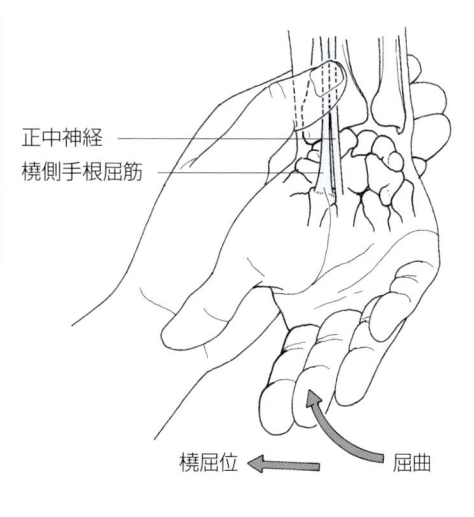

正中神経
橈側手根屈筋

橈屈位 ← 屈曲

手根管

手根管は，橈側，尺側，背側の三方を手根骨に囲まれ，掌側においては，尺側有鈎骨鈎と豆状骨から橈側の大菱形骨結節と舟状骨結節に向かって張り出した靱帯組織に囲まれた閉鎖腔で，滑膜に囲まれた既出の9つの屈筋腱（長母指屈筋腱，示指から小指までの4つの浅指屈筋腱，深指両屈筋腱）と正中神経がこの中を通過し，しばしば絞扼性神経障害の発生部位となる。

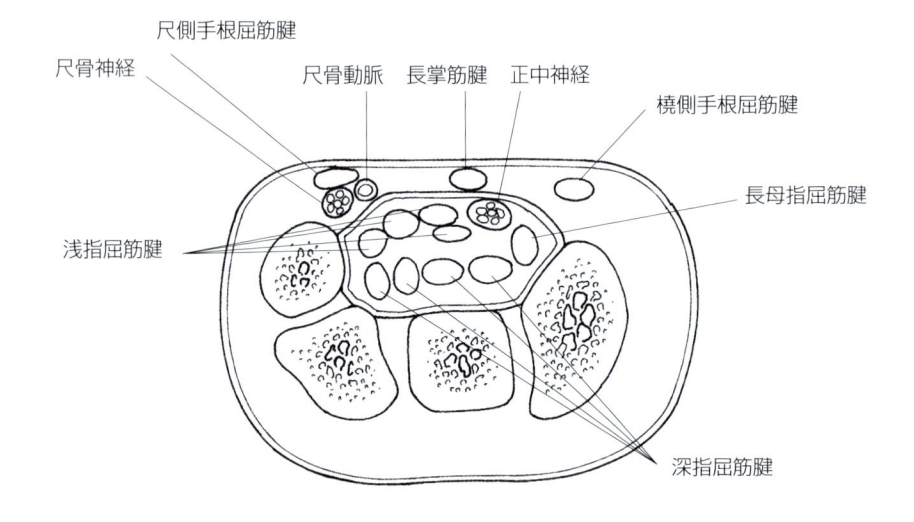

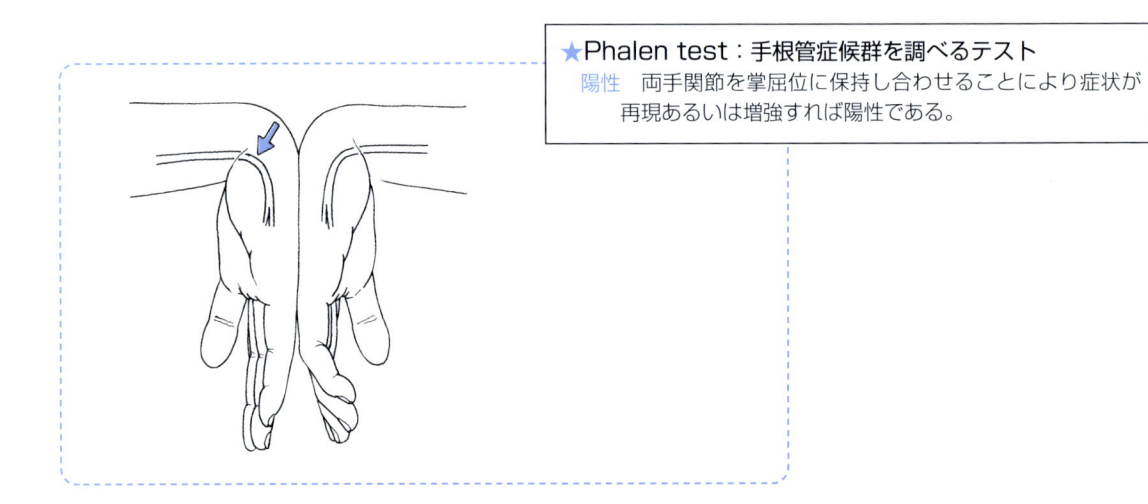

尺側手根屈筋腱
尺骨神経
尺骨動脈　長掌筋腱　正中神経
橈側手根屈筋腱
長母指屈筋腱
浅指屈筋腱
深指屈筋腱

★Phalen test：手根管症候群を調べるテスト
陽性　両手関節を掌屈位に保持し合わせることにより症状が再現あるいは増強すれば陽性である。

手関節，手の伸筋の診かた

伸筋群は手関節背側で6つの区画（コンパートメント）に別れて走行しており，この解剖学的特徴をふまえて診察することが重要である。

🔵 第1コンパートメント

- 第1中手骨基部背側に停止する長母指外転筋（Abductor Pollicis Longus）と母指基節骨基部背側に停止する短母指伸筋腱（Extensor Pollicis Brevis）が走行する。
- 長母指外転筋の機能を知るには前腕最大回内位で母指を橈側外転位にする。
- 長母指外転筋と短母指伸筋はDe Quervain狭窄性腱鞘炎を起こす腱として知られる。
- 短母指伸筋の機能を知るには同じ肢位で母指基節骨を伸展する。
- 短母指伸筋はかぎタバコ入れ（snuffbox）の橈側境界をなしている。

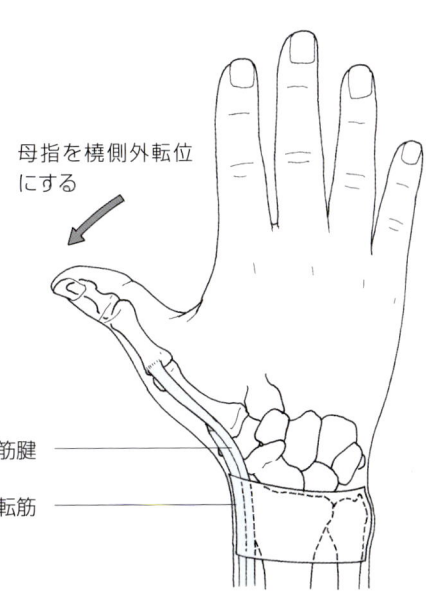

母指を橈側外転位にする

短母指伸筋腱
長母指外転筋

★Finkelstein test：De Quervain狭窄性腱鞘炎を調べるテスト

陽性　患者に母指を中にして手を強く握らせ手関節を尺屈していく際に強い疼痛が生じれば陽性とする。

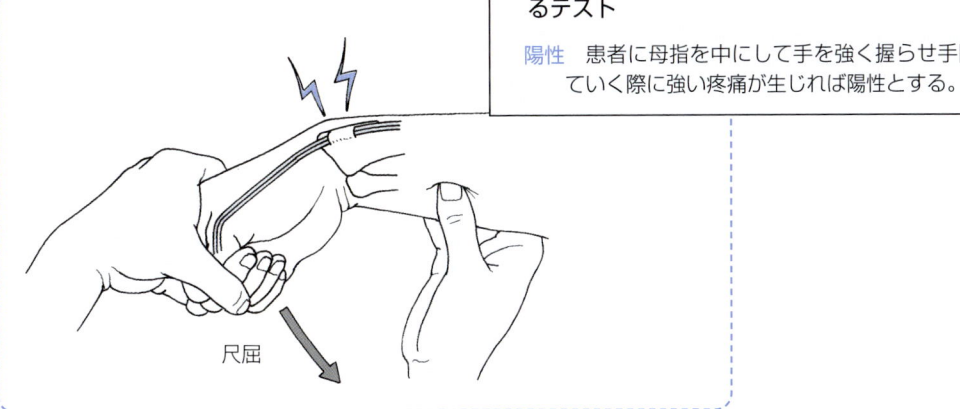

尺屈

第2コンパートメント

- 第2中手骨基部背側に停止する長橈側手根伸筋（Extensor Carpi Radialis Longus）と，第3中手骨基部背側に停止する短橈側手根伸筋（Extensor Carpi Radialis Brevis）が走行している。
- 各々の腱を押さえながら患者に指屈曲位で手関節を橈屈伸展させることによりその機能を知ることができる。

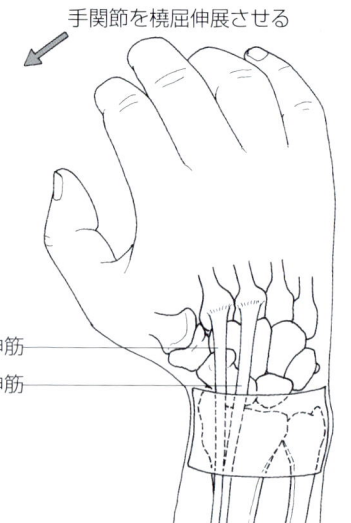

手関節を橈屈伸展させる

長橈側手根伸筋
短橈側手根伸筋

第3コンパートメント

- 母指の末節骨基部背側に停止する長母指伸筋（Extensor Pollicis Longus）が走行している（Lister結節の項参照）。
- この腱はかぎタバコ入れ（snuffbox）の尺側境界をなしている。
- 母指末節骨を伸展することにより機能がわかる。
- 長母指伸筋が麻痺を起こしているときに短母指伸筋も末節骨を伸展させることがあり注意する。

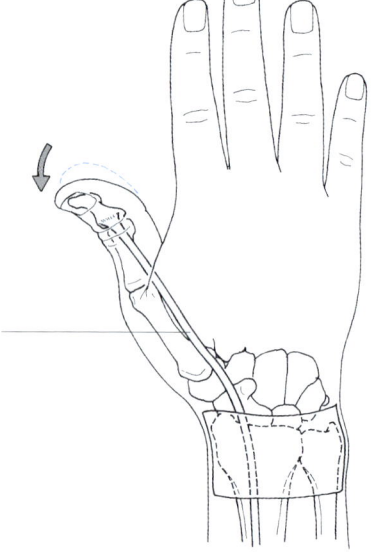

長母指伸筋

第4コンパートメント

- 総指伸筋（Extensor Digitorum Communis）と固有示指伸筋（Extensor Indicis Proprius）が走行している。
- 総指伸筋は第2〜5基節骨基部背面に停止する。前腕最大回内位で中手指節関節を伸展させることにより機能を知ることができる。
- 固有示指伸筋は示指への総指伸筋の尺側に付着をもち，指背腱膜に停止する。
- 他指を屈曲させ，この指のみ伸展させることにより機能を知ることができる。
- 一般的に固有示指伸筋は橈骨神経の分枝である後骨間神経の最遠位の支配筋として知られる。

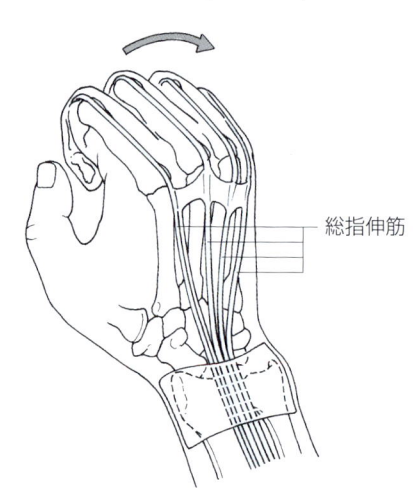

総指伸筋

第5コンパートメント
- 小指伸筋（Extensor Digiti Quinti Proprius）が走行している。
- 前腕最大回内位で小指のみを自動伸展させることでその機能を知ることができる。
- 前出の固有示指伸筋と小指伸筋は独立の深在性伸筋であり，総指伸筋が機能しなくとも示小指の伸展は可能である。この現象はSign of hornsとして知られる。

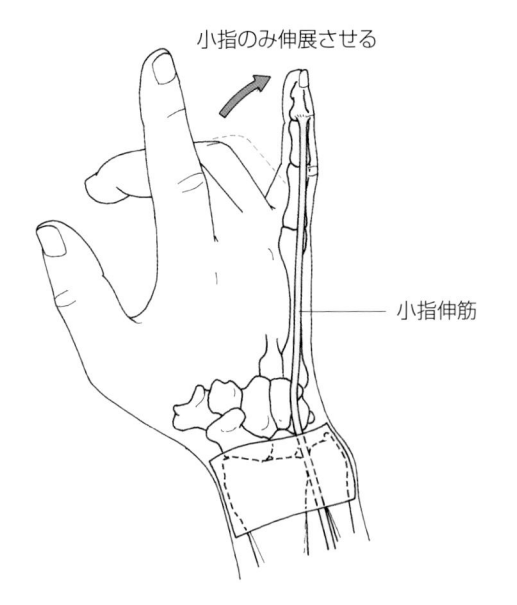

小指のみ伸展させる

小指伸筋

第6コンパートメント
- 第5中手骨基部背側に停止する尺側手根伸筋（Extensor Carpi Ulnaris）が走行している。
- この機能を知るには前腕最大回内位で手関節を尺屈し，さらに背屈する。

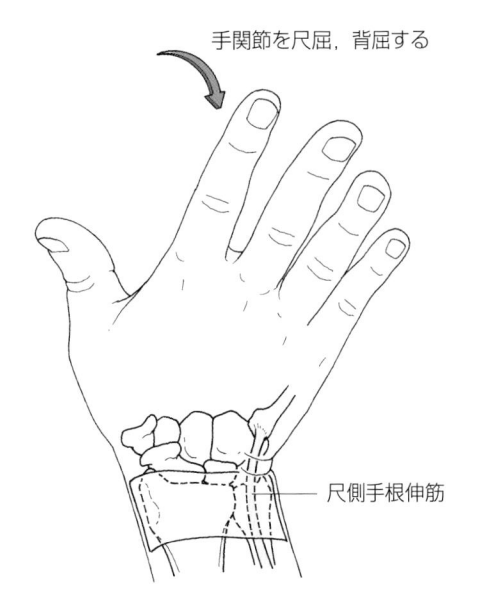

手関節を尺屈，背屈する

尺側手根伸筋

手の内在筋の診かた

手における内在筋とはその起始と停止を手の内部にもつものである。
以下の点に注意しながら診察を進める。

母指球筋群
- 短母指屈筋（Flexor Pollicis Brevis）は大菱形骨隆起および屈筋支帯を起始とし，母指基節骨基部橈側を停止とする浅頭と，第一中手骨尺側を起始とし，母指基節骨基部尺側を停止とする深頭よりなる。母指の中手指節関節を屈曲することにより機能を知ることができる。
- 短母指外転筋（Abductor Pollicis Brevis）は屈筋支帯，舟状骨および大菱形骨結節を起始とし，母指基節骨外側を停止部とする。手を最大回外位にし母指を掌側外転することによりその機能を知ることができる。
- 母指対立筋（Opponens Pollicis）は大菱形骨結節および屈筋支帯を起始とし，第1中手骨掌側面橈側を停止とする。母指を小指の方に近づけて対立させることによりその機能を知ることができる。
- 完全な対立運動には短母指外転筋や母指内転筋の作用が必要である。

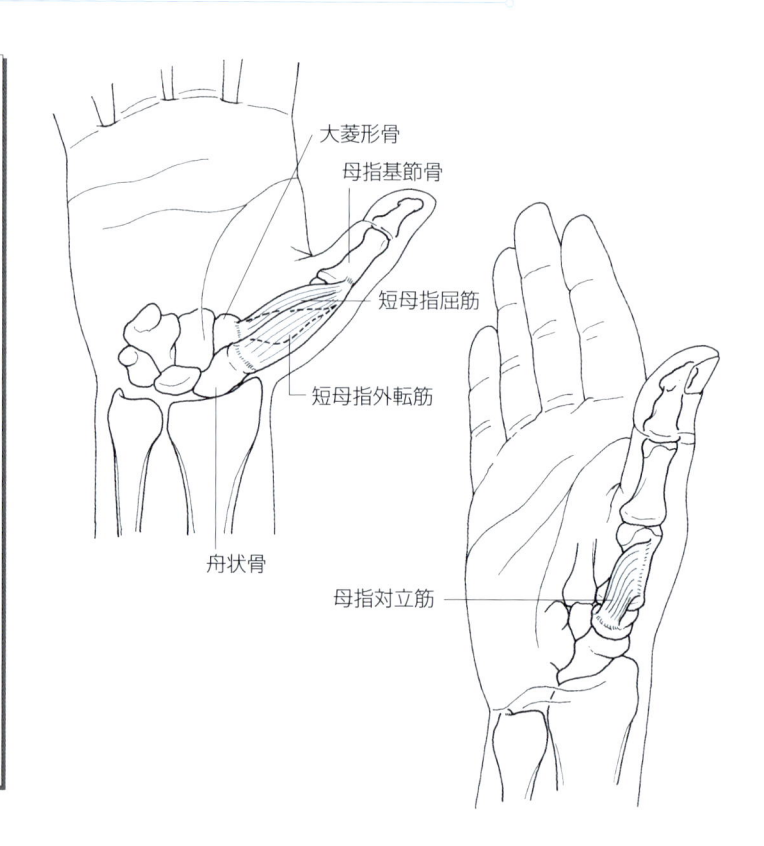

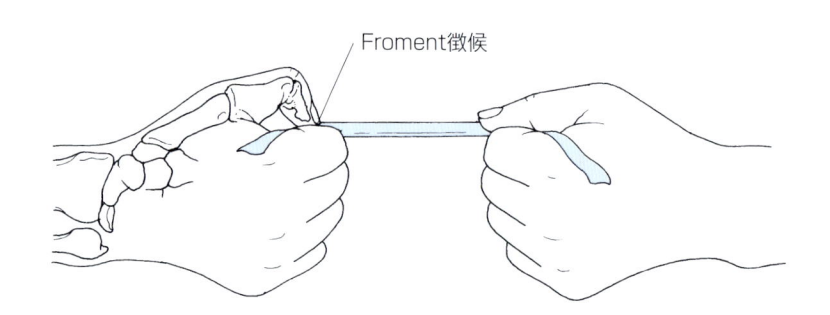

母指内転筋（Abductor Pollicis）
- 第3中手骨橈側を起始とし母指基節骨基部尺側を停止とする。
- この機能を知るには，患者に両側の母指と示指の橈側面で紙を挟み込ませ，引っ張らせる。尺骨神経麻痺の際に長母指屈筋が母指の指節間関節を屈曲して押さえる代償運動（Froment徴候）が生じる。

手関節，手

a ADMの機能をみる　　　b ODMの機能をみる

小指球筋群
- 豆状骨を起始とし小指の基節骨基部内側を停止とする小指外転筋（Abductor Digiti Minimi），および小指対立筋（Opponens Digiti Minimi），短小指屈筋（Flexor Digiti Minimi Brevis）より構成される。
- 小指外転筋の機能を知るには小指を他指から離すように力を入れさせる（a）。
- 小指対立筋の機能を知るには小指を母指の方に近づけさせる（b）。

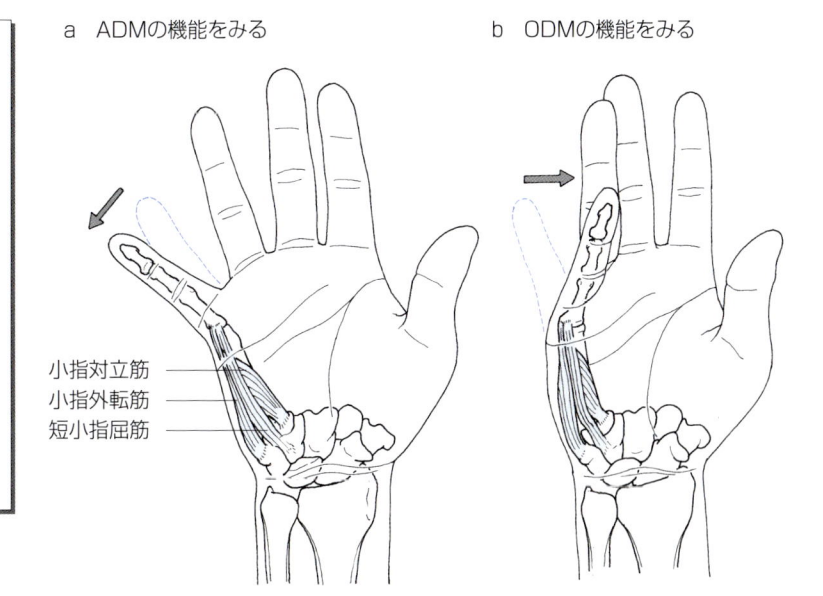

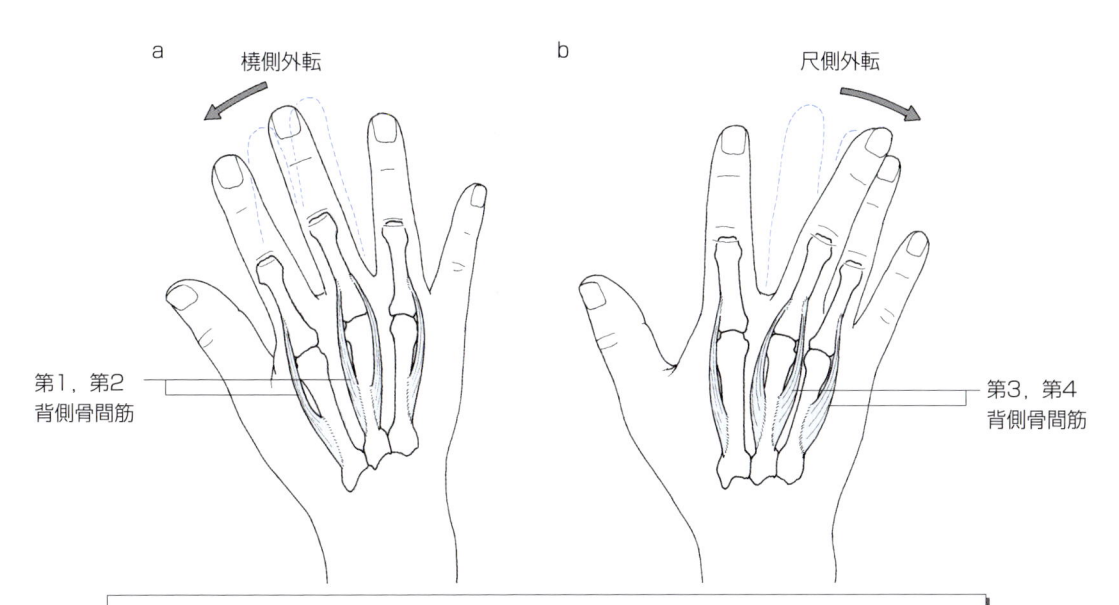

小指対立筋
小指外転筋
短小指屈筋

a 橈側外転　　　b 尺側外転

第1，第2背側骨間筋　　　第3，第4背側骨間筋

骨間筋
- 骨間筋の作用はMP関節の屈曲とPIP，DIP関節の伸展である。
- 第1および第2背側骨間筋（Dorsal Interossei）は，第2および第3中手骨橈側より起こり，基節骨底および指背腱膜に付着する。その機能を知るには第2指および第3指を橈側に外転する（a）。
- 第3および第4背側骨間筋は，第3および第4中手骨尺側より起こり，基節骨底および指背腱膜に付着する。その機能を知るには第3指および第4指を尺側に外転する（b）。
- 第1掌側骨間筋（Volar Interossei）は第2中手骨尺側，第2掌側骨間筋は第4中手骨橈側，第3掌側骨間筋は第5中手骨橈側より起こり，第2・4・5基節骨底および指背腱膜に付着する。各々の機能を知るには第1掌側骨間筋は第2指を尺側に内転，第2掌側骨間筋は第4指を橈側に内転，第3掌側骨間筋は第5指を橈側に内転する。

虫様筋

- 虫様筋（Lumbricals）の作用もMP関節の屈曲とPIP・DIP関節の伸展である。
- 虫様筋は深指屈筋の腱鞘橈側に起始をもち，指背腱膜の橈側側索に付着する。その機能を知るには中手指関節を屈曲位に保ち，指関節を伸展する。
- なお，通常，第1・2虫様筋は正中神経，第3・4虫様筋は尺骨神経支配である。

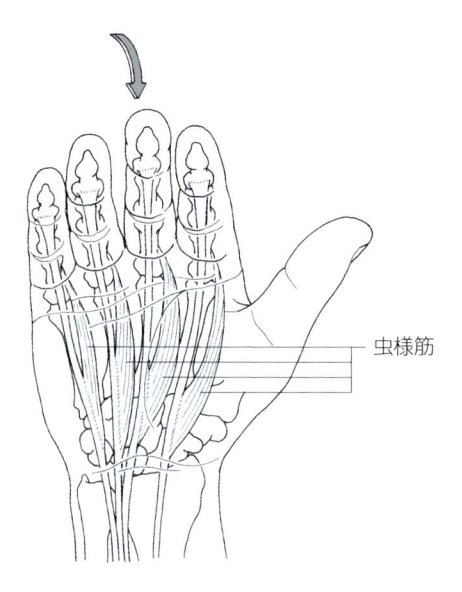

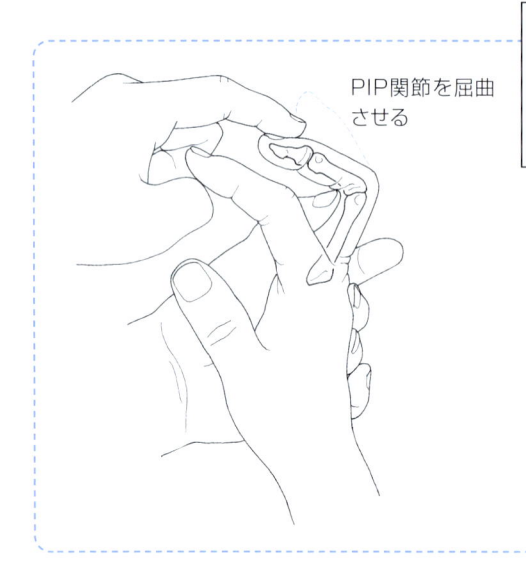

虫様筋

PIP関節を屈曲させる

★内在筋拘縮を調べるテスト
- 手指のMP関節を屈曲，伸展位に保持した際にPIP関節を他動的に屈曲させる。

陽性　MP関節伸展位でPIP屈曲できない場合。

手関節，手

手の循環の診かた

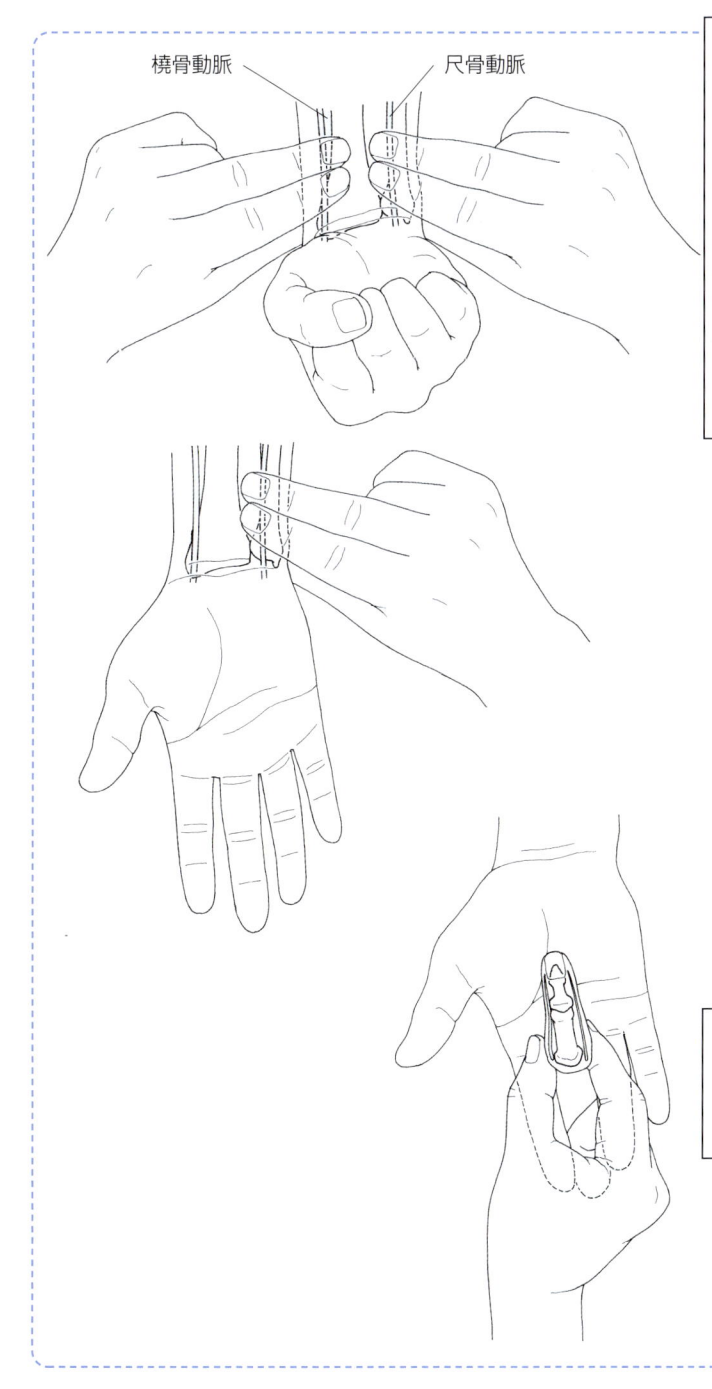

橈骨動脈　　　尺骨動脈

★Wrist Allen test：手の循環を調べるテスト
●患者に手指を強く握らせ，ついで手関節を掌屈させる．この際に検者は両2，3指を用いて患者の橈骨・尺骨動脈を圧迫する．こうすることで手の血液は駆血され蒼白となる．手を広げさせた状態で橈骨あるいは尺骨動脈のいずれか一方を圧迫している指を弛めると血液が手に流入するはずである．片方の動脈が閉塞していたり狭窄しているとその程度に応じてまったく血液が流入しなかったり流入する速度が遅かったりする．左右を比較することが必要である．

★Finger Allen test：指の循環を調べるテスト
●手指の基部において同様の操作を行い，指動脈の開存を調べる．

［五谷寛之］

2 下 肢

- 股関節，大腿
- 膝関節，下腿
- 足関節，足

2 股関節，大腿

視 診のチェックポイント

ポイント 1 歩行

- 股関節は体幹を支える支点としてとらえることができ，その安定性には殿筋や腸脛靱帯などの軟部組織が重要な役割を果たしている。したがって，痛み，損傷，神経障害によってこれらに機能低下がみられると異常な歩行パターンを示す。
- 患者が診察室に入ってきたときから患者の歩行状態を十分に観察しなければならない。

ポイント 2 骨盤の傾斜

- 立位で左右の上前腸骨棘が水平かどうか観察する。水平でなければ脚長差や股関節の内転または屈曲拘縮が考えられる。

ポイント 3 腰椎の前弯・後弯（a）

- 側面から観察すると，正常では腰椎に軽度の生理的前弯が認められる。
- 過度の前弯は股関節屈曲拘縮によって生じることがある。
- 骨粗鬆症による腰椎圧迫骨折で腰椎の後弯が著明になると骨盤は後傾するので，股関節の可動域の計測に注意を要する。

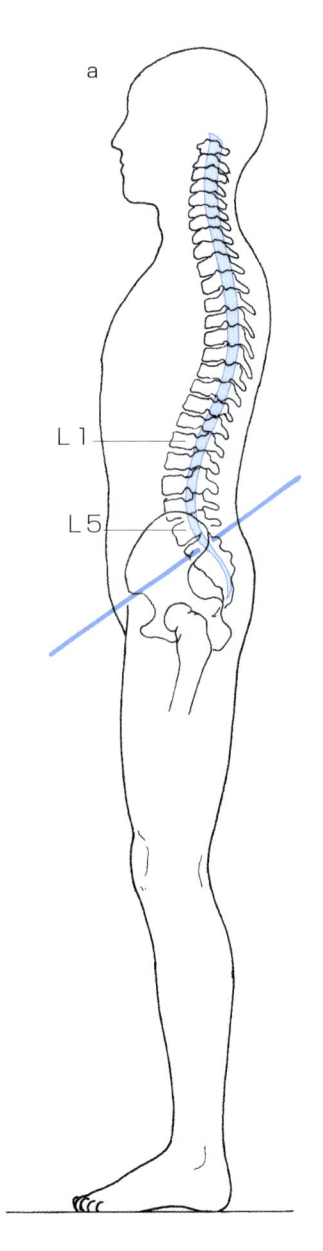

ポイント 4 脚長差

真の脚長差
- 真の脚長を計測するためには，患者を診察台の上に仰臥位にし，下肢を伸展させて中心線からできるだけ左右同一の肢位にする．
- 計測は上前腸骨棘から足関節内果までの長さを測定する（a）．
- 大腿骨と脛骨のどちらに脚長差の原因があるかを調べるためには，患者を診察台の上に仰臥位にして両股・膝関節を屈曲して足底を台上につけた状態で，膝が同じ高さにあるかどうかを観察する．もし，短縮側の膝の位置が低いなら（b），脛骨が短いことが原因であり，非短縮側の膝が前方に突出していれば（c），大腿骨が短いことが原因である．

見かけの脚長差
- 見かけの脚長差は，骨盤傾斜や股関節の内転または屈曲拘縮によることがある．
- 患者を診察台の上に仰臥位にし，下肢を伸展させて中心線からできるだけ左右同一の肢位にする．
- 臍から足関節内果までの長さを測定する．

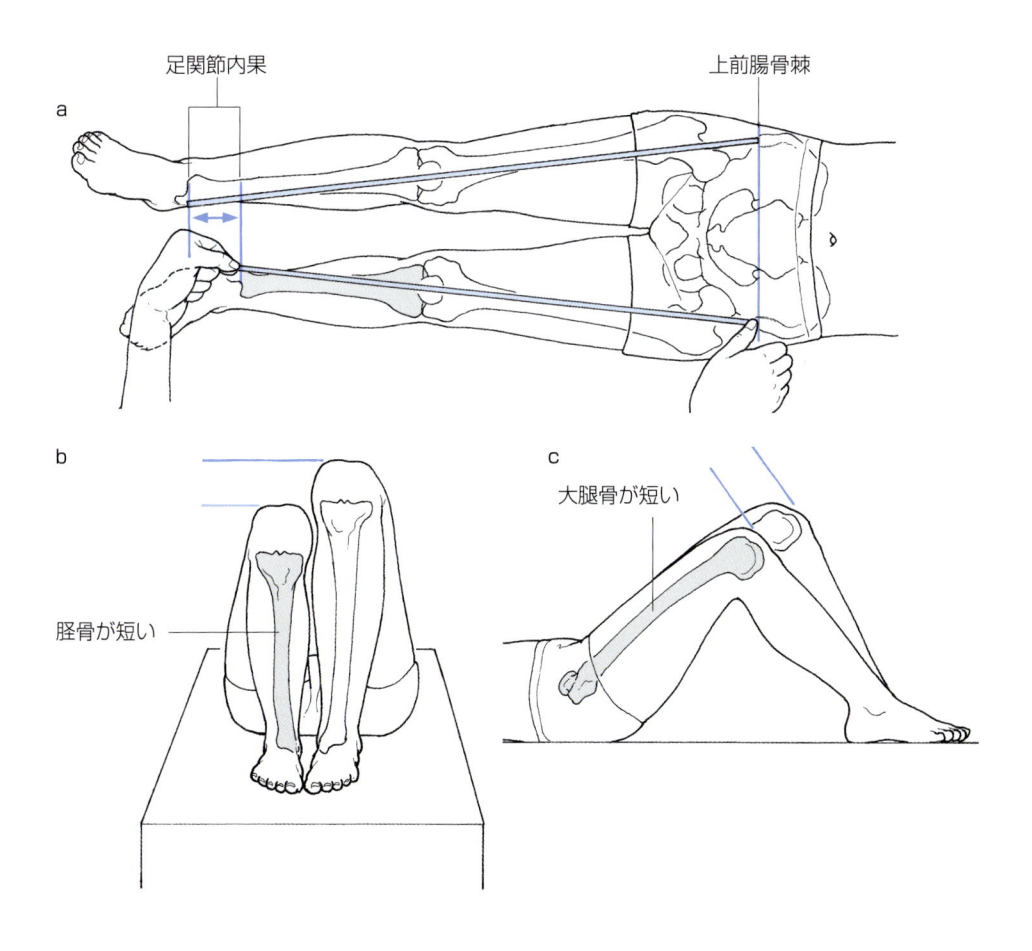

周辺解剖の触診法

仰臥位

◎ 腸骨稜
- 腸骨上縁の凸状の骨隆起線。
- 検者が伸ばした手の示指を腰のくびれのところにあて，内側に押すと腸骨稜の上面に触れる。
- 左右の腸骨稜の高さの違いは骨盤傾斜などによる。
- 腸骨稜の上端はL4とL5棘突起間の高さを示す。

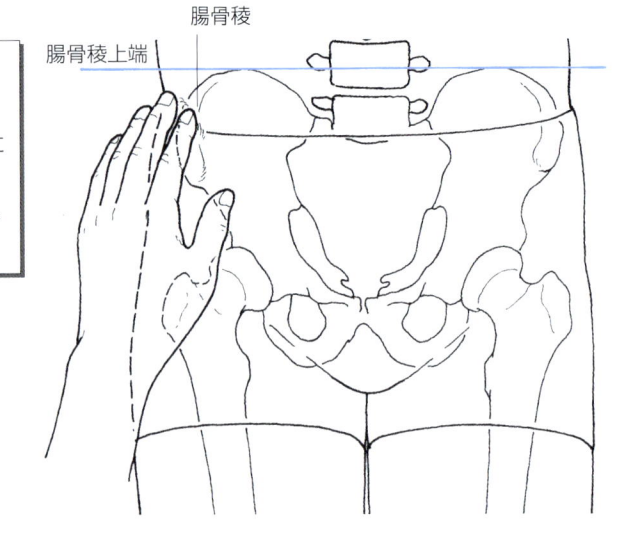

◎ 上前腸骨棘
- 腸骨稜上に母指をあて，前下方にたどっていくと触れる骨隆起部。
- 皮下にあるが，肥満している患者では触知しにくい。

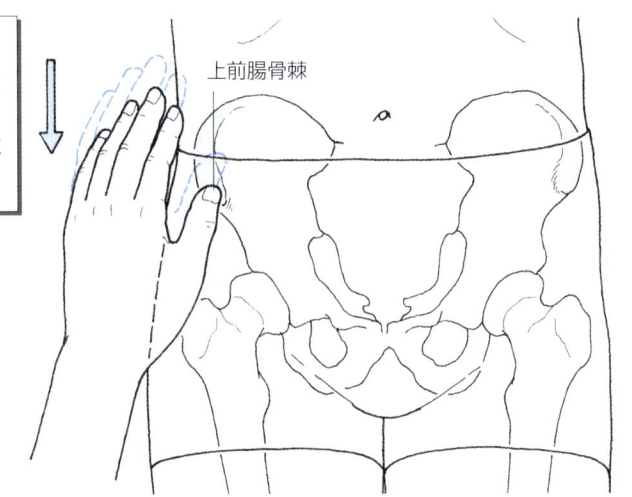

◎ 腸骨結節
- 腸骨稜の広い部分。
- 上前腸骨棘から腸骨稜に沿って上外方に約5cmたどった部分にある腸骨稜外唇に沿う隆起。

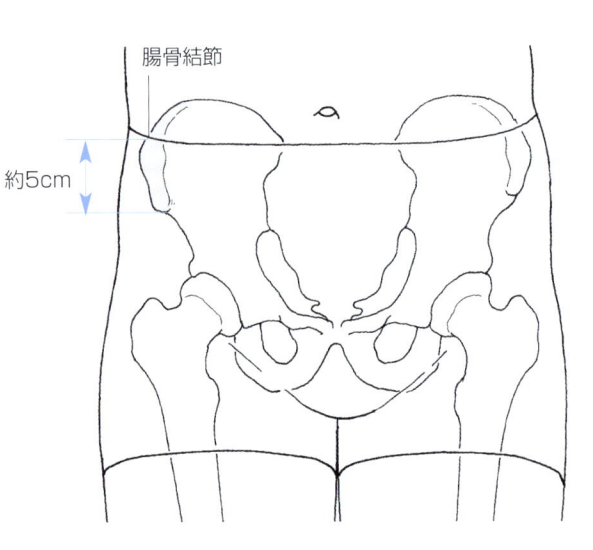

股関節，大腿

恥骨結節
- 検者が手の中指を臍にあてて手掌を腹部に置くと，手の根元の部分が恥骨結節の上面に触れる。これは鼠径部の内側に位置し，大転子の最上部とほぼ同じ高さにある。

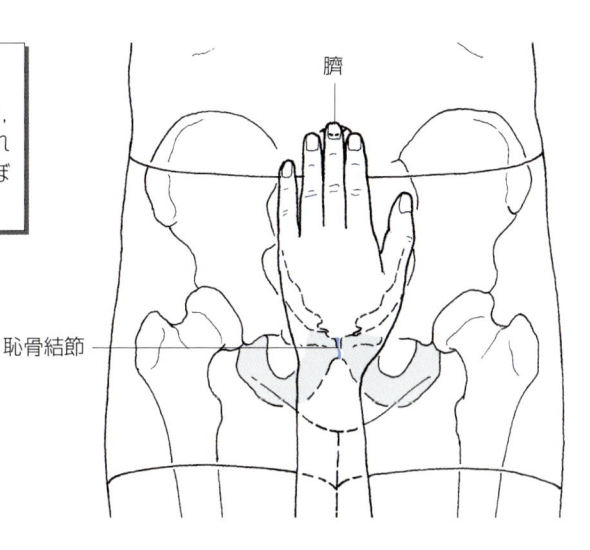

大腿三角
- 大腿三角は，鼠径部の皮膚溝の末梢部分に位置し，上方は鼠径靱帯，外側は縫工筋，内側は長内転筋で，底面は腸腰筋，恥骨筋，長内転筋で形成されている。
- 大腿三角には，外側から順に大腿神経，大腿動脈，大腿静脈が走行し，大腿動脈の脈拍は鼠径靱帯のほぼ中央あたりに触れることができる。
- リンパ節の腫大がないかどうかも調べる。
- これらの組織は，患者を仰臥位にして股関節を屈曲，外転，外旋して検側の足を反対側の膝の上に乗せると最も容易に検査できる。

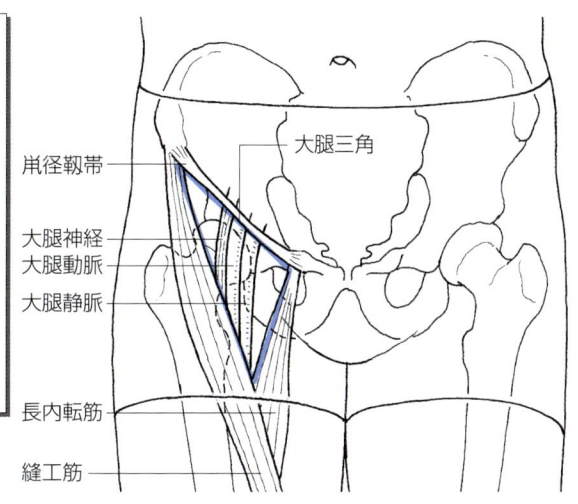

大転子
- 母指を腸骨稜外側面にあて，他の指を腸骨結節から大腿外側方向に移していくと中指の指尖が大転子にあたる。
- 前面と外側面は大腿筋膜張筋や中殿筋に覆われているために触知しにくいが，後側縁は触知しやすい。
- 股関節を内旋したり外旋したりすることによって大転子の触知が確実になる。

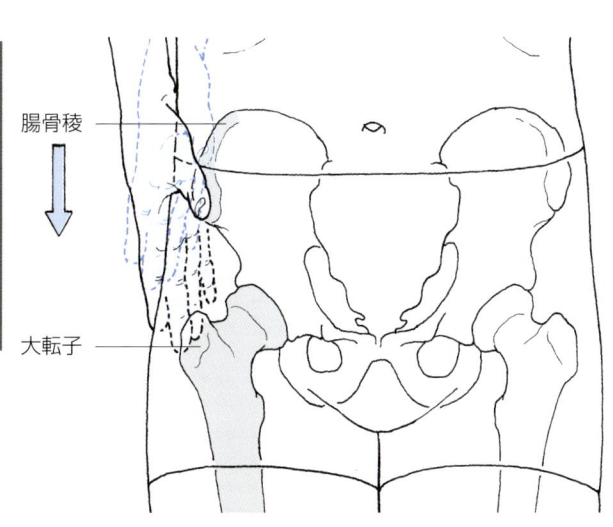

側臥位

上後腸骨棘
- 腸骨稜上に母指をあて，後内方へたどっていくと触れる骨隆起。
- 多くの場合は殿部のくぼみに一致する。
- 上後腸骨棘を結んだ線はS2の棘突起の高さにあたる。

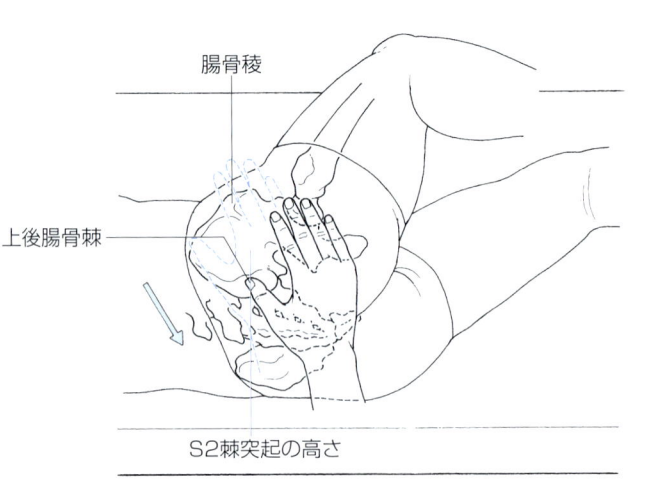

坐骨結節
- 殿溝（殿部と大腿後面の間にある深い横走する溝）の中央部にある骨隆起。
- 股関節伸展位では，大殿筋が皮下脂肪が坐骨結節を覆っているので触知しにくい。
- 股関節屈曲位では，大殿筋が上方へ移動し，触れやすくなる。
- 坐骨結節は小転子と同じ高さにある。

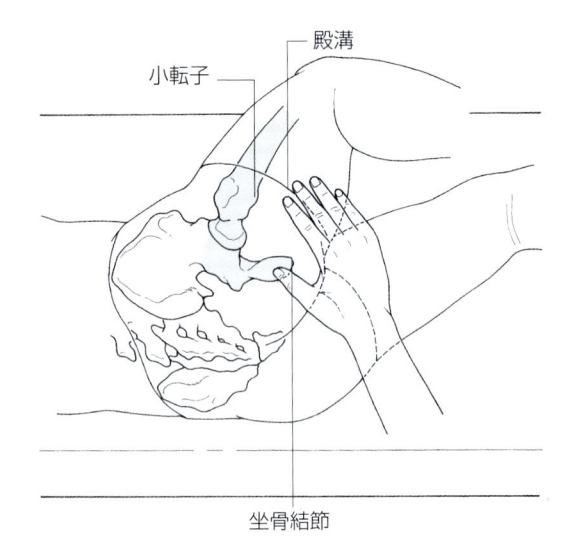

坐骨神経
- 坐骨神経は，坐骨結節と大転子の中間を通っている。
- 股関節屈曲位で坐骨結節と大転子を確認し，その中点の軟部組織を強く押さえると，皮下脂肪の下に坐骨神経を触れることができる。

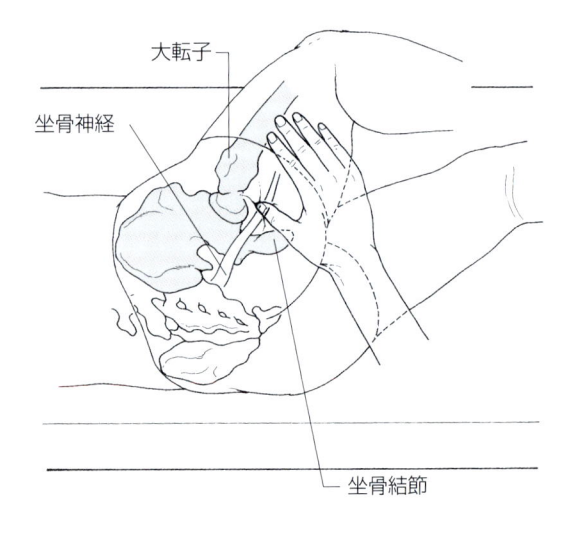

股関節，大腿

大腿部・膝部

🔘 内転筋結節
- 大腿骨遠位端の内側上顆にある骨隆起。
- 大腿骨内顆の中央から検者の母指をさらに近位へ移動していくと，内側広筋とハムストリングスの間の筋溝の遠位部に触れる。

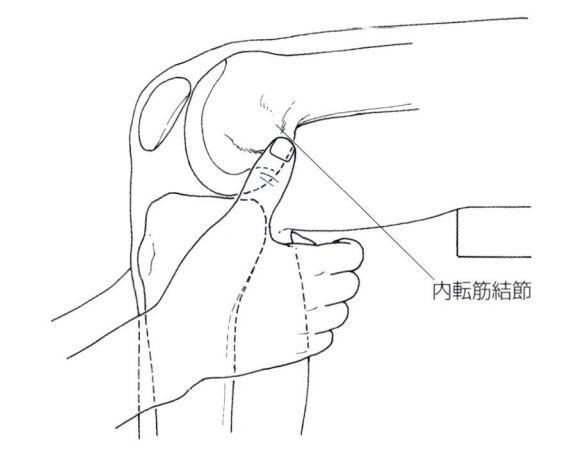

内転筋結節

🔘 大腿骨外側上顆
- 大腿骨外側顆の凹面を越えてさらに外側にたどっていくと触れる骨隆起。

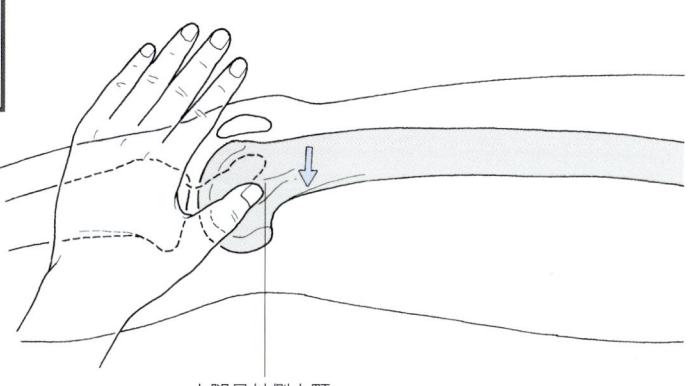

大腿骨外側上顆

🔘 膝蓋骨
- 膝の前面にある大きな三角形の種子骨。

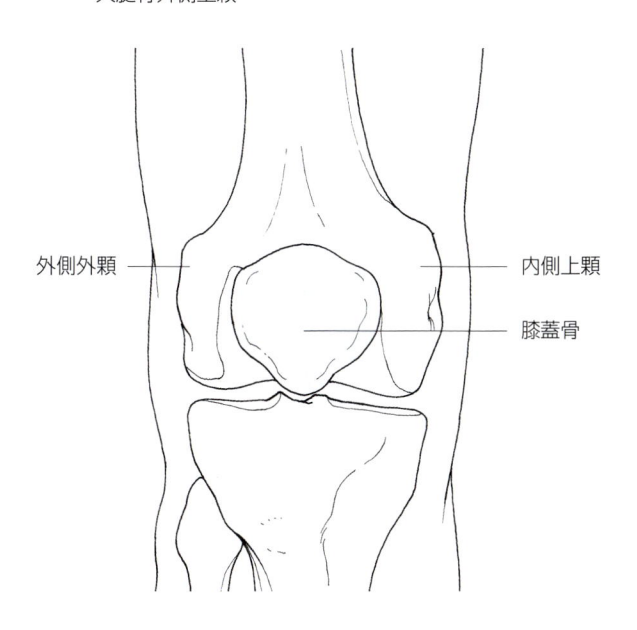

外側外顆 　　　　　　　　 内側上顆
　　　　　　　　　　　　　膝蓋骨

63

可動域の確認

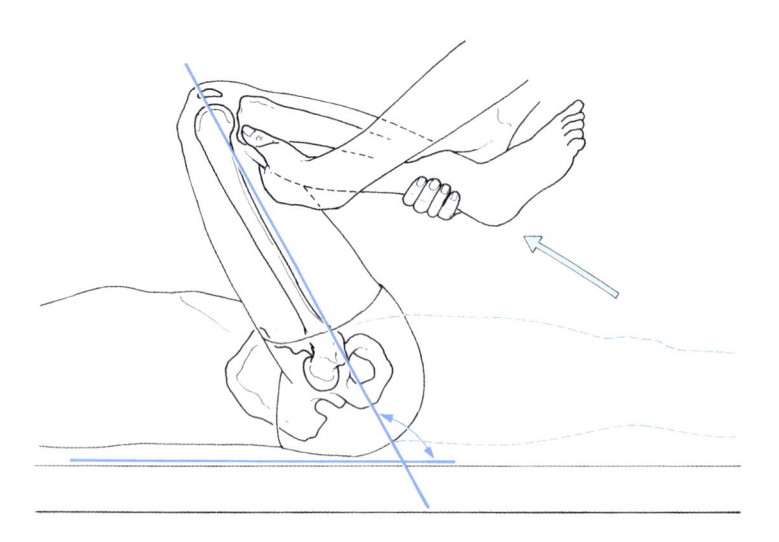

◎ 屈曲：正常可動範囲は0〜120°
● 患者を仰臥位にし，検者は手で患者の膝と足関節を持って股関節および膝関節の屈曲を行わせる。
● 診察台と大腿とのなす角度を測る。

　注意　骨盤が後傾すると大きく見積もられるので，骨盤の固定が重要である。

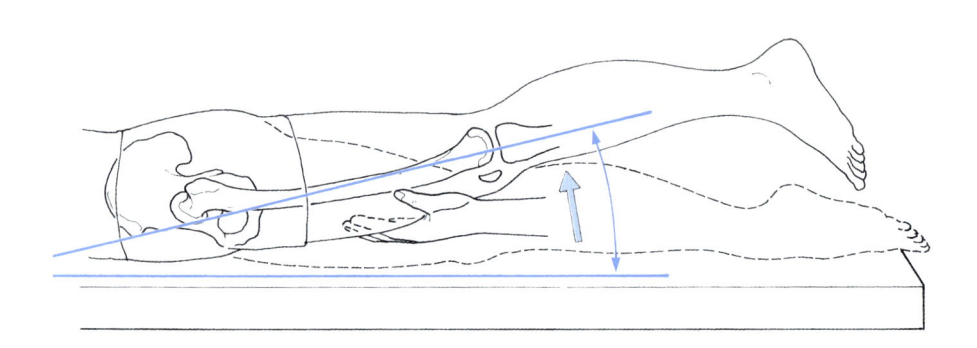

◎ 伸展：正常可動範囲は0〜30°
● 患者を腹臥位にし，膝関節は伸展したままで，検者は手を大腿前面遠位部にあて下肢を天井の方に持ち上げる。
● 診察台と大腿とのなす角度を測る。

　注意　骨盤が前傾すると大きく見積もられるので，骨盤の固定が重要である。

股関節，大腿

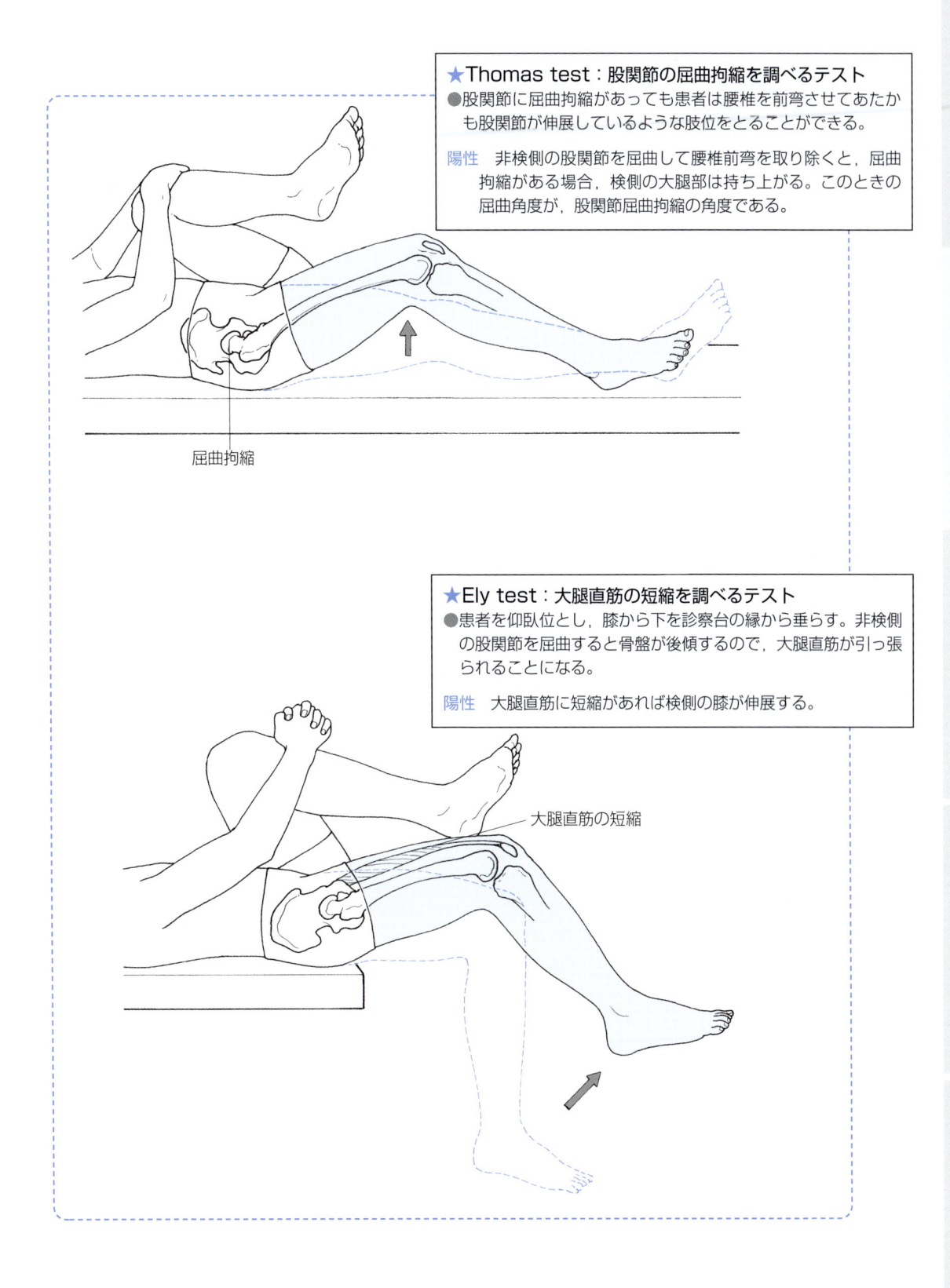

★Thomas test：股関節の屈曲拘縮を調べるテスト
●股関節に屈曲拘縮があっても患者は腰椎を前弯させてあたかも股関節が伸展しているような肢位をとることができる。

陽性　非検側の股関節を屈曲して腰椎前弯を取り除くと，屈曲拘縮がある場合，検側の大腿部は持ち上がる。このときの屈曲角度が，股関節屈曲拘縮の角度である。

屈曲拘縮

★Ely test：大腿直筋の短縮を調べるテスト
●患者を仰臥位とし，膝から下を診察台の縁から垂らす。非検側の股関節を屈曲すると骨盤が後傾するので，大腿直筋が引っ張られることになる。

陽性　大腿直筋に短縮があれば検側の膝が伸展する。

大腿直筋の短縮

65

両上前腸骨棘を結ぶ線

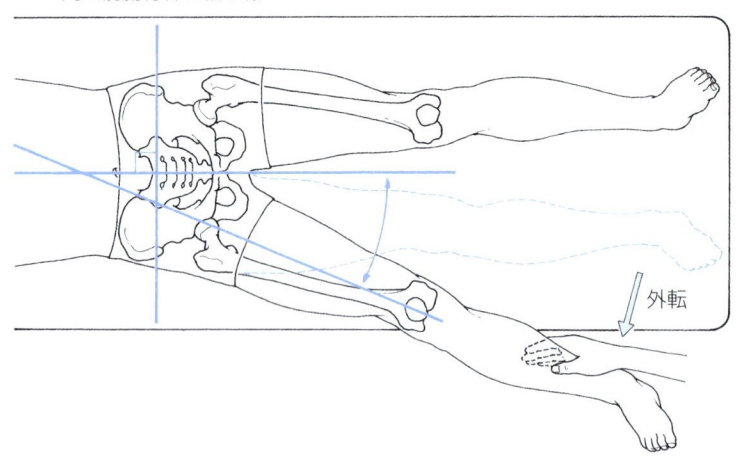

外転

⦿ 外転：正常可動範囲は0〜45°
- 患者は仰臥位で，両下肢を中間伸展位とする．
- 検者は下肢の遠位内側に手を当て，下肢を外側に動かす．
- 両上前腸骨棘を結ぶ線の垂線と大腿とのなす角度を測る．

 注意　骨盤の傾きや外旋によって大きく見積もられるので，骨盤の固定が重要である．

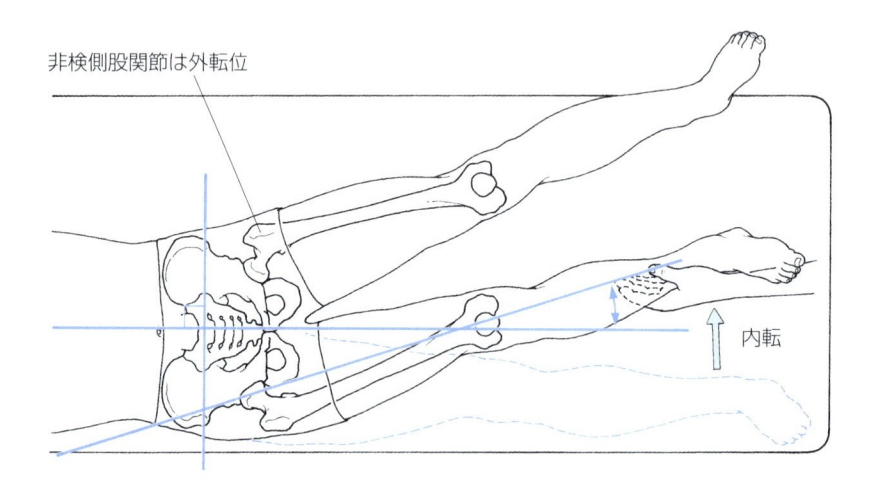

非検側股関節は外転位

内転

⦿ 内転：正常可動範囲は0〜30°
- 患者は仰臥位で，両下肢を中間伸展位とする．
- 検側が十分に内転できるように非検側の股関節を外転しておく．
- 検者は下肢の遠位外側に手を当て，下肢を内側に動かす．
- 両上前腸骨棘を結ぶ線の垂線と大腿とのなす角度を測る．

 注意　骨盤の傾きや内旋によって大きく見積もられるので，骨盤の固定が重要である．

★Ober test：腸脛靱帯の短縮を調べるテスト
●患者は非検側を下にした側臥位で，非検側の股関節，膝関節は屈曲しておく。
●検者は患者の背側に立ち，検側の下肢を持ち上げて膝関節を屈曲，股関節を伸展させる。

陽性　ここから股関節を内転させていくが，腸脛靱帯に短縮がある場合は膝が診察台の方に下降しない。

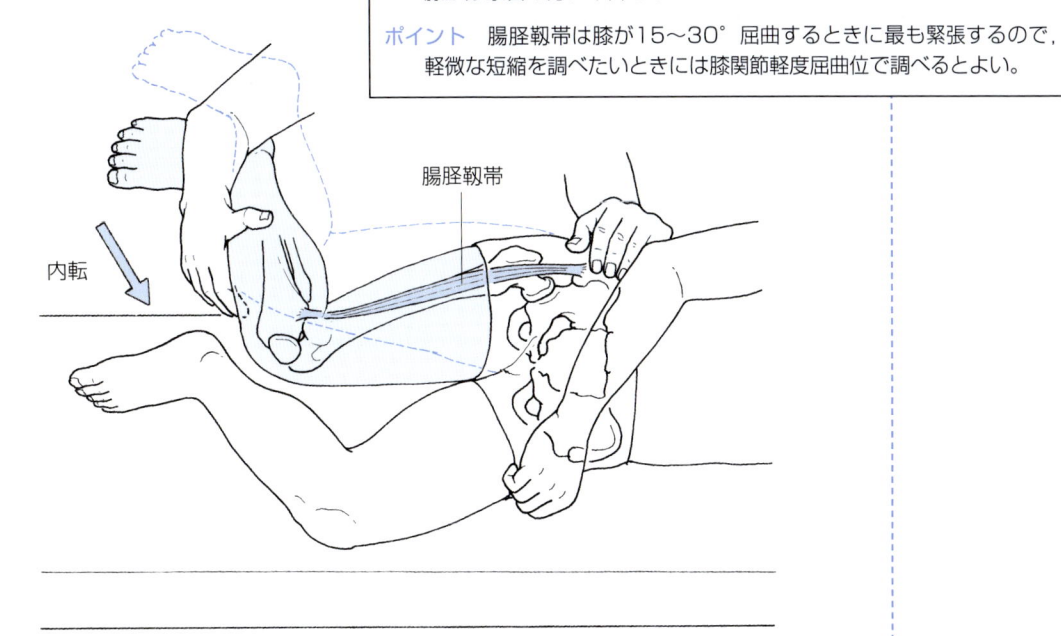

ポイント　腸脛靱帯は膝が15〜30°屈曲するときに最も緊張するので，軽微な短縮を調べたいときには膝関節軽度屈曲位で調べるとよい。

内転

腸脛靱帯

内旋：正常可動範囲は0〜45°
- 股関節屈曲位または伸展位で計測する。

[股関節屈曲位での評価]
- 患者を坐位とし，検側の股関節，膝関節を90°屈曲位にして内旋と外旋の中間位にする。非検側の股関節は外転し，足台に足をのせる。
- 検者は下肢の遠位内側に手を当て，下肢を外方へ回旋させる。
- 床に対する垂線と下腿とのなす角度を測る。

注意　骨盤の傾きや脊柱の側屈によって大きく見積もられるので，骨盤の固定が重要である。

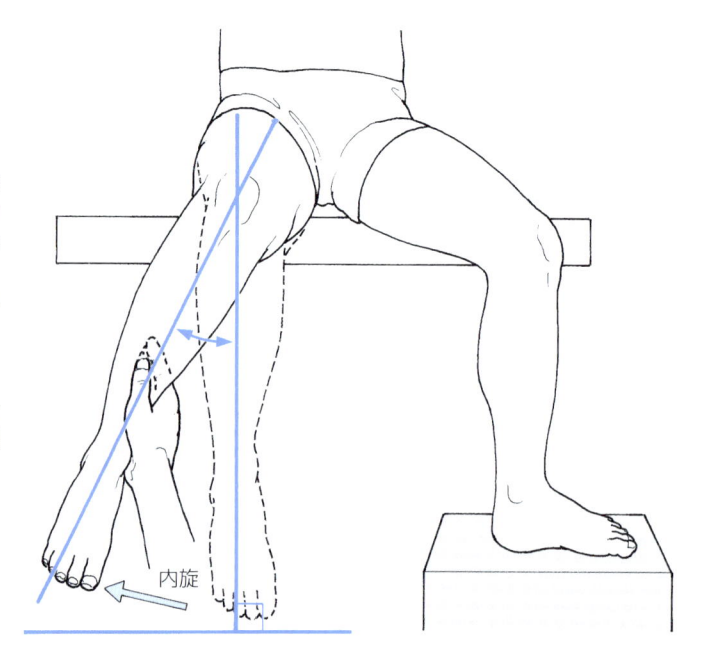

[股関節伸展位での評価]
- 患者を腹臥位とし，股関節中間位で膝を90°屈曲する。
- 検者は下肢の遠位内側に手を当て，下肢を外方へ回旋させる。
- 床に対する垂線と下腿とのなす角度を測る。

注意　骨盤の傾きによって大きく見積もられる。

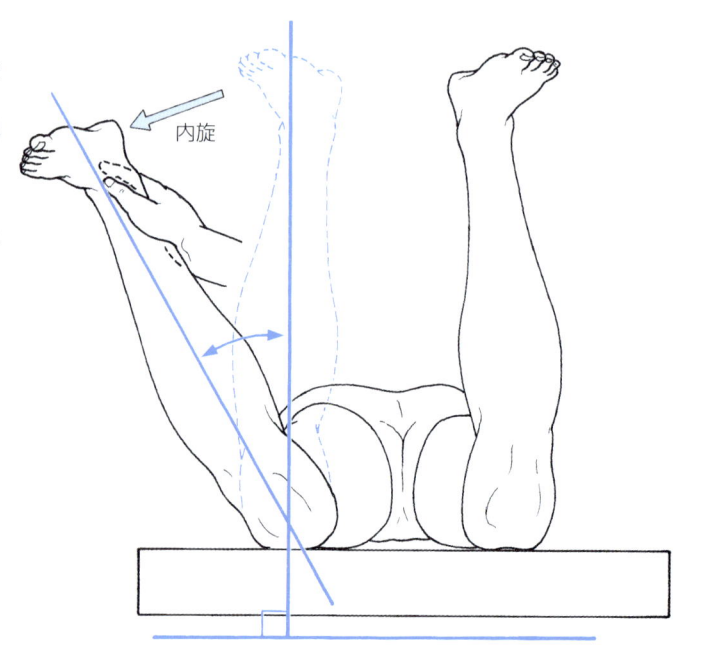

⦿ 外旋：正常可動範囲は0〜45°

- 内旋と同じ方法で，股関節屈曲位または伸展位で計測する。
- 検者は下肢の遠位外側に手を当て，下肢を内方へ回旋させる。

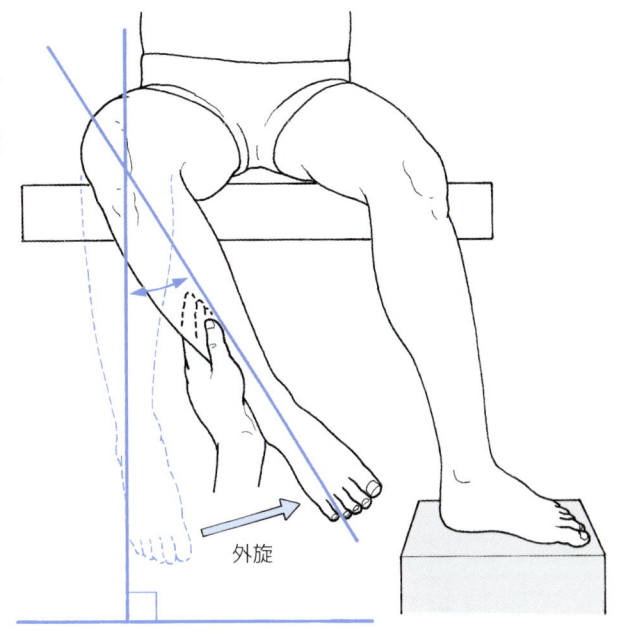

外旋

筋 力テスト

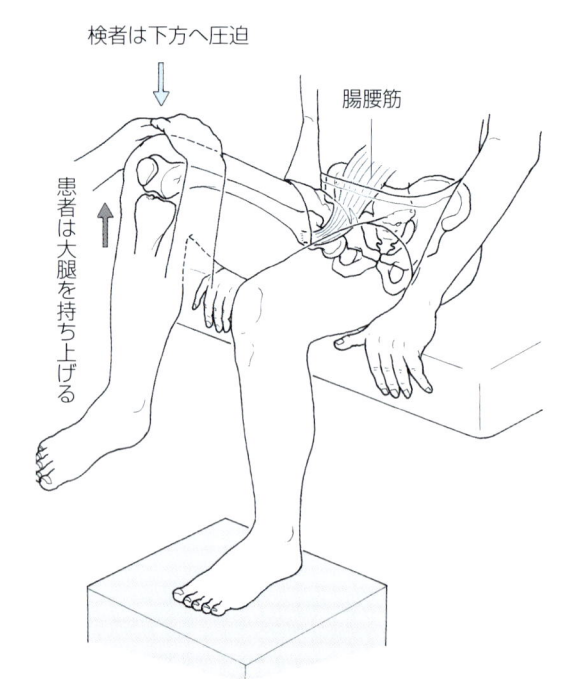

検者は下方へ圧迫
患者は大腿を持ち上げる
腸腰筋

患者が股関節を屈曲する
腸腰筋

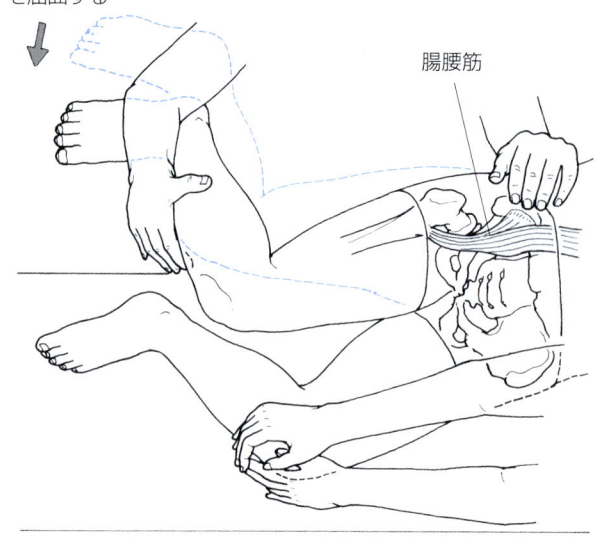

◎ 腸腰筋

[抗重力]
- 患者は坐位で診察台から下腿をつき出させ，膝を屈曲して足を宙に浮かせる。非検側の足は足台にのせ，両手で診察台の縁をつかませて体幹を安定させる。
- 患者に診察台から大腿を持ち上げさせ，検者は膝の上に手を置いて下方へ圧迫し，抵抗運動を行わせる。

[重力除去]
- 患者は非検側を下にした側臥位で，非検側の股関節，膝関節を屈曲して両手で保持する。
- 検者は患者の後ろに立って検側の下肢を支え，股関節は伸展させ，膝関節を屈曲させる。
- 検者は骨盤を固定し，患者に股関節を屈曲させる。

◎ 縫工筋
- 患者は仰臥位で，両下肢は中間伸展位とする。
- 患者は股関節を屈曲，外転，外旋し，膝関節を屈曲する。
- 検者は大腿の遠位外側と下腿の遠位後面に抵抗を加える。

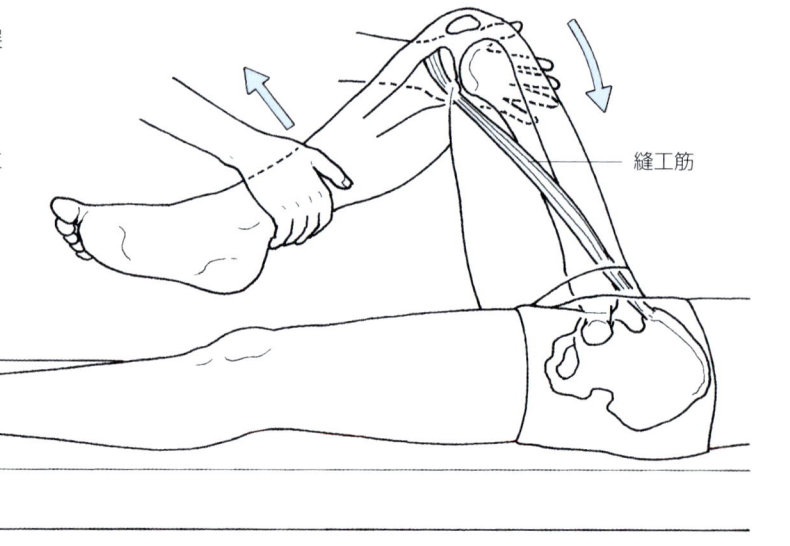

縫工筋

股関節，大腿

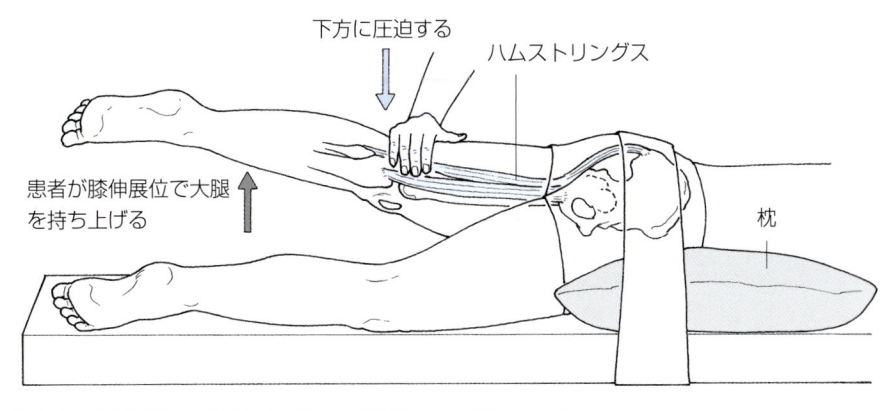

● 伸展筋（大殿筋，大腿二頭筋，半腱様筋，半膜様筋）
[抗重力]
● 患者は腹臥位で，両下肢は中間位とし，枕を骨盤の下に入れて股関節を屈曲させる。
● 患者に膝関節を伸展したままで大腿を持ち上げさせる。
● 検者は大腿の遠位後面を下方に圧迫して抵抗運動を行わせる。
● 大殿筋の最大収縮を得るためには外旋位を保つように支持する。
● ハムストリングスの強さは膝関節の肢位によって左右され，膝関節を屈曲するとハムストリングスは短縮するので，その効果は減弱する。

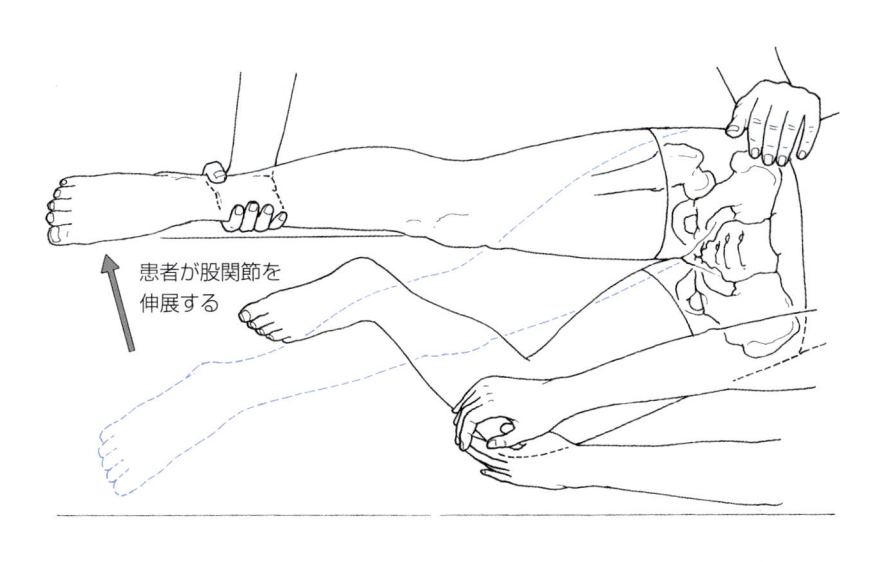

[重力除去]
● 患者は非検側を下にした側臥位で，非検側の股関節，膝関節を屈曲して両手で保持する。
● 検者は患者の後ろに立って検側の下肢を支え，股関節は屈曲させ，膝関節は伸展させる。
● 検者は骨盤を固定し，患者に股関節を伸展させる。

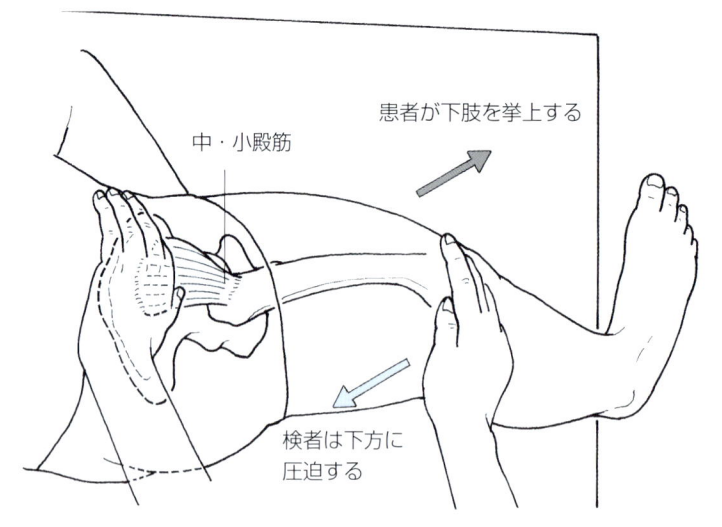

● 外転筋（中殿筋，小殿筋）
[抗重力]
● 患者は非検側を下にした側臥位で，非検側の股関節，膝関節を屈曲して両手で保持する。
● 検者は腸骨稜に手を置いて骨盤を安定化させる。
● 患者に下肢を挙上させ，検者は大腿の遠位外側面を下方に圧迫して抵抗運動を行わせる。

ポイント　股関節が屈曲すれば大腿筋膜張筋の作用が加わり，外旋すれば縫工筋の作用が加わるので，患者には踵から挙上していくように指示する。また，腰方形筋による骨盤の挙上にも注意する。

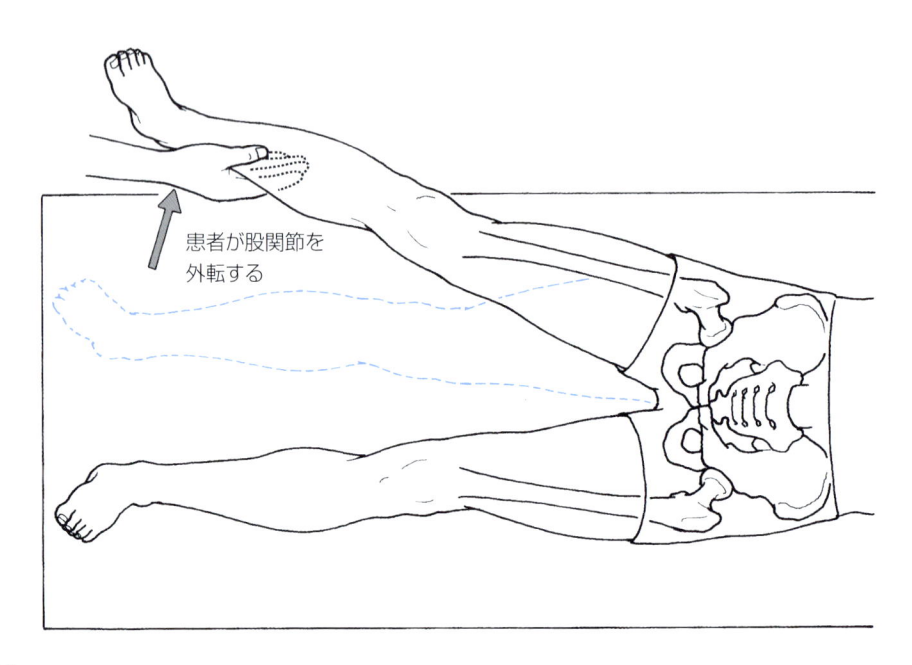

[重力除去]
● 患者は仰臥位で，下肢は中間伸展位とする。
● 検者は下肢を支え，もう一方の手で骨盤を固定する。
● 患者に股関節を外転させる。

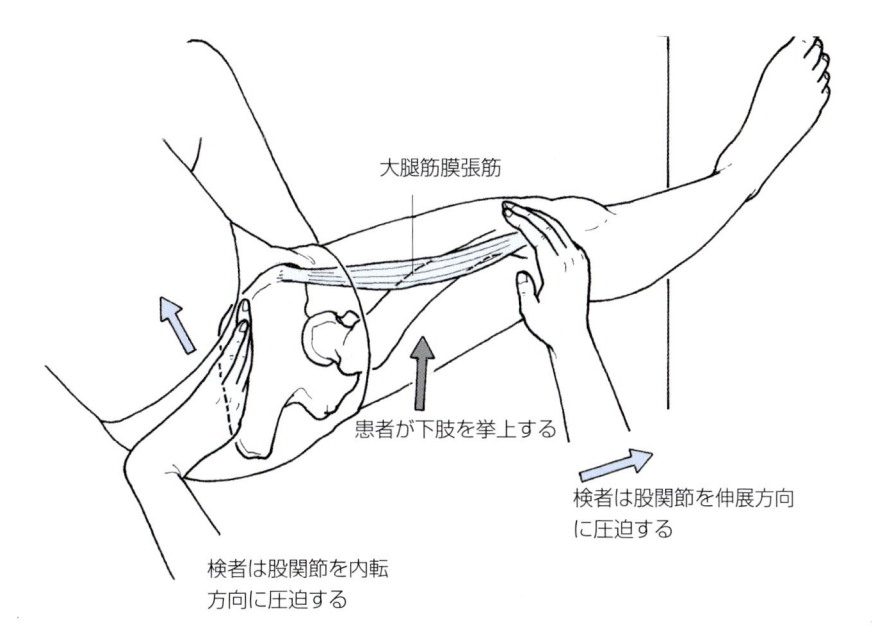

股関節，大腿

大腿筋膜張筋

[抗重力]
- 患者は非検側を下にした側臥位で，非検側の股関節，膝関節を屈曲して両手で保持する。
- 検側の股関節は10～20°屈曲，内旋位とし，膝関節は伸展しておく。
- 患者に下肢を挙上させ，検者は大腿の遠位外側面を股関節の内転，伸展方向に圧迫して抵抗運動を行わせる。

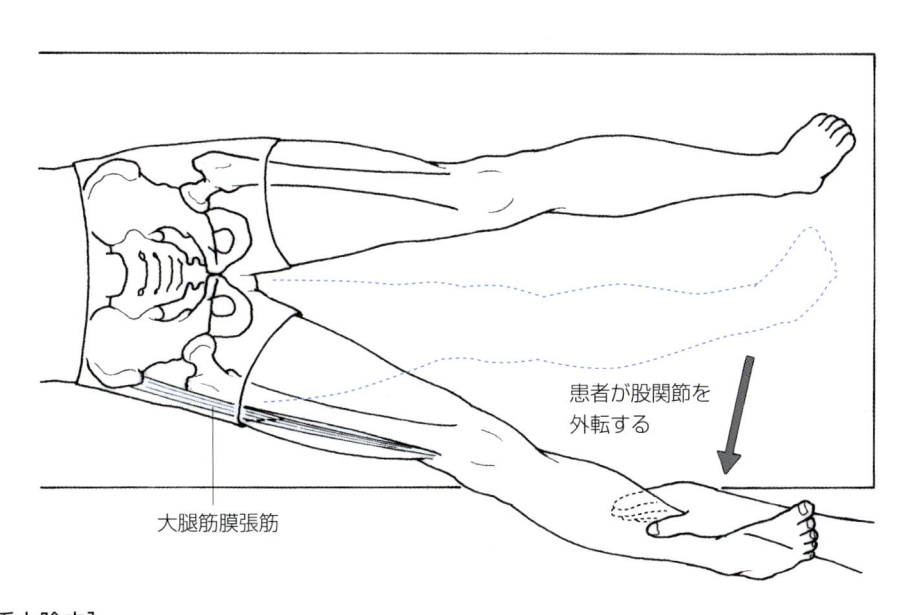

[重力除去]
- 患者は仰臥位で，検者は股関節を10～20°屈曲，内旋位で，膝関節伸展位で下肢を支える。
- 患者に股関節を外転させる。

★Trendelenburg test：外転筋の筋力を調べるテスト
- 骨盤を水平に保つために主として働くのが外転筋である。
- 検者は患者の後方に立ち，骨盤（上後腸骨棘のくぼみを目印とするとよい）と体幹の姿勢を観察する。

[両脚起立のとき]
- 両上後腸骨棘のくぼみは同じ高さにある。

[患者に検側で起立するように指示]
陰性　非検側の股関節と膝関節を屈曲し，足が床から離れると検側の外転筋は収縮し，両方のくぼみを結ぶ線は水平もしくは非検側が軽度挙上する。
陽性　外転筋の筋力低下がある場合，両方のくぼみを結ぶ線は非検側に下降する。
注意　外転筋の筋力低下に対する代償的なバランス機構として，患者は体幹を支持脚の方に移動させる。

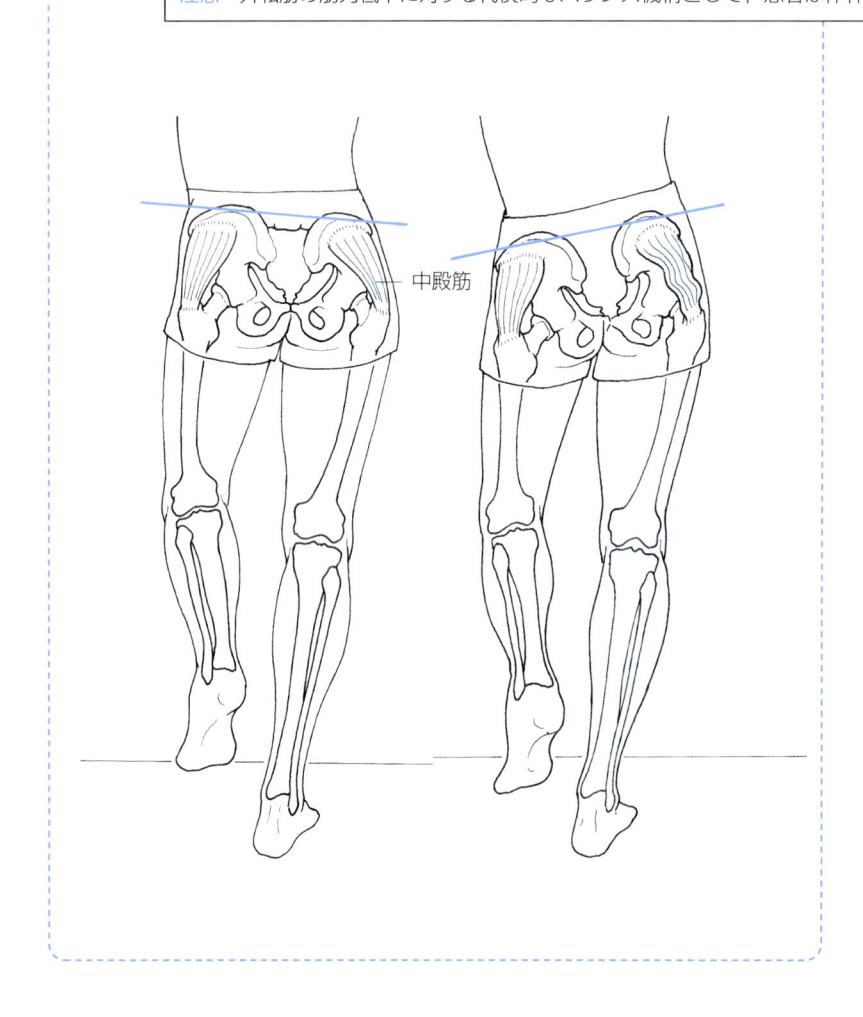

中殿筋

股関節，大腿

検者は非検側の
下肢を外転する

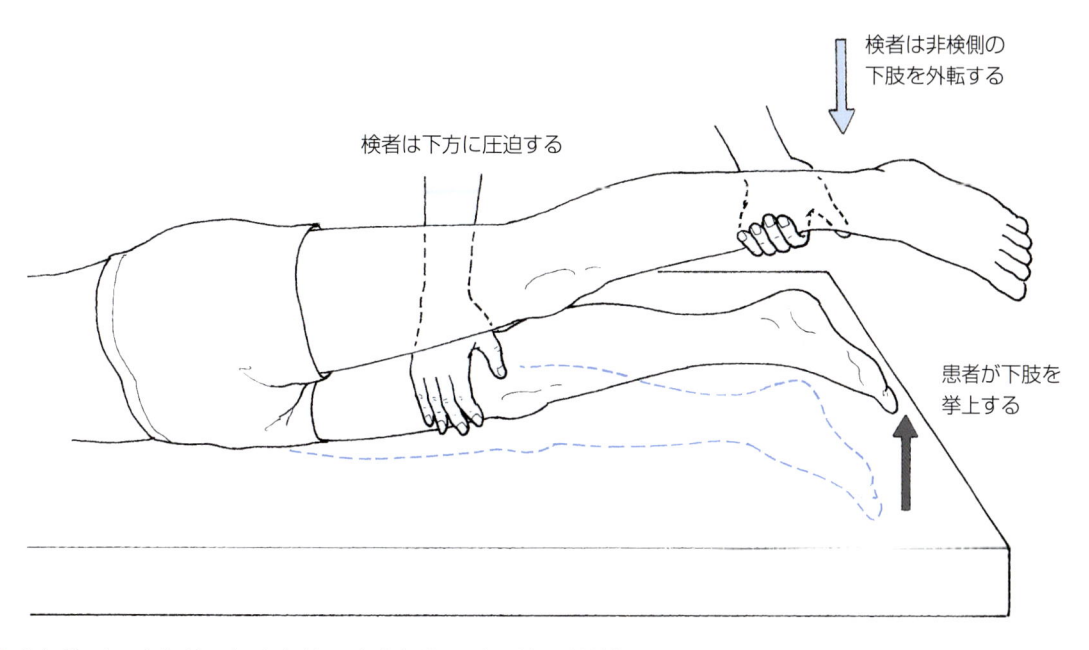

検者は下方に圧迫する

患者が下肢を
挙上する

● 内転筋（長内転筋，短内転筋，大内転筋，恥骨筋，薄筋）
[抗重力]
● 患者は検側を下にした側臥位で，検者は非検側の下肢を外転して支える。
● 患者に下肢を挙上させ，検者は大腿の遠位内側面を下方に圧迫して抵抗運動を行わせる。

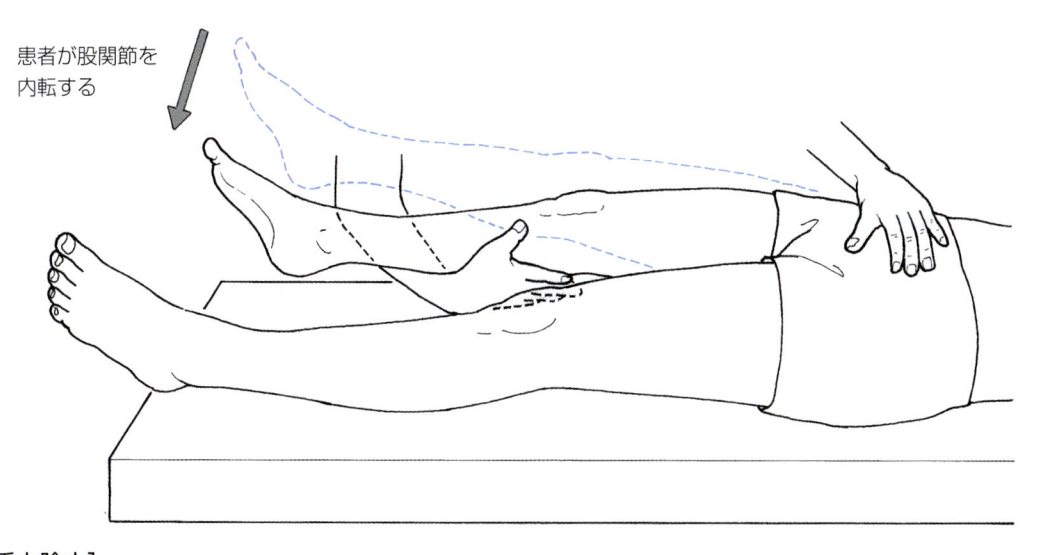

患者が股関節を
内転する

[重力除去]
● 患者は仰臥位で，下肢は外転位とする。
● 検者は下肢を支え，もう一方の手で骨盤を固定する。
● 患者に股関節を内転させる。

内旋筋（中殿筋，小殿筋，大腿筋膜張筋）

[抗重力]
- 患者は坐位で，股関節は屈曲90°，回旋中間位とする。非検側は外転し，足を足台に乗せて固定する。
- 検者は股関節の内転を防ぐために大腿の遠位内側面に手を置く。
- 患者に下腿を外側に回旋させ，検者は下腿の遠位外側面に抵抗を加えて抵抗運動を行わせる。

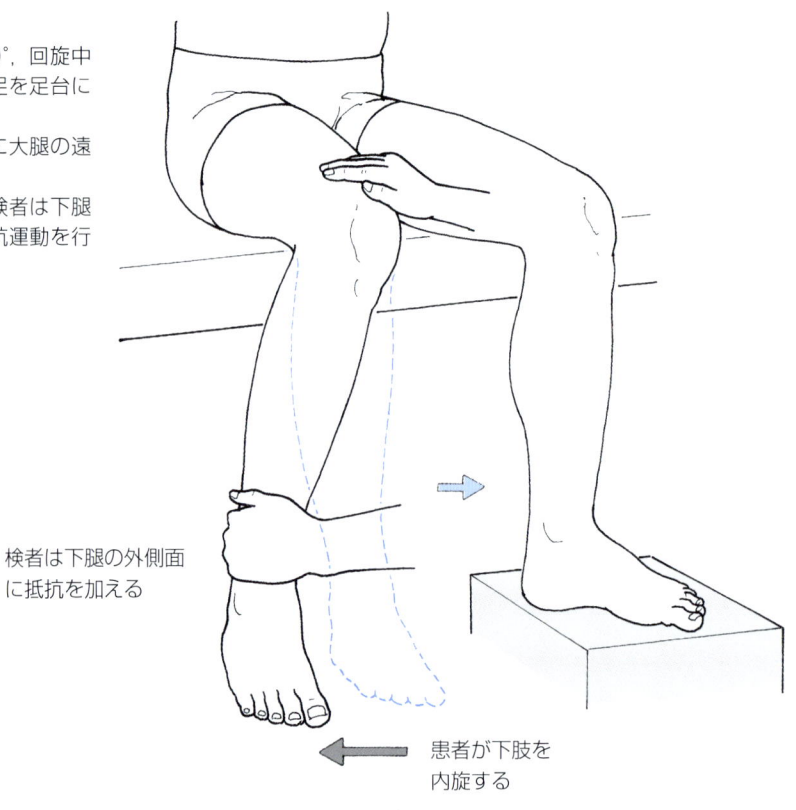

検者は下腿の外側面に抵抗を加える

患者が下肢を内旋する

[重力除去]
- 患者は仰臥位で，検者は股関節を屈曲90°，回旋中間位，膝関節屈曲90°で支える。
- 患者に股関節を内旋させる。
- 検者は大腿内側を支えている手で股関節の内転を防ぐ。

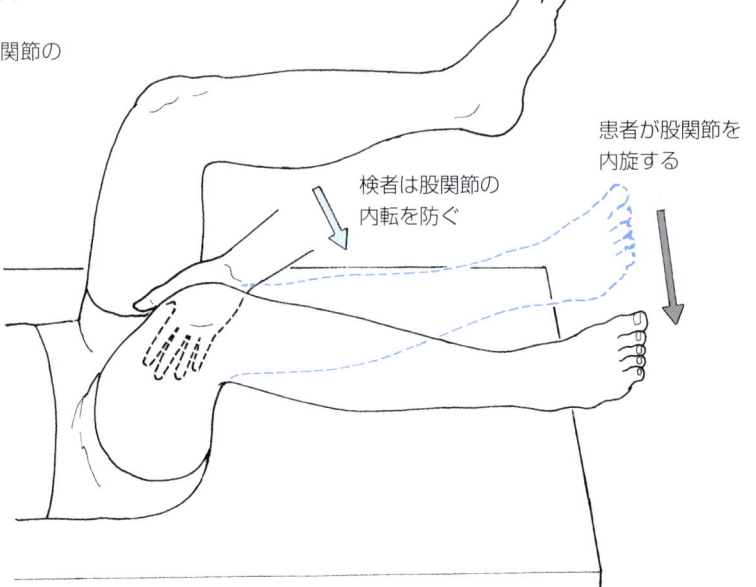

検者は股関節の内転を防ぐ

患者が股関節を内旋する

股関節，大腿

外旋筋（梨状筋，外閉鎖筋，上双子筋，大腿方形筋，下双子筋，内閉鎖筋）

[抗重力]
- 患者は坐位で，股関節は屈曲90°，回旋中間位とする。非検側は外転し，足を足台に乗せて固定する。
- 検者は股関節の外転，屈曲を防ぐために大腿の遠位前外側面に手を置く。
- 患者に下腿を内側に回旋させ，検者は下腿の遠位内側面に抵抗を加えて抵抗運動を行わせる。

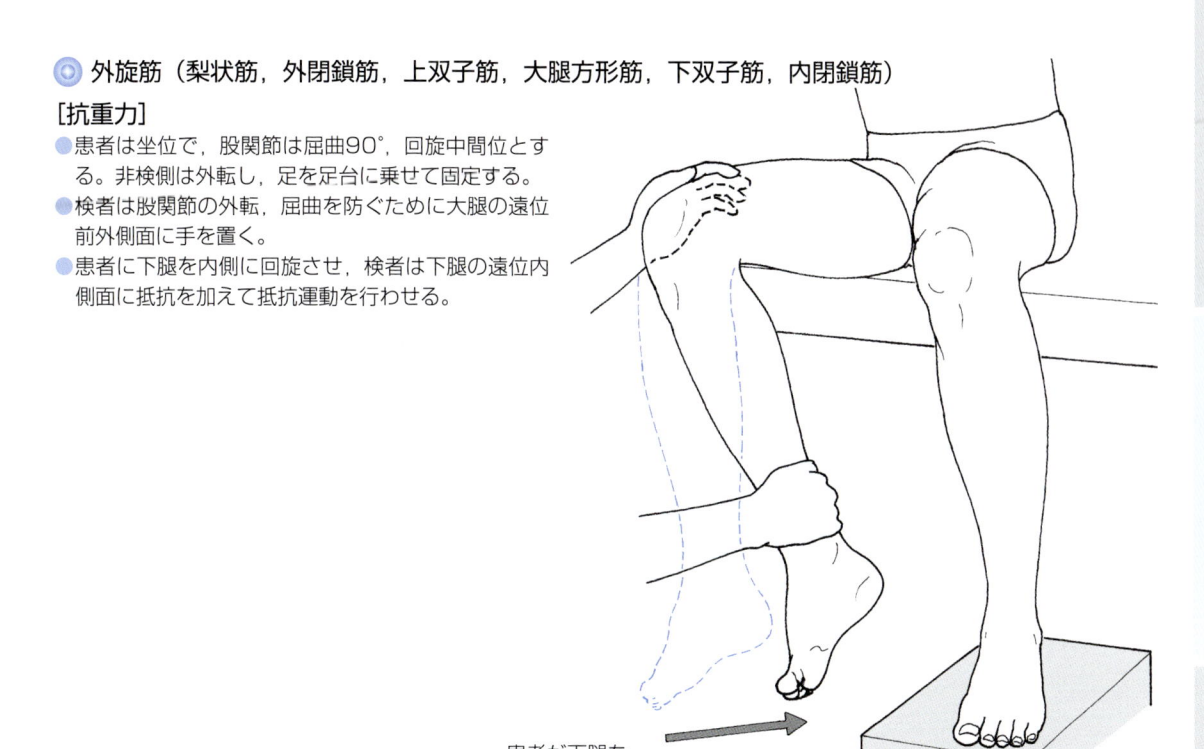

患者が下腿を外旋する

[重力除去]
- 患者は仰臥位で，検者は股関節を屈曲90°，回旋中間位，膝関節屈曲90°で支える。
- 患者に股関節を外旋させる。

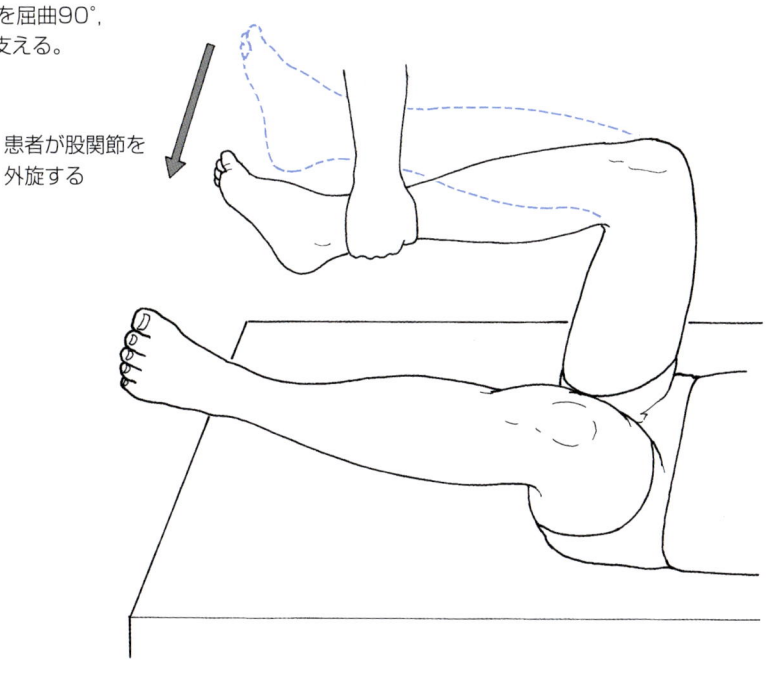

患者が股関節を外旋する

知 覚テスト

知覚領域（髄節，末梢神経）
- 股関節部の知覚は，下位胸髄，腰髄，仙髄からの神経が分布している。臍のレベルがT10支配，鼠径部がL1支配，膝蓋骨部がL3支配である。
- 肛門周囲の知覚領域は同心円の輪状になっており，仙髄からの神経が支配している。
- 末梢神経としては，大腿神経の枝は大腿遠位内側に分布しており，閉鎖神経は大腿近位内側に分布している。また，坐骨神経は下腿に分布している。

トリガーポイント
- 股関節周辺の大部分の筋肉は筋・筋膜の機能異常を起こす可能性があり，この機能異常は坐骨神経様疼痛症候群に起因すると考えられている。
- 大殿筋，中殿筋，梨状筋などにトリガーポイントがある。

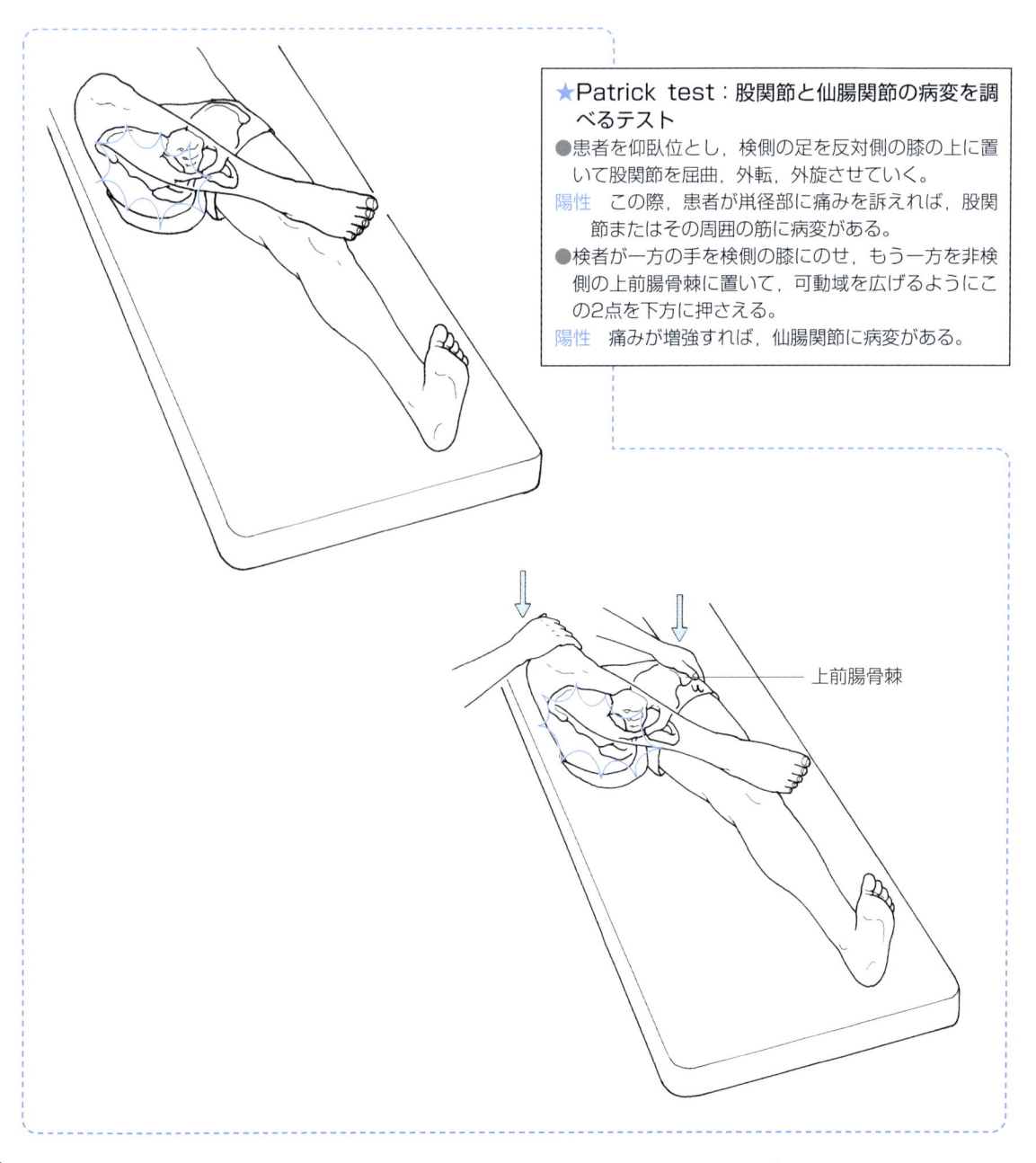

★Patrick test：股関節と仙腸関節の病変を調べるテスト
- 患者を仰臥位とし，検側の足を反対側の膝の上に置いて股関節を屈曲，外転，外旋させていく。

陽性　この際，患者が鼠径部に痛みを訴えれば，股関節またはその周囲の筋に病変がある。
- 検者が一方の手を検側の膝にのせ，もう一方を非検側の上前腸骨棘に置いて，可動域を広げるようにこの2点を下方に押さえる。

陽性　痛みが増強すれば，仙腸関節に病変がある。

上前腸骨棘

股関節，大腿

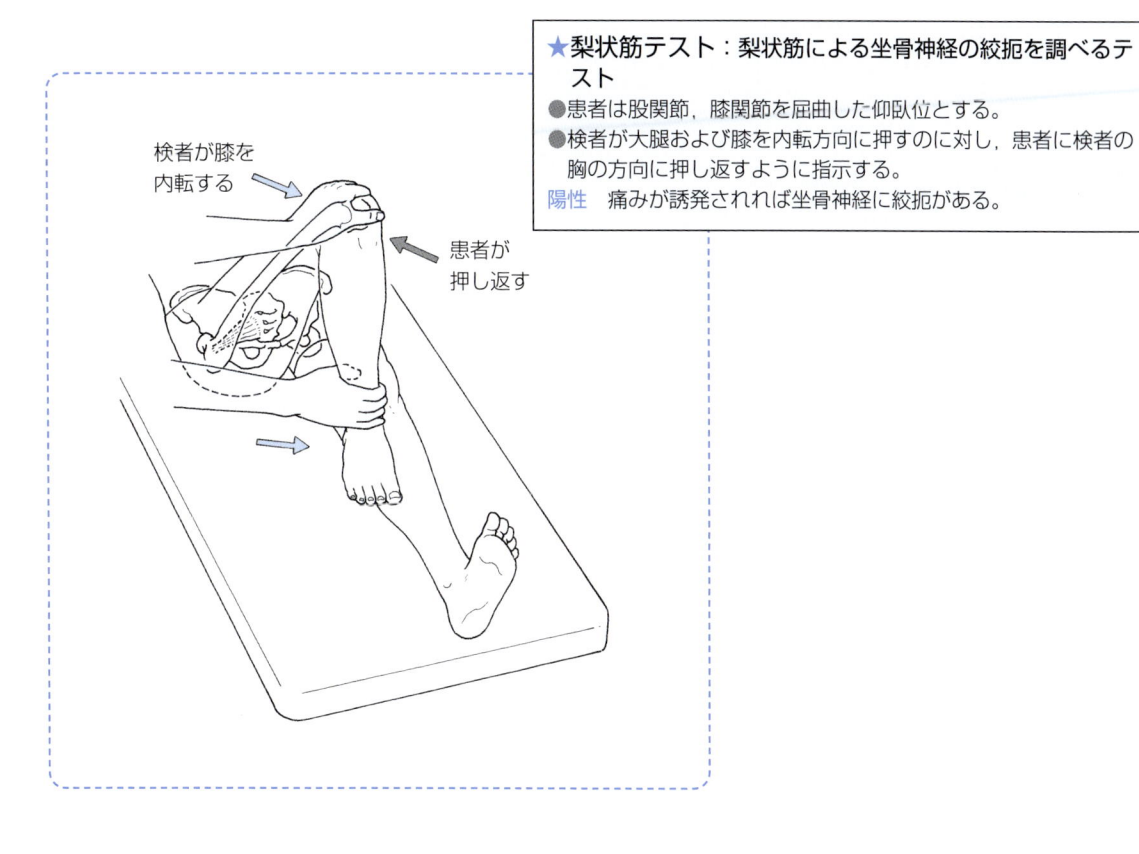

★**梨状筋テスト**：梨状筋による坐骨神経の絞扼を調べるテスト
- 患者は股関節，膝関節を屈曲した仰臥位とする。
- 検者が大腿および膝を内転方向に押すのに対し，患者に検者の胸の方向に押し返すように指示する。

陽性　痛みが誘発されれば坐骨神経に絞扼がある。

検者が膝を内転する

患者が押し返す

［大橋弘嗣］

2 膝関節，下腿

視 診のチェックポイント

ポイント 1 跛行
- 患者の入室時に跛行の有無をみる。
- 問診により跛行の有無を確認する。
- 跛行には疼痛によるもの，麻痺によるもの，下肢長の左右差によるものなどがある。

ポイント 2 アライメント（O脚，X脚）
- O脚は，両足関節の内果を密着させ，両膝の内側間距離を通常何横指と表現する（a）。
- X脚は，両膝内側を密着させ，両内果間の距離を何横指と表現する（b）。

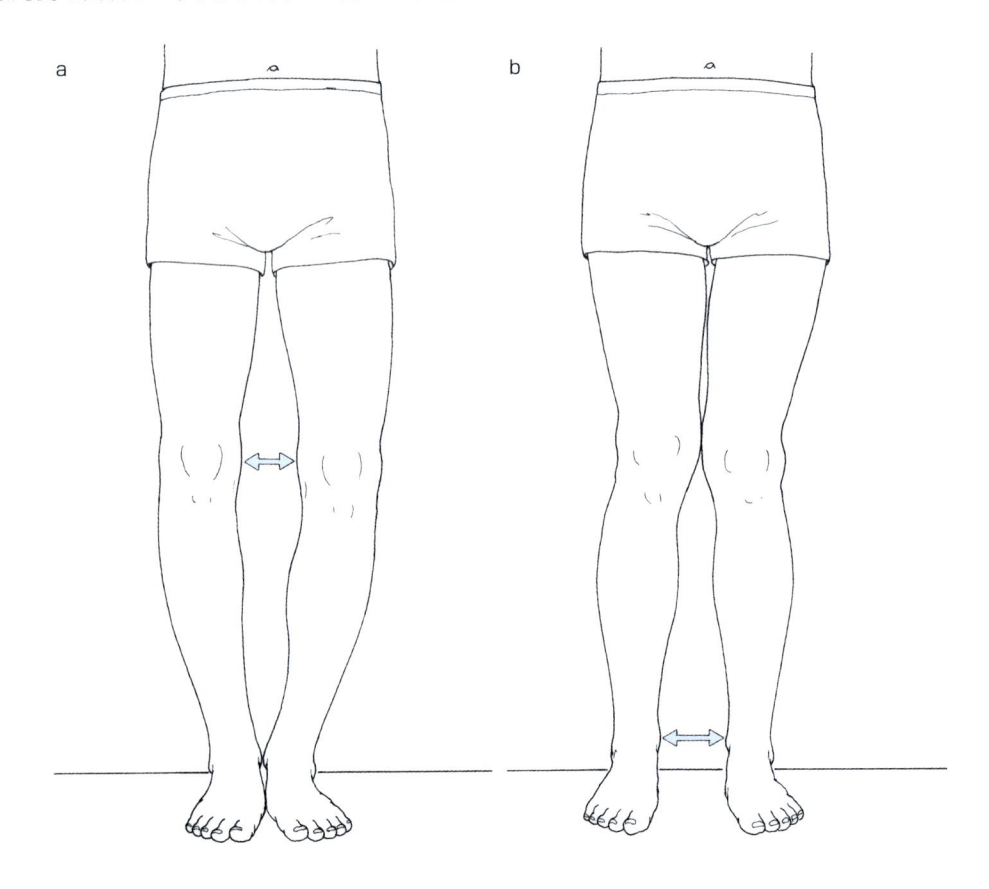

ポイント 3　腫脹，水腫

- 膝蓋骨の上方は通常陥凹しているが，同部が膨隆しているときには関節内血腫あるいは水腫の存在を示唆する。
- 血腫・水腫が多量にあるときには，膝軽度屈曲位で膝蓋骨下部の膝蓋腱の内外側に膨隆がみられることもある。

ポイント 4　筋委縮

- 大腿周囲径は，膝蓋骨上縁の10cm中枢で計測する。
- 左右とも計測し，その差が1cmを「差あり」とする。とくに膝関節の疼痛や不安定性による廃用性萎縮では，内側広筋の萎縮が顕著である。
- 下腿は，最大周径部を計測する。

ポイント 5　下腿の浮腫

- 心不全，腎不全による浮腫は両側に生じることが多く，片側では深部静脈血栓症など静脈還流の障害が疑われる。
- 皮膚が一部暗紫色に変色して，疼痛を伴う場合には血栓性静脈炎の可能性がある。

ポイント 6　下腿の腫脹

- 膝窩動脈など主要動脈損傷では，阻血のため皮膚色が白くなり冷感を伴う。
- コンパートメント症候群では筋内圧が高いがための筋の阻血であって，動脈の本管の閉塞はないため皮膚色は正常で，皮膚温の低下もなく，足背動脈の拍動は触知することが多い。

ポイント 7　腫瘤

- Baker嚢腫は膝窩嚢腫ともよばれ，比較的大きなものでは膝窩部に膨隆として確認できる。
- 膝蓋前滑液包では、膝蓋骨前方の膨隆が認められる。

周辺解剖の触診法

◎ 軋音
- 軟骨の損傷や変性，および半月損傷では，膝の屈伸に伴い膝関節，膝蓋大腿関節に軋音が触れることがある。

仰臥位，膝伸展位

◎ 膝蓋跳動
- 患者は仰臥位にて膝伸展位とし，検者は患者の大腿部に手をあてて関節液を膝蓋骨下に集めるようにしながら，反対の手で膝蓋骨を前方より大腿骨に向かって押し，膝蓋骨の浮動をみる。
- 陽性　関節水腫や血腫のあるときに陽性となり，液量の多いときには，膝蓋大腿関節面でコツコツ衝突するのが手に触れる。

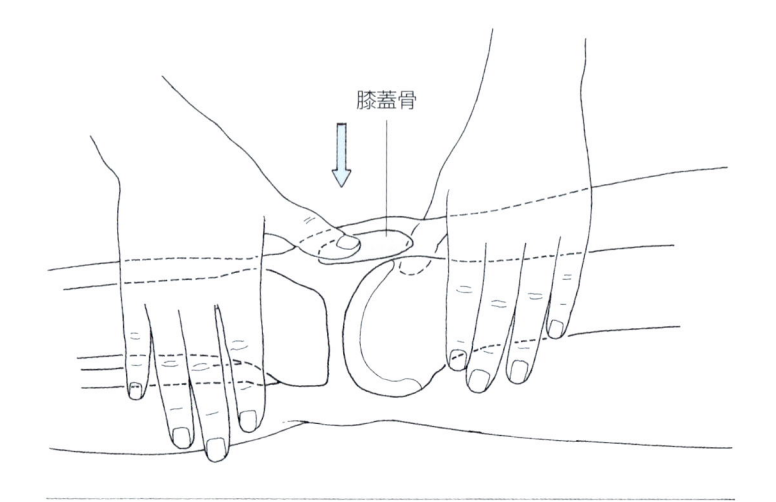

膝蓋骨

◎ タナ
- タナは膝蓋骨内側に存在する滑膜ひだで，膝蓋大腿関節に陥入することにより疼痛の原因となる。
- 検者は，患者の外側から両手母指で膝蓋骨の外縁を圧迫するようにして膝蓋骨を固定し，膝蓋骨の内側から膝蓋腱の内縁にかけて，示指で膝蓋大腿関節裂隙を圧迫する。
- 陽性　圧痛が認められる。

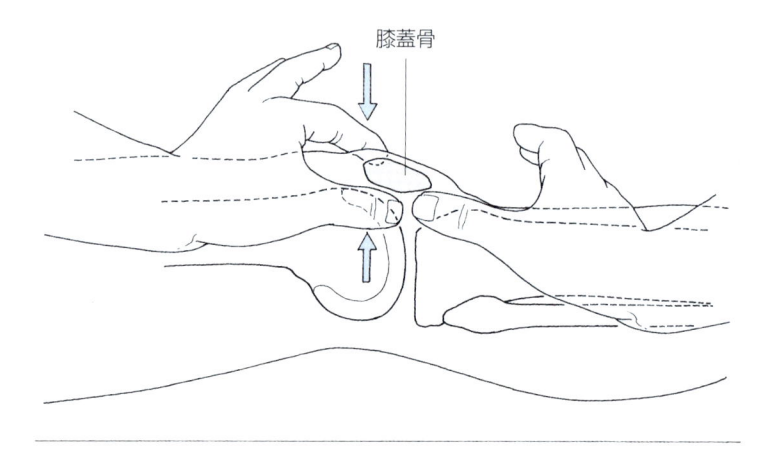

膝蓋骨

膝関節，下腿

仰臥位，膝屈曲位

患者と検者の基本体位
患者は仰臥位で膝を90°屈曲位とし，検者は患者の爪先に腰をかけ，膝が伸展しないようにする。

● 関節裂隙
- 検者は両手の親指で関節裂隙を触れ，膝蓋腱の内外縁より側方後方に指先をずらしながら内側関節裂隙，外側関節裂隙にそれぞれ圧迫を加え，圧痛の有無をみる。
- 変形性膝関節症や半月損傷で圧痛があることが多い。

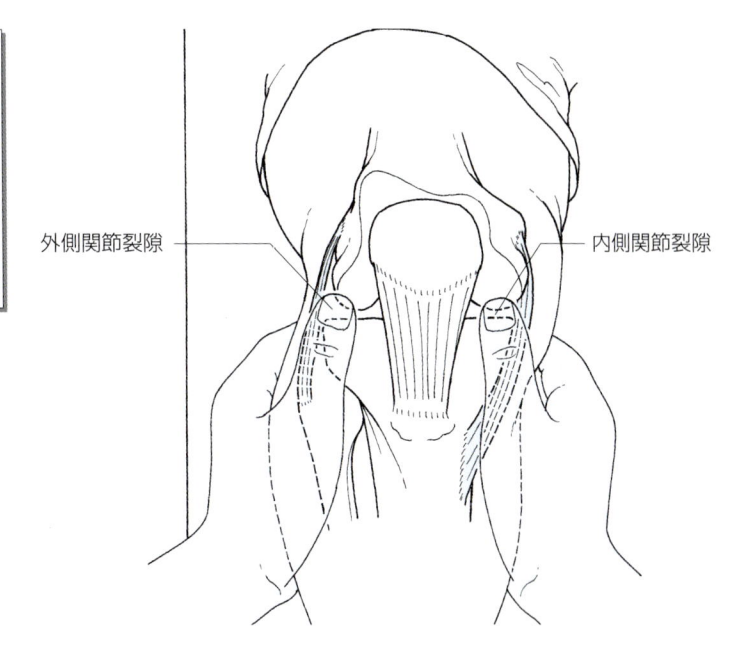

外側関節裂隙　内側関節裂隙

● 腸脛靱帯
- 検者は大腿骨外側顆の上縁を触れる。
- 腸脛靱帯は大腿骨外側顆を乗り越えGerdy結節に停止する。
- 大腿骨外側顆の上縁で腸脛靱帯が摩擦され，疼痛を生じる場合があり，腸脛靱帯炎，別名ランナー膝とよばれる。

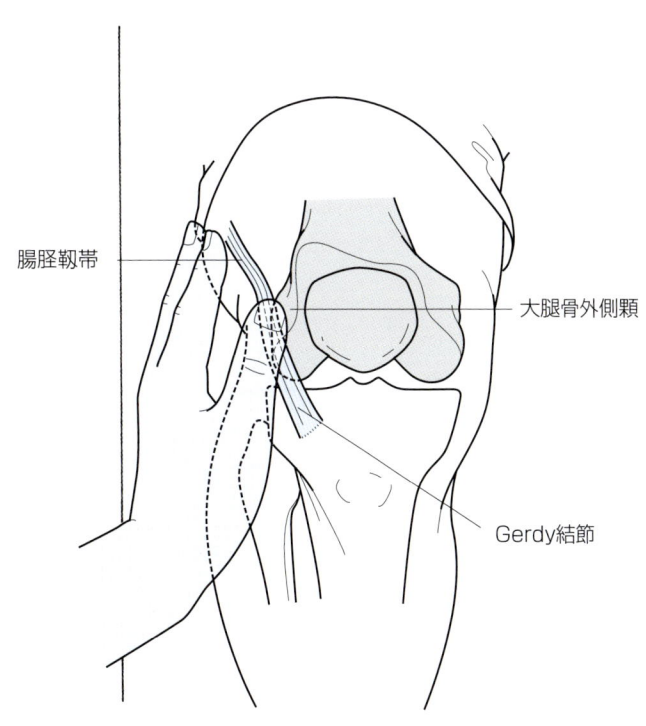

腸脛靱帯　大腿骨外側顆　Gerdy結節

鵞足

- 検者は膝関節下部，内側を触れる。
- 縫工筋，薄筋，半腱様筋が脛骨の膝関節下部，内側に停止する部分を鵞足という。
- 変形性膝関節症や，スポーツ選手の鵞足炎では同部に圧痛が認められる場合がある。

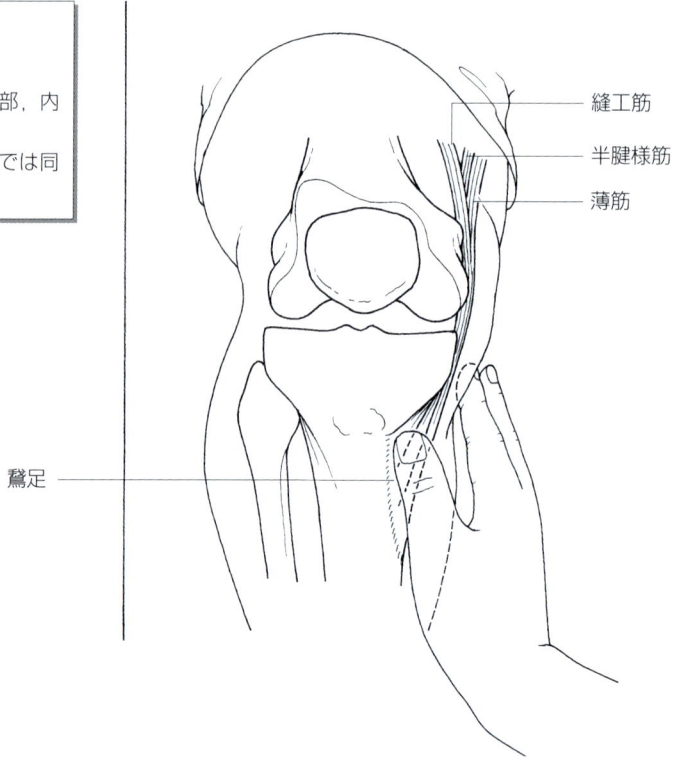

縫工筋
半腱様筋
薄筋

鵞足

膝蓋腱

- 膝蓋腱炎では圧痛が認められ，別名ジャンパー膝とよばれる。

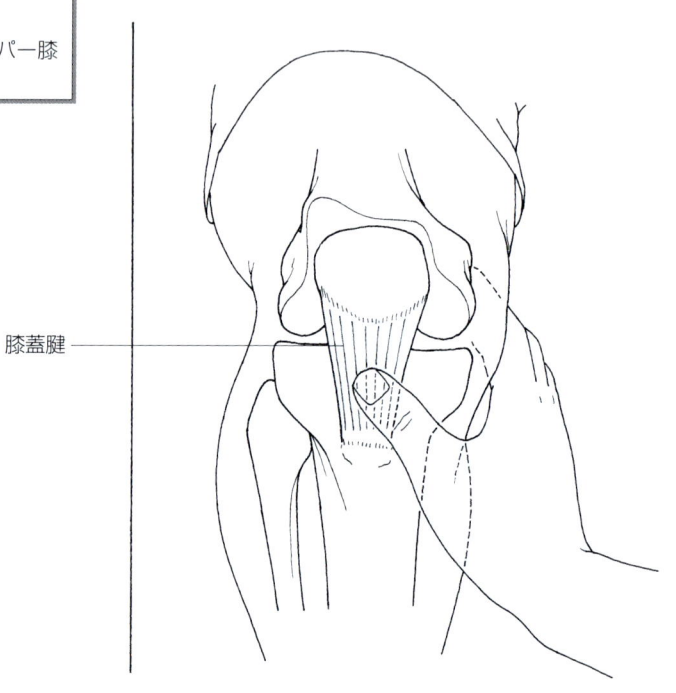

膝蓋腱

膝関節，下腿

🔵 膝蓋骨の圧痛
- 膝蓋骨上極には大腿直筋が停止し，付着部炎の際には同部に圧痛が見られる。
- 膝蓋靱帯炎や若年スポーツ選手の骨の剥離（Sinding-Larsen-Johansson病）の場合には，下極に圧痛が認められる。
- 外上部の圧痛では分裂膝蓋骨の存在が示唆される。

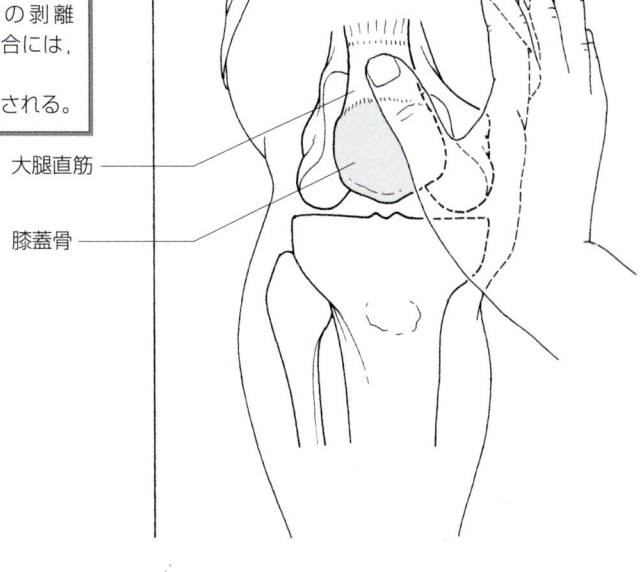

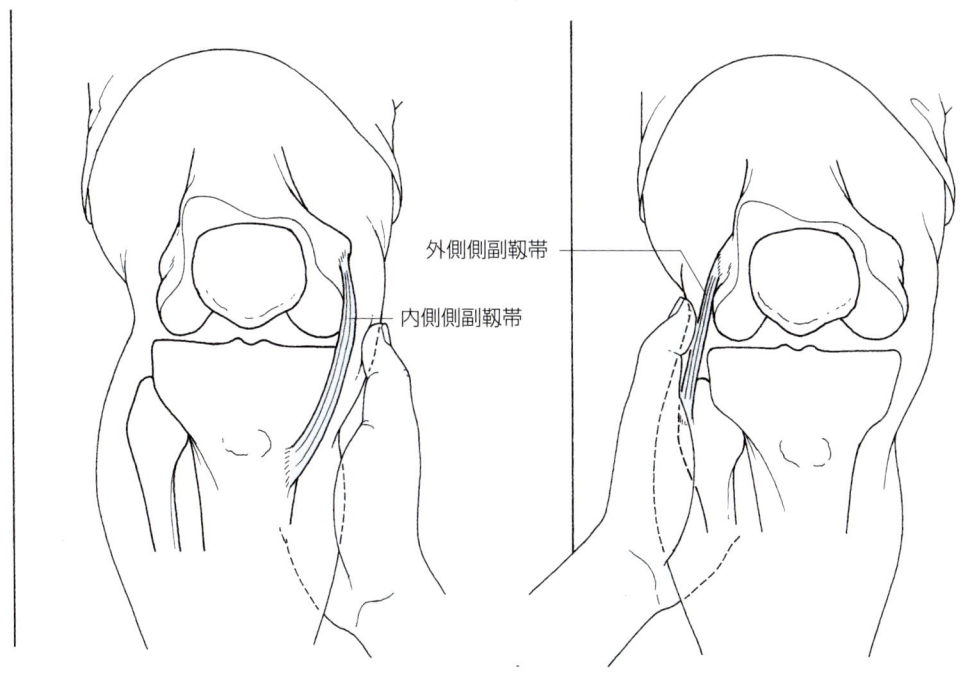

大腿直筋
膝蓋骨

外側側副靱帯
内側側副靱帯

🔵 内側側副靱帯，外側側副靱帯
- 内側側副靱帯は大腿骨内側顆から脛骨に至る帯状の靱帯で，全長にわたり圧痛を調べる。
- 外側側副靱帯は，大腿骨外側顆から腓骨小頭に至る索状の靱帯で，手に触れることが多い。

下腿の筋群

- 下腿には4つのコンパートメント（筋区画）があり，前部コンパートメントには前脛骨筋，長母趾伸筋，長趾伸筋，外側部コンパートメントには長・短腓骨筋，浅後部コンパートメントにはヒラメ筋，腓腹筋，深後部コンパートメントには後脛骨筋，長母趾屈筋，長趾屈筋が含まれる。
- このうち，前部，外側部，浅後部のコンパートメントの筋は圧痛を調べることができる。
- とくに腓腹筋の部分断裂の場合には，腹臥位で筋腹から筋腱移行部付近に陥凹と著明な圧痛を認める。
- アキレス腱の断裂の場合にも，断裂部に陥凹を触れる。

腓骨神経

- 腓骨頚部を後上方から前下方にかけて走行する腓骨神経を触れることができる。
- 同部の圧迫による腓骨神経障害では，Tinel's signが認められる。

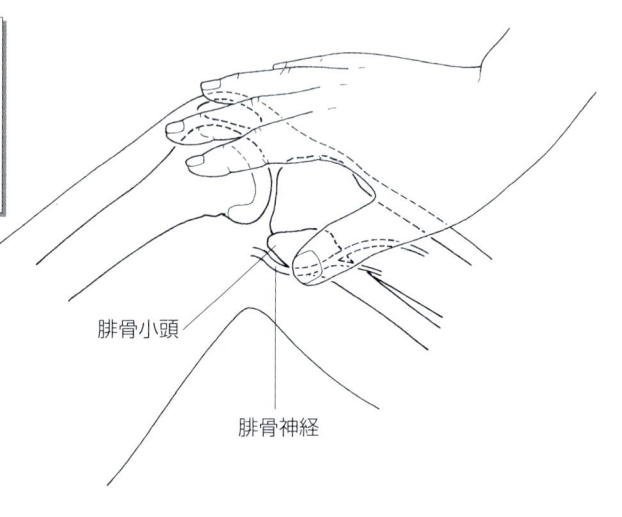

腓骨小頭

腓骨神経

脛骨

- 脛骨は，膝関節下部から下腿前内方に触れることができる。
- Osgood-Schlatter病では，脛骨粗面の膨隆，熱感，圧痛を認める。
- 脛骨の内側縁に沿って中1/3から遠位1/3にかけて圧迫していくと圧痛が認められることがある。自発痛を伴う場合はシンスプリントとよばれ，ヒラメ筋の脛骨付着部における過労性の骨膜障害と考えられている。
- 同部の疲労骨折では，比較的限局した圧痛とともに，仮骨による膨隆が触れることもある。

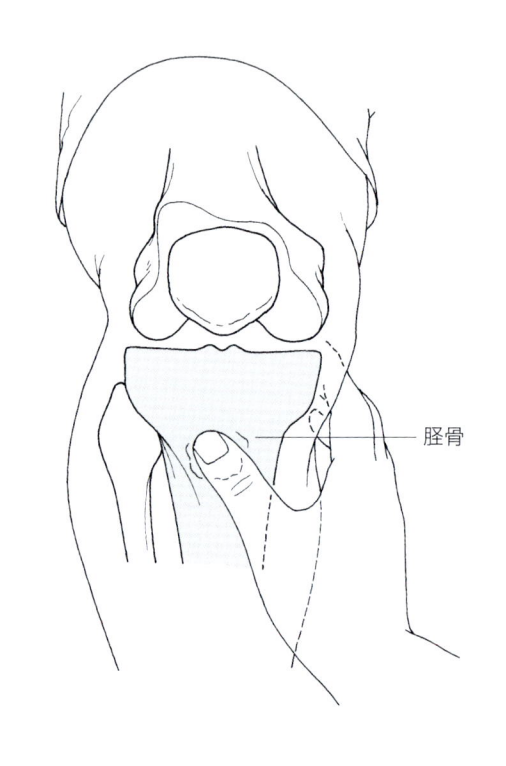

脛骨

膝関節，下腿

腓骨

- 腓骨は，腓骨小頭から外果にかけ腓骨筋の後方で，ヒラメ筋との筋間中隔から触れることができる。
- 疲労骨折は，近位部にも遠位部にも起こり得て，圧痛が認められる。
- 脛骨遠位部骨折に伴う腓骨頸部付近の骨折は看過されやすく，脛骨骨折を疑った場合には，腓骨頸部の圧痛の有無を調べておく。

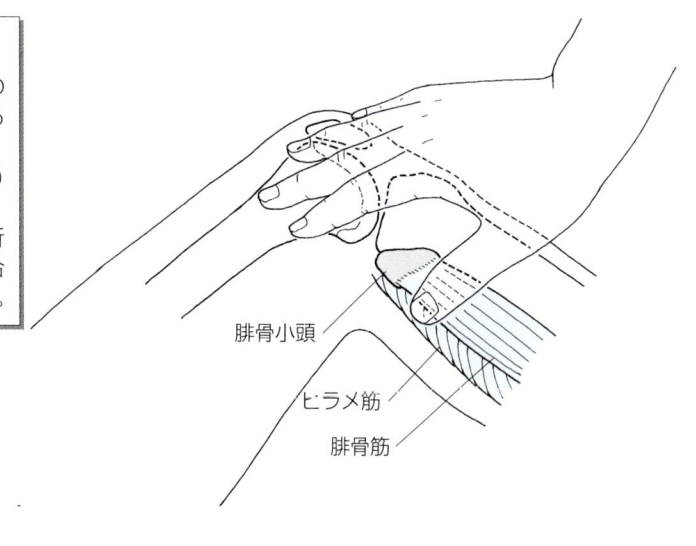

腓骨小頭
ヒラメ筋
腓骨筋

介達痛

- 明らかな変形を伴わないが，腫脹や圧痛の顕著な外傷の場合で，亀裂骨折などを疑ったときには，足底を長軸方向に叩打することによる介達痛の存在が，診断の一助となることがある。

腹臥位

◎ Baker嚢腫
- 膝窩嚢腫ともよばれ，膝窩部に波動のある比較的大きな腫瘤として触れることができる。

  注意　拍動のある場合は動脈瘤の存在が疑われる。

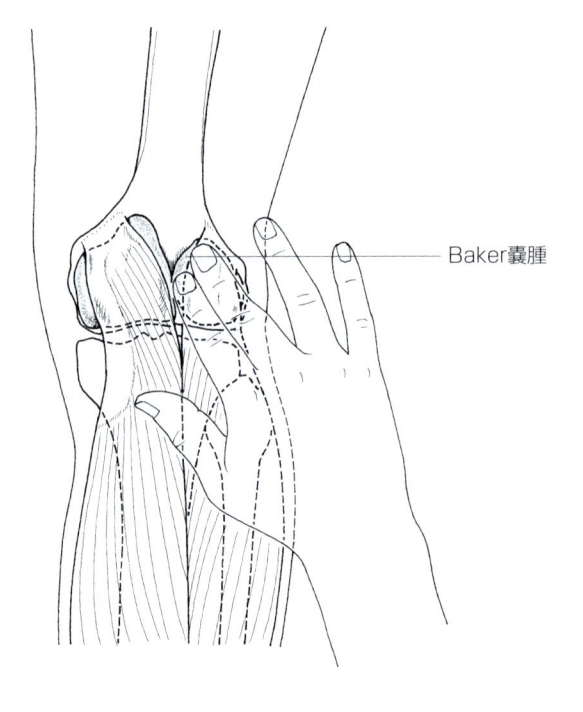

Baker嚢腫

◎ 膝窩動脈
- 膝窩のほぼ中央で，内側および外側ハムストリング，腓腹筋内側および外側頭の形成する四角形の間に拍動を触れることができる。
- 皮膚，筋の緊張の強い場合には，膝を軽度屈曲位とすると触れやすい。

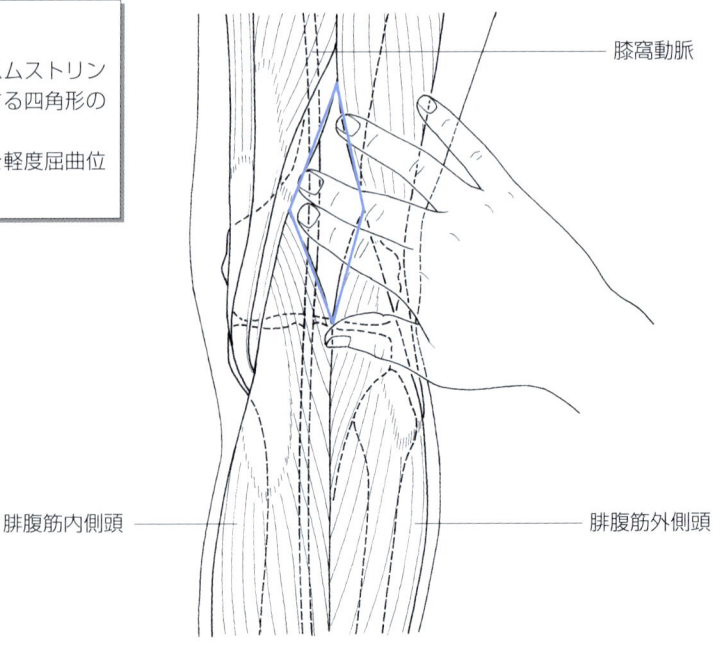

膝窩動脈

腓腹筋内側頭　　　　　　　　　　　腓腹筋外側頭

膝関節，下腿

可 動域の確認

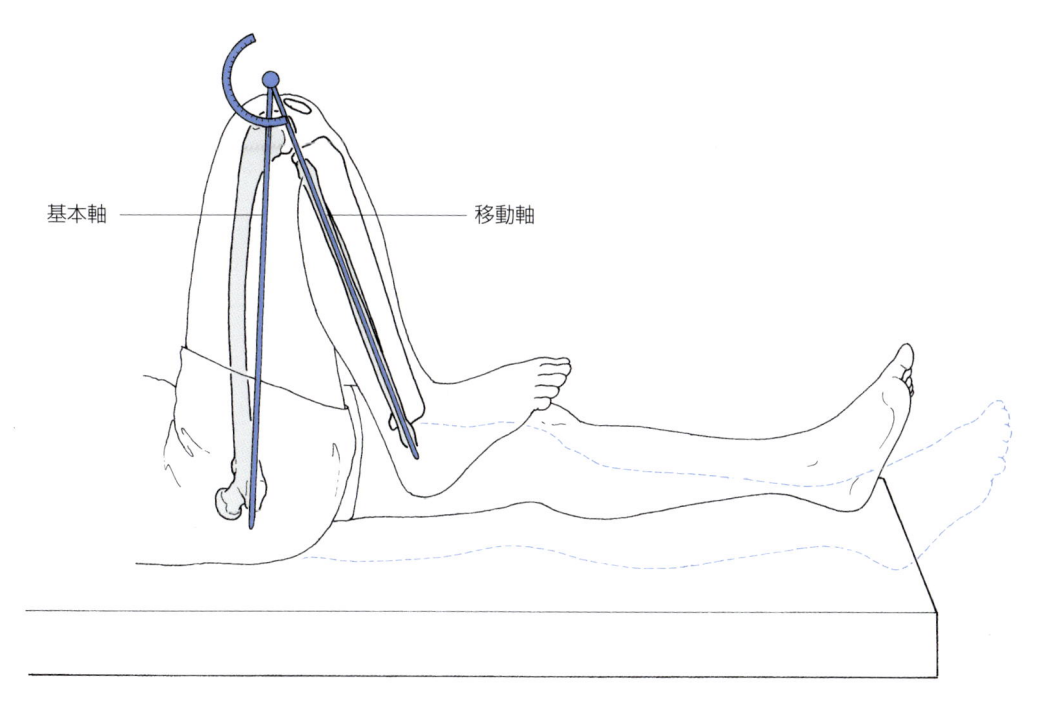

- 原則として腹臥位で計測するが，実際には仰臥位で計測することが多い。
- 大腿骨大転子と外側顆を結ぶ線を基本軸とし，腓骨小頭と外果を結ぶ線を移動軸とする。
- 完全伸展位を0°として移動軸の屈曲角度を計測する。正常では0〜130°である。

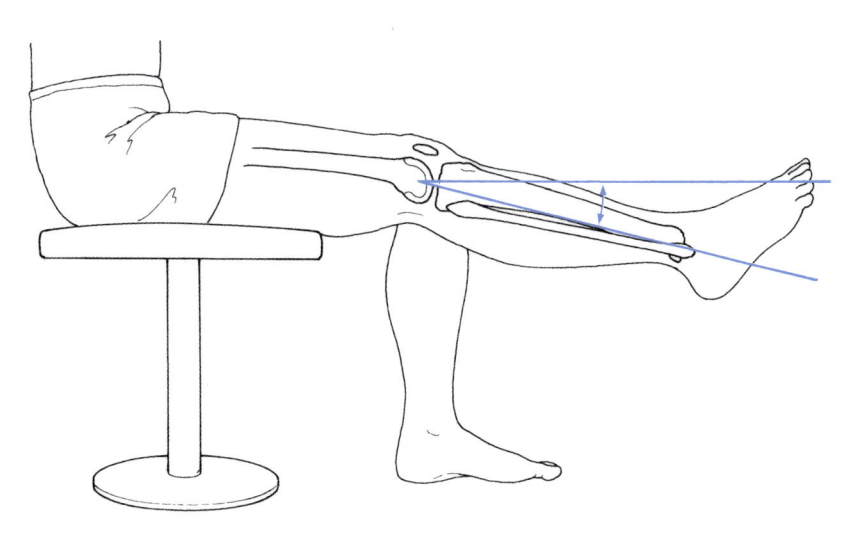

- 大腿四頭筋の筋力低下のある症例では，患者を端坐位とし能動的に伸展させ，伸展不能な角度を伸展不全（extension lag）とする。
- 膝の不安定性や弛緩性が認められる場合には，仰臥位で膝伸展位からさらにかかとを持ち上げるようにして，過伸展角度を計測する。

各種テスト法

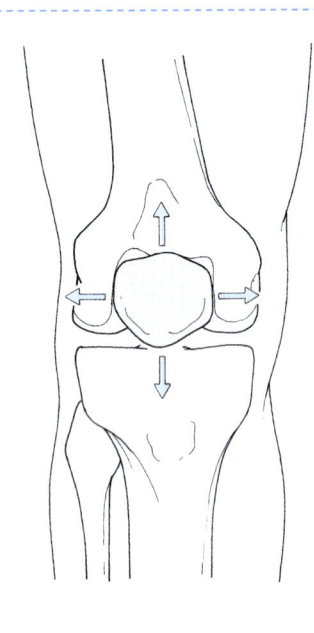

★膝蓋骨テスト：膝蓋大腿関節の軟骨の損傷や変性を調べるテスト
- 患者に膝関節を軽度屈曲位で，大腿四頭筋を完全弛緩させ，膝蓋骨を大腿骨の関節面に押し付けるようにして，内外側，上下に移動させる。
- 膝蓋大腿関節の軟骨の損傷や変性のある場合は，関節面の摩擦が手に触れ，疼痛を誘発することがある。
- 関節の弛緩性がある場合は可動性が大きい。

★Apprehension test：膝蓋骨の異常可動性を調べるテスト
- 検者は患肢の内側に立ち，膝伸展位で患者の膝の外側部を両手の示指から小指で押さえ，膝蓋骨を両手の母指で外側へ圧迫する。
- 膝蓋骨の脱臼歴のある症例では，膝蓋骨の可動性が大きく，脱臼の再現に対する恐怖感を訴える。

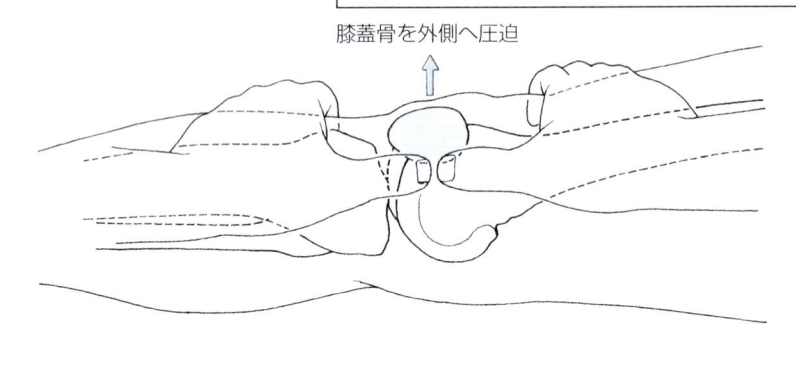

膝蓋骨を外側へ圧迫

★前方引き出しテスト：前十字靱帯損傷を調べるテスト
- 患者を仰臥位，膝90°屈曲位とし，検者は患者の爪先に腰をかける。
- 検者は両手の示指を患者の膝内外側から膝窩部に入れ，ハムストリングが十分弛緩しているのを確認する。
- 両手母指を脛骨粗面から膝蓋腱付近にあて，脛骨を把持しつつ前方に引き出す。
- 健側も実施して比較する。

陽性　前十字靱帯損傷では，脛骨の前方移動が大きく陽性になる。

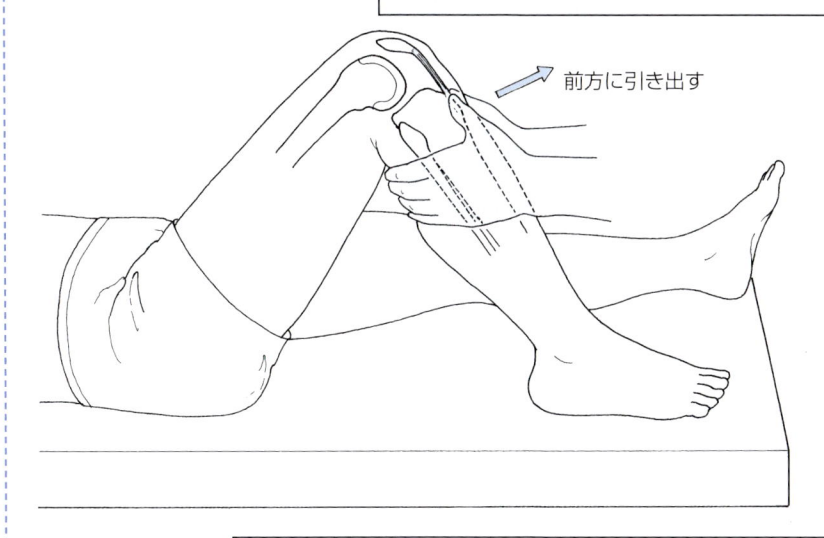

前方に引き出す

★Lachman test：前十字靱帯損傷を調べるテスト
- 患者は仰臥位，膝軽度屈曲位（10°～20°）とし，右膝の場合，患者の右側に立ち，検者の左手で大腿遠位を，右手で下腿近位を把持し，右手を前方に引き出す。
- 患者の股関節をやや外旋位とすると，脱力を得やすい。
- 左膝では，立つ位置，把持する手が右の場合と反対になる。
- 疼痛や関節血腫などにより屈曲制限がある場合でも実施できる。
- 前十字靱帯損傷がある場合，脛骨は前方へ引き出されるが，損傷がなく，前方への制動が効いている場合はその手ごたえを感じる（end point）。
- 健側も同様に調べて比較する。

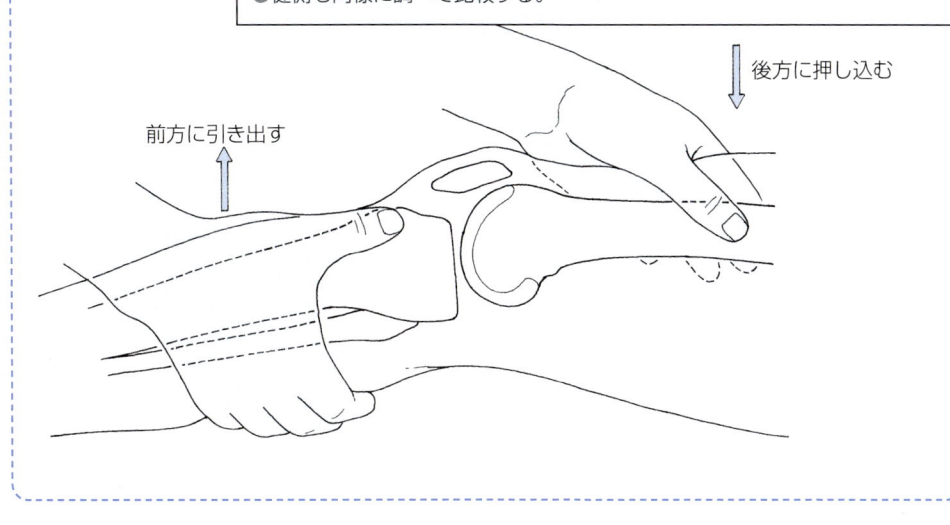

後方に押し込む

前方に引き出す

外反ストレスをかける

内旋ストレスをかける

屈曲

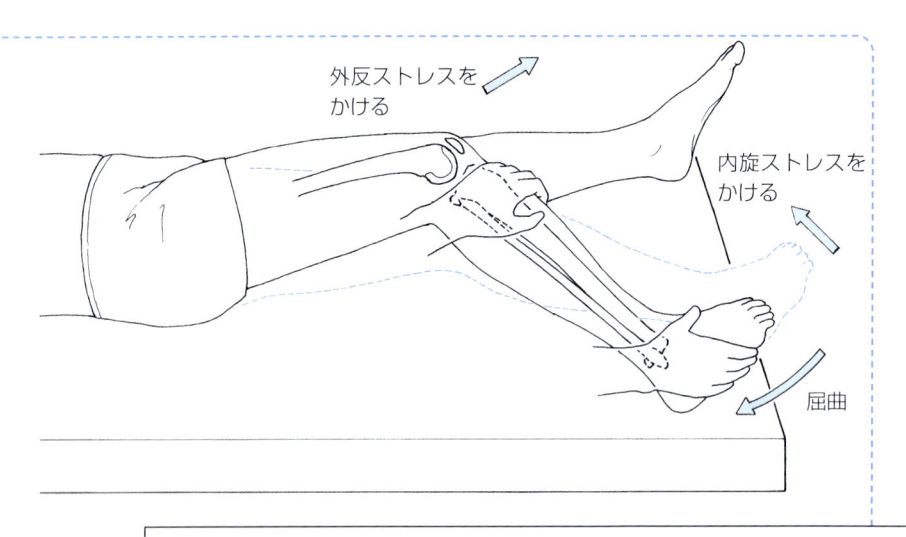

★Pivot shift test：前十字靱帯損傷を調べるテスト
●右膝の場合，患者の右側に立ち，右手で踵部を把持し内旋ストレスをかけ，左手で下腿近位部を外側から把持し外反ストレスをかける。
●膝5〜10°屈曲位から徐々に屈曲していくと，30°付近で"ガクッ"という手ごたえとともに整復される。

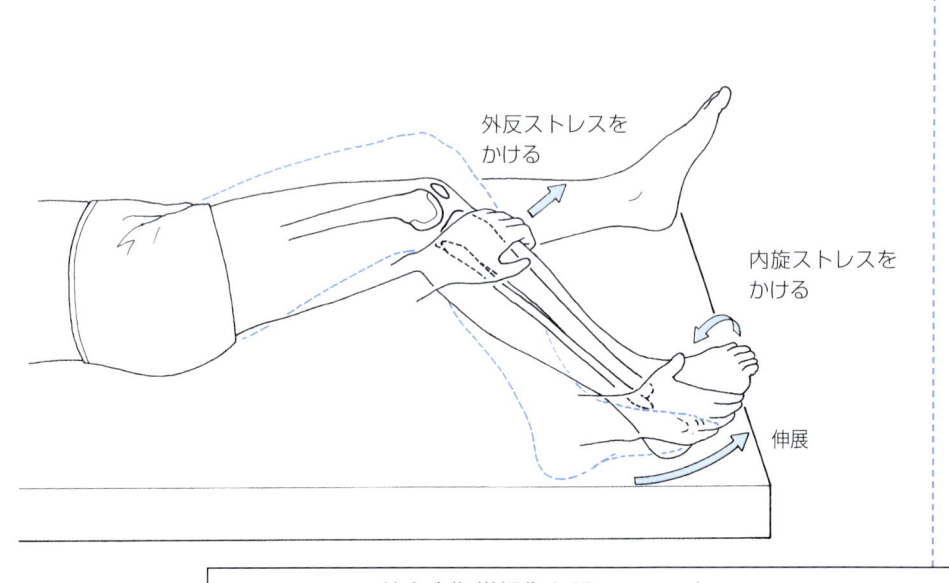

外反ストレスをかける

内旋ストレスをかける

伸展

★Jerk test：前十字靱帯損傷を調べるテスト
●Pivot shift testの逆の操作を行う。同様の肢位で，屈曲90°から徐々に伸展していくと，30°付近で脛骨が亜脱臼する。

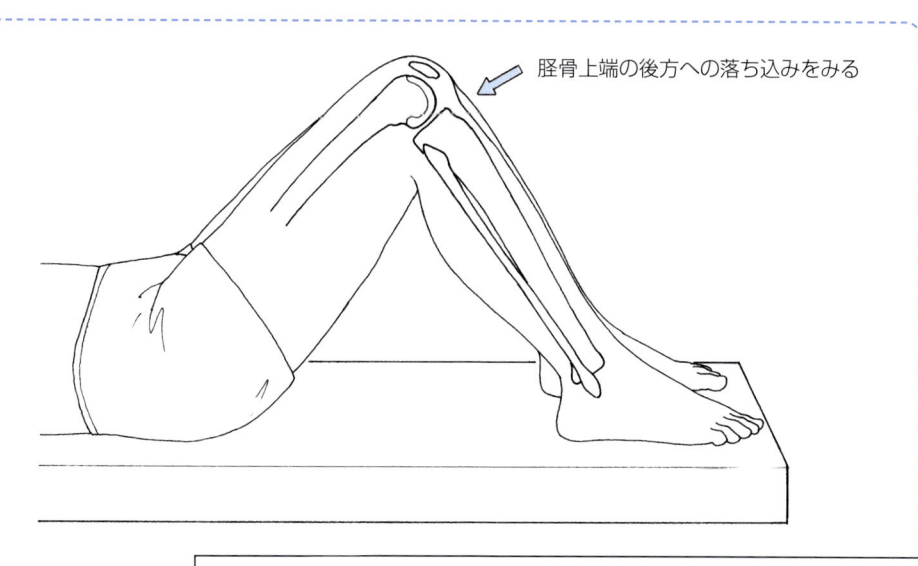

膝関節，下腿

脛骨上端の後方への落ち込みをみる

★Posterior sagging：後十字靱帯損傷を調べるテスト
●患者は仰臥位で両膝90°屈曲位とし，検者は患側から脛骨上端の後方への落ち込みをみる。

後方に押し込む

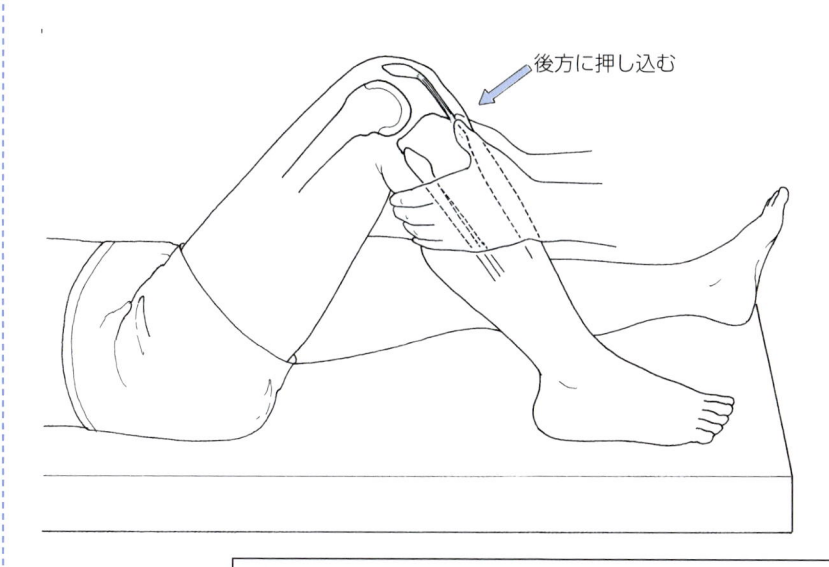

★後方押し込みテスト：後十字靱帯損傷を調べるテスト
●前方引き出しテストと同様の肢位で，脛骨を後方に押し込む。
●後十字靱帯損傷では，健側と比較して脛骨の移動距離が大きい。

内反ストレスを
かける

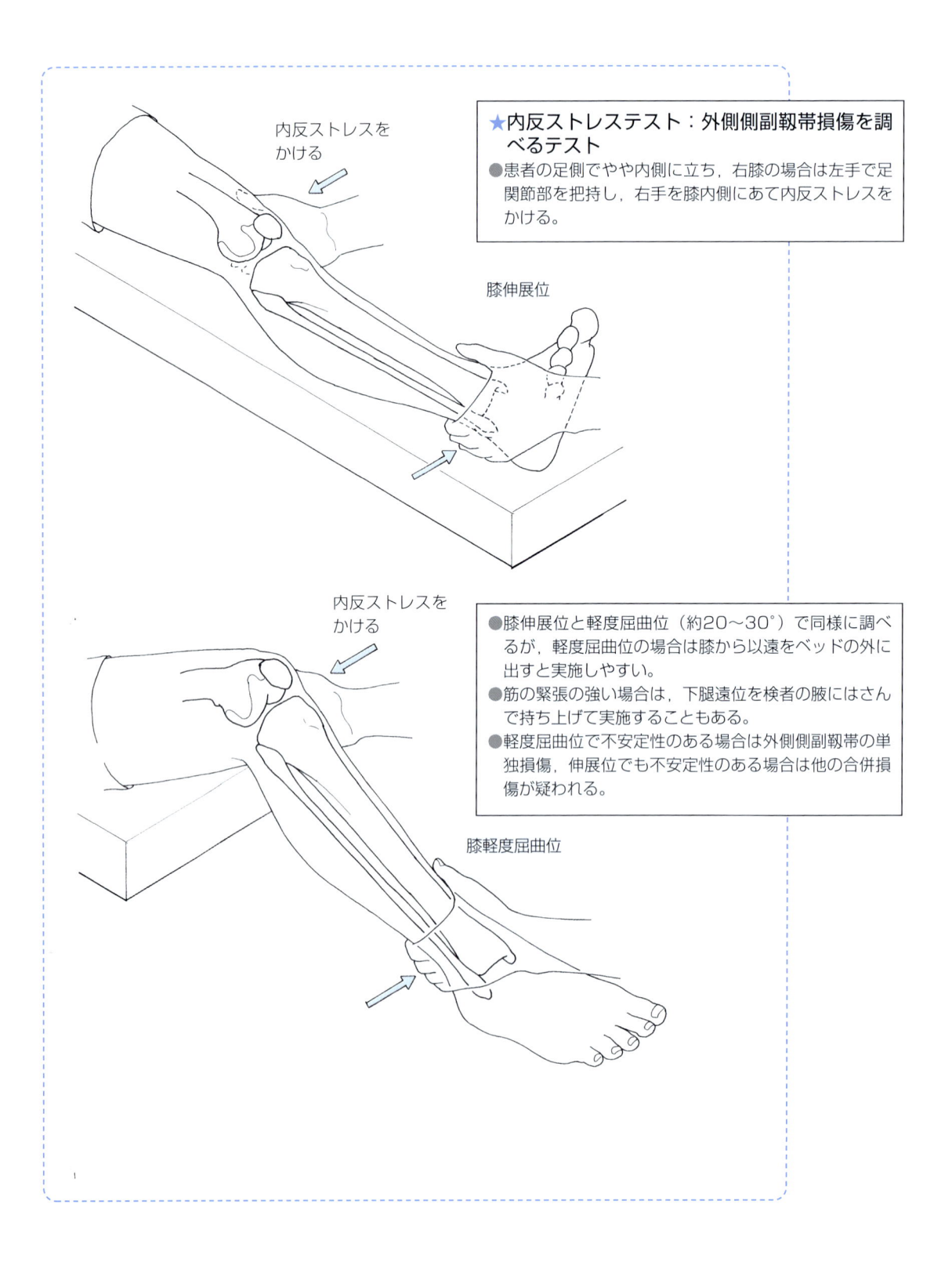

★**内反ストレステスト：外側側副靱帯損傷を調べるテスト**
● 患者の足側でやや内側に立ち，右膝の場合は左手で足関節部を把持し，右手を膝内側にあて内反ストレスをかける。

膝伸展位

内反ストレスを
かける

● 膝伸展位と軽度屈曲位（約20～30°）で同様に調べるが，軽度屈曲位の場合は膝から以遠をベッドの外に出すと実施しやすい。
● 筋の緊張の強い場合は，下腿遠位を検者の腋にはさんで持ち上げて実施することもある。
● 軽度屈曲位で不安定性のある場合は外側側副靱帯の単独損傷，伸展位でも不安定性のある場合は他の合併損傷が疑われる。

膝軽度屈曲位

膝関節，下腿

膝伸展位

外反ストレスを
かける

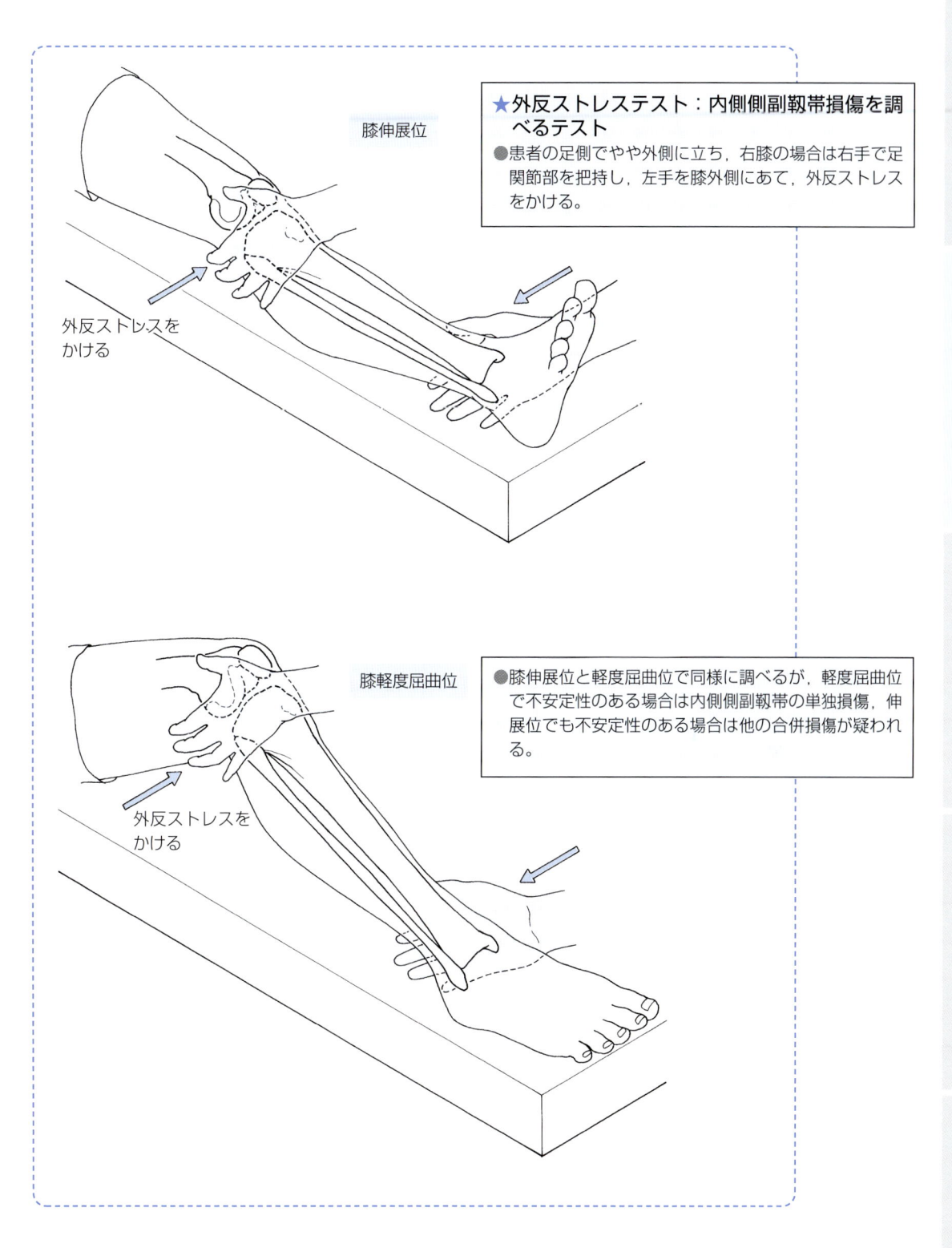

★**外反ストレステスト：内側側副靱帯損傷を調べるテスト**
●患者の足側でやや外側に立ち，右膝の場合は右手で足関節部を把持し，左手を膝外側にあて，外反ストレスをかける。

膝軽度屈曲位

外反ストレスを
かける

●膝伸展位と軽度屈曲位で同様に調べるが，軽度屈曲位で不安定性のある場合は内側側副靱帯の単独損傷，伸展位でも不安定性のある場合は他の合併損傷が疑われる。

★McMurry test:半月板損傷を調べるテスト
- 右膝の場合,患者の右側に立ち,膝最大屈曲位で右手で踵部を把持し,左手の母指を外側関節裂隙に,示指から環指を内側関節裂隙にあてるように膝を把持する。
- 内側半月をみるときは下腿を外旋しながら,外側半月をみるときは下腿を内旋しながら伸展していく。

  陽性 疼痛が誘発されたり,クリックを触れる場合に半月損傷が疑われる。

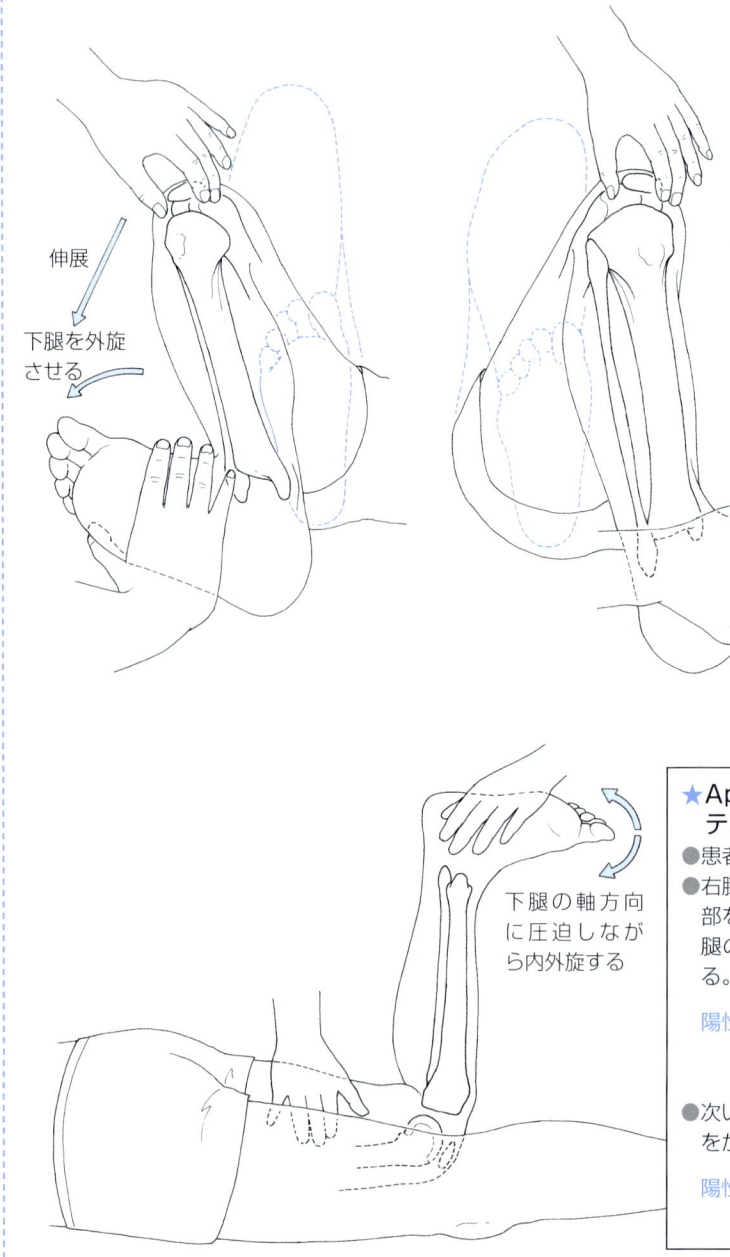

伸展
下腿を外旋させる

伸展
下腿を内旋させる

下腿の軸方向に圧迫しながら内外旋する

★Apley test:半月板損傷を調べるテスト
- 患者を腹臥位とし,膝90°屈曲位とする。
- 右膝の場合は患者の右側に立ち,左手で足部を把持し,右手は大腿後面を把持し,下腿の軸方向に圧迫をかけながら内外旋する。

  陽性 疼痛が誘発されれば半月損傷が疑われる。

- 次いで,左手を足関節部に持ち替え,牽引をかけながら内外旋を行う。

  陽性 疼痛が誘発されれば靱帯,関節包の損傷が疑われる。

膝関節，下腿

★タナ誘発テスト
- 患者を仰臥位とし，右膝の場合は患者の右側に立つ．
- 検者は，左手の示指から環指を膝蓋大腿関節の内側にあてるように膝を把持し，右手は踵部を把持する．

陽性　右手で下腿に内外旋を加えながら屈曲していき，疼痛が誘発される場合は陽性である．

- 膝蓋大腿関節から押し出されるタナを触れる場合もある．

下腿を内外旋を加えながら屈曲していく

アキレス腱断裂がない場合，底屈する

腓腹筋

★Thompson-Simmond's squeeze test：アキレス腱断裂を調べるテスト
- 患者を腹臥位とし，膝90°屈曲位とする．
- 右下腿の場合，患者の右側に立ち，右手で腓腹筋の筋腹を母指と他の4指でつかむ．

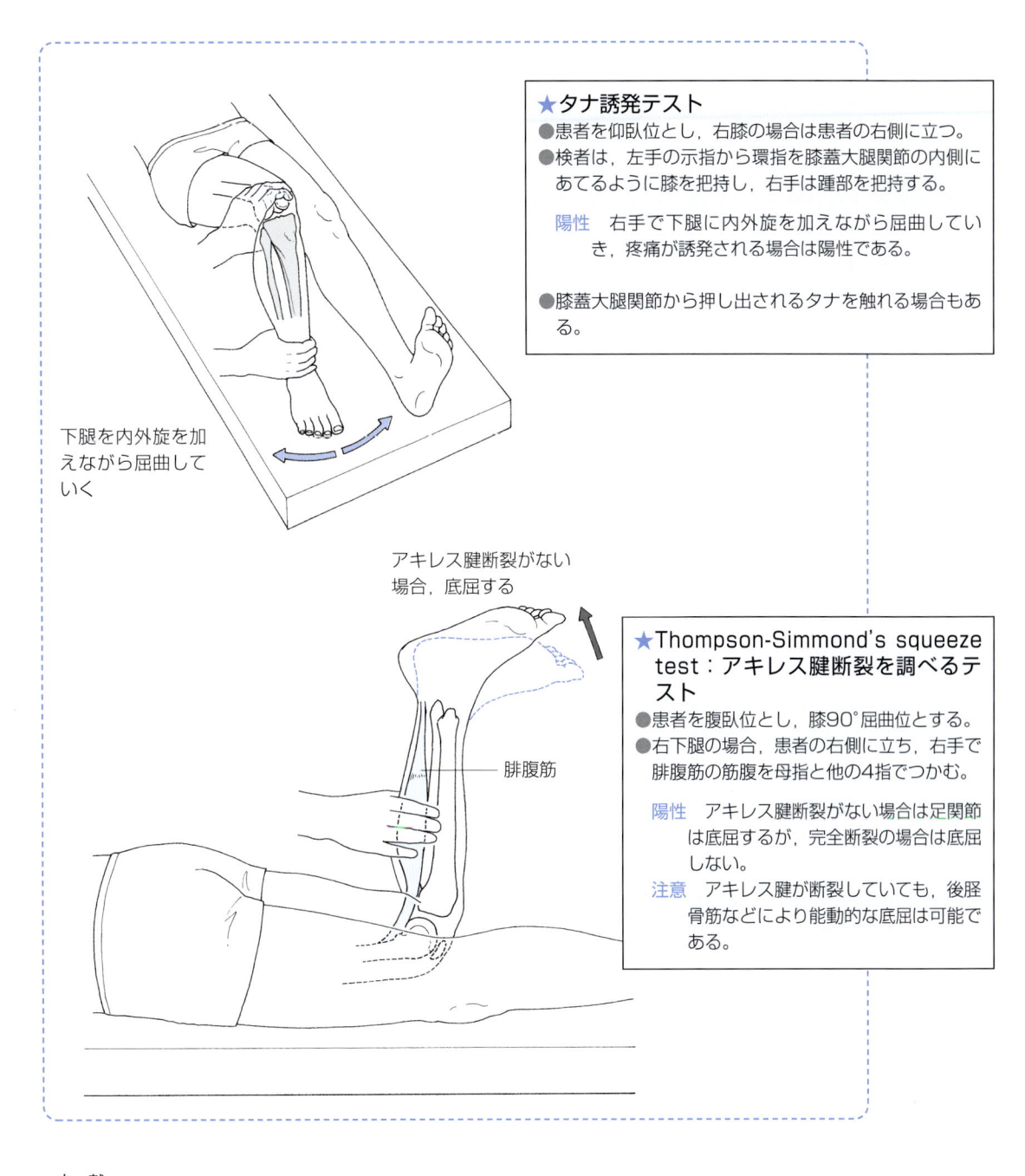

陽性　アキレス腱断裂がない場合は足関節は底屈するが，完全断裂の場合は底屈しない．
注意　アキレス腱が断裂していても，後脛骨筋などにより能動的な底屈は可能である．

■文　献
1) 緒方公介：膝関節．標準整形外科学，医学書院，527-534, 1999.
2) M J Cross, K J Crichton：Examination techniques. Clinical examination of the injured knee, Gower Medical Publishing, 26-60, 1987.
3) G Liorzou：The real passive ligamentous examination. Knee ligaments, Springer-Verlag, 27-83, 1991.

[吉田　玄]

2 足関節，足

視診のチェックポイント

ポイント 1 　歩行

- まず，診察室に入ってきたときの歩行状態を観察する。
- a〜dに立脚相の各段階を示す。
- 踵部に骨棘などがあれば，踵接地期は短くなり飛ぶように歩く感じになる。

a

- 足底接地期では，足関節背屈筋群の弱力化があると滑らかな着地ができないために，本を倒すような歩き方になる。

b

- 立脚中期では，最も体重がかかるために足底のみではなく足背の胼胝によっても靴装着時には疼痛を生じる。その際には，この相の時間が短くなる。

c

- 正常では，趾離地期には母趾MTP関節が40°以上背屈する必要がある。ところが，外反母趾や強直母趾では背屈角度が制限されるために，外側から足を離したり，この相の期間が極端に短くなったりする。

d

- そのほか，跛行のパターンやうちわ歩行の存在にも注意する。

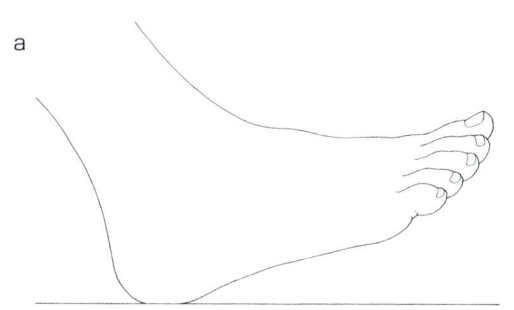

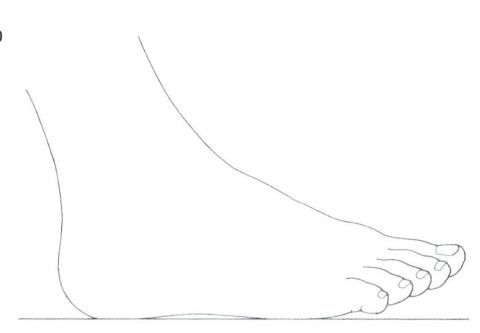

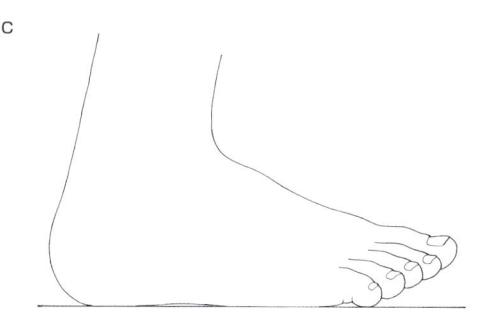

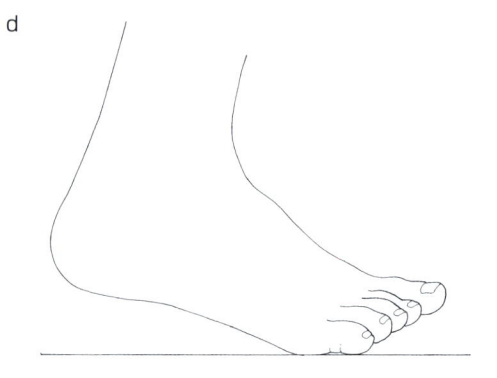

ポイント 2 外観の観察

- 足関節および足部の視診であっても，下肢全体の衣服を脱がせるようにする。
- 最初に，診察台上で非荷重の状態で足関節の静的状態を観察する。正常であれば，軽度底屈で軽い内側縦アーチを認める。
- 中枢側からはじめ末梢へと観察を進める。足関節に腫脹や浮腫あるいは血管腫などがないかを調べる。
- 足背に移り，骨性の隆起（変形性関節症でしばしば認められる）がないか確認する。
- 次に，MTP関節のアライメントを母趾から小趾へと観察し，最後に趾そのものの変形を調べる。足趾はまっすぐに伸びている状態が正常である。趾の変形には以下のよく似た3つの変形があり，malletとhammerは木槌と金槌であるため，しばしば混乱する。手指のmallet fingerと足趾のmallet toeは同じ変形である。
  a DIP関節のみが屈曲しているマレット（mallet）変形は，趾先に胼胝を形成していることが多い。
  b PIP関節が屈曲し，ほかが伸展している槌（hammer）趾は，外反母趾に伴うことも多く，足背方向に突出しているPIP関節上に胼胝を形成する。
  c MTP関節が伸展し，それ以外は屈曲している鉤（claw）趾変形が全趾に認められれば，内在筋不全を疑う。
- 足底に移って，正常荷重部（踵部・足底外側縁・第1中足骨頭・第5中足骨頭）以外に皮膚の異常な肥厚がないかを調べる。
- 次に，素足のままで床面に立たせて，足部の形状の変化を観察する。外反母趾（d, e）でも扁平足でも，荷重時のほうが変形が強調される。とくに，開張足はこの位置で明白になる。
- 最後に，靴の内側のカウンターの崩れ（扁平足）や足底の磨り減り具合（尖足・うちわ歩行）を調べ参考とする。

a：マレット変形（mallet）
DIP関節

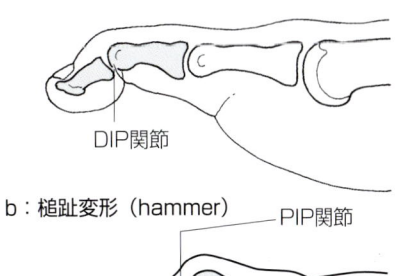

b：槌趾変形（hammer）
PIP関節

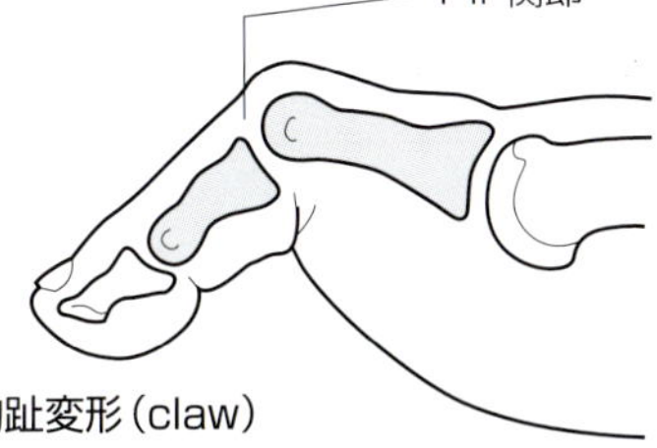

c：鉤趾変形（claw） 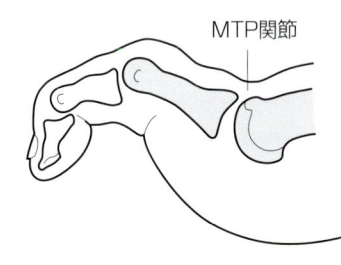
MTP関節

d 非荷重時

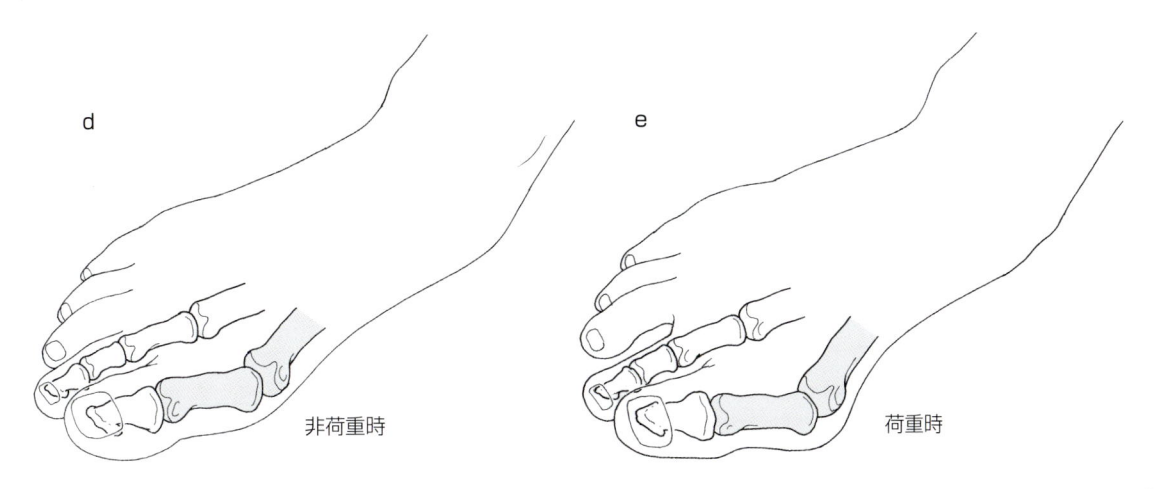

e 荷重時

周辺解剖の触診法

骨の触診

◉ 内側面1
- 足部はほとんどの骨が皮膚の直下に存在し，触診はかなり正確に行うことができる．ポイントとなる隆起を記憶し，それを基準に触診を進める．
- 隆起を末梢から追いかけていくと，まず第1中足骨頭および第1中足趾節間関節を触れる．

  注意　外反母趾の場合の隆起は第1中足骨頭であるが，初心者は基節骨基部と間違えることが多いので注意する．

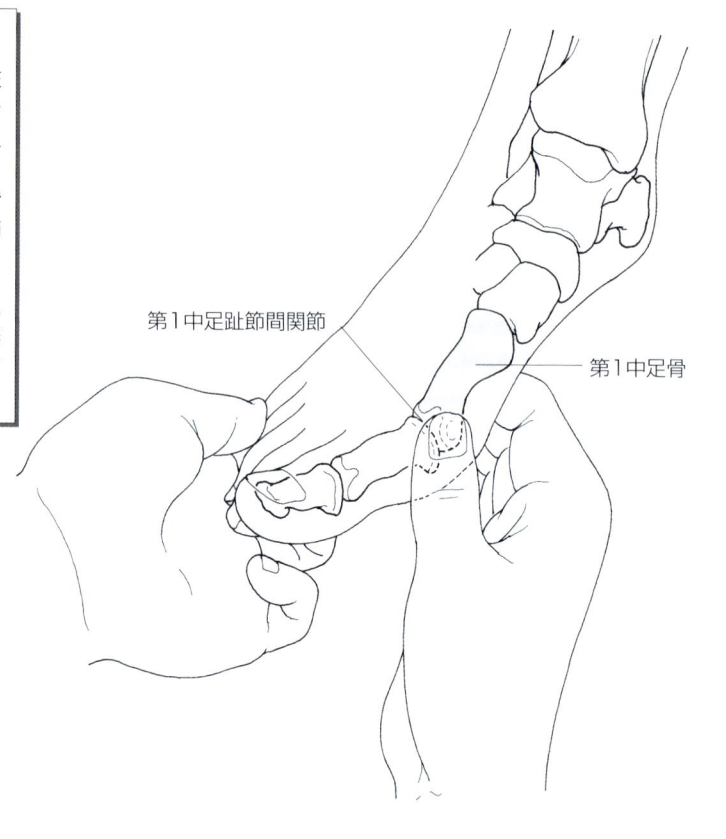

第1中足趾節間関節

第1中足骨

◉ 内側面2
- 中足骨内縁を中枢へたどり，第1楔状中足間関節（Lisfranc関節）に至る．

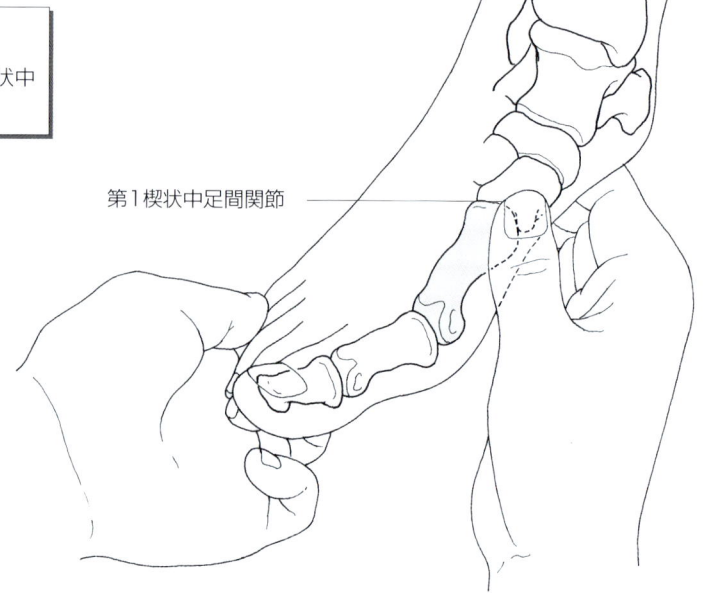

第1楔状中足間関節

足関節，足

内側面3
- さらに中枢に進むと大きな骨性隆起を触れることができ，これが舟状骨結節である。ここに後脛骨筋が付着する。余剰骨のひとつである外脛骨もここに存在する。

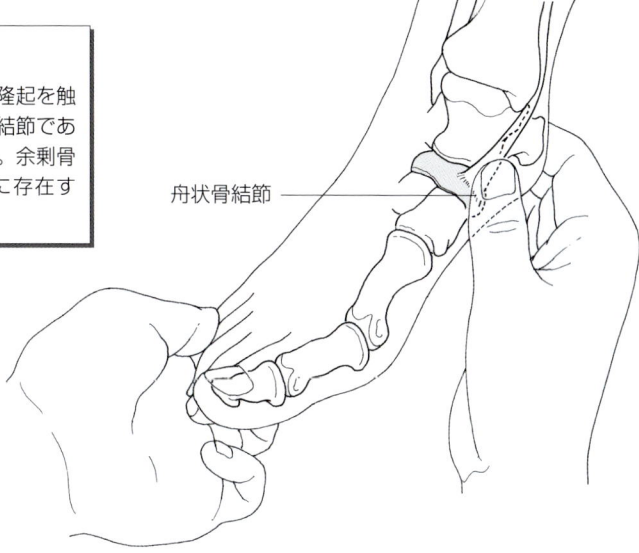

舟状骨結節

内側面4
- 次に中枢に触れるのが最大の内側骨性隆起である脛骨内果である。

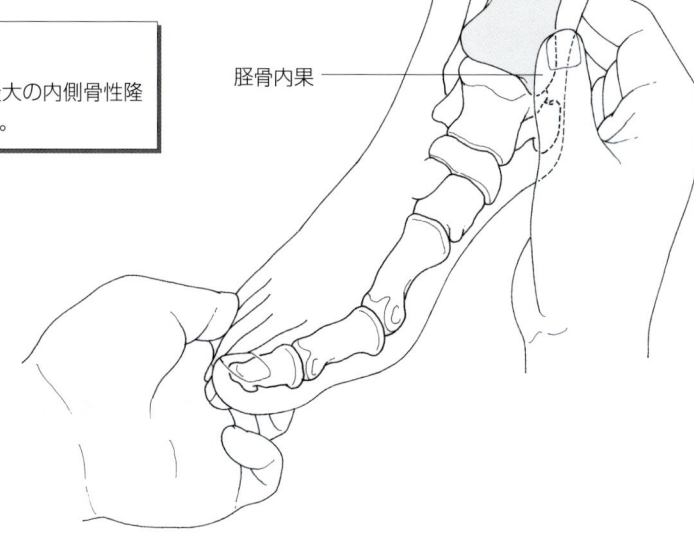

脛骨内果

内側面5
- 舟状骨結節と脛骨内果の間に距骨頭が存在するが，普通ではほとんど触知することができない。しかし，舟状骨結節と脛骨内果の中間に検者の母指をおき，反対側の手で足を外がえしにすると母指の下に距骨頭の突出を感じることができる。

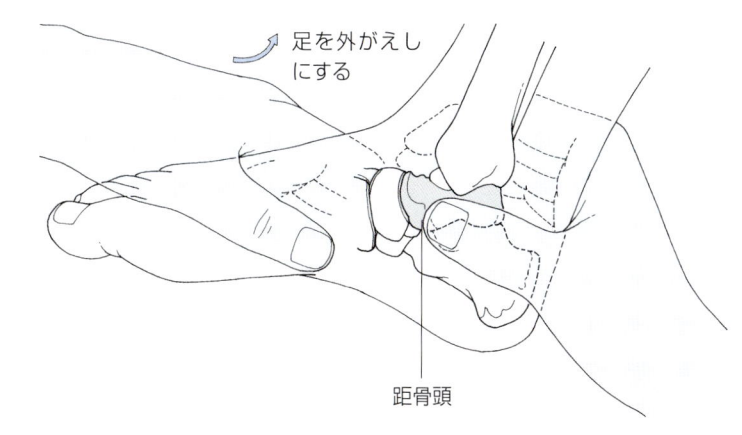

足を外がえしにする

距骨頭

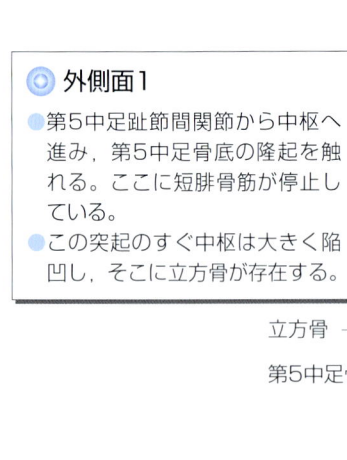

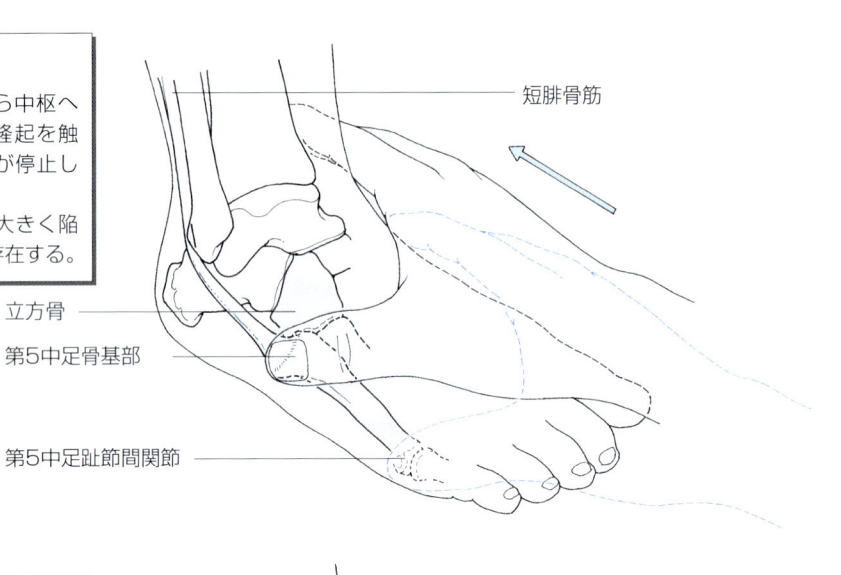

外側面1
- 第5中足趾節間関節から中枢へ進み，第5中足骨底の隆起を触れる。ここに短腓骨筋が停止している。
- この突起のすぐ中枢は大きく陥凹し，そこに立方骨が存在する。

短腓骨筋

立方骨
第5中足骨基部
第5中足趾節間関節

外側面2
- さらに中枢には踵骨外側縁を触れる。
- その上部には腓骨外果をこれも容易に触れることができる。

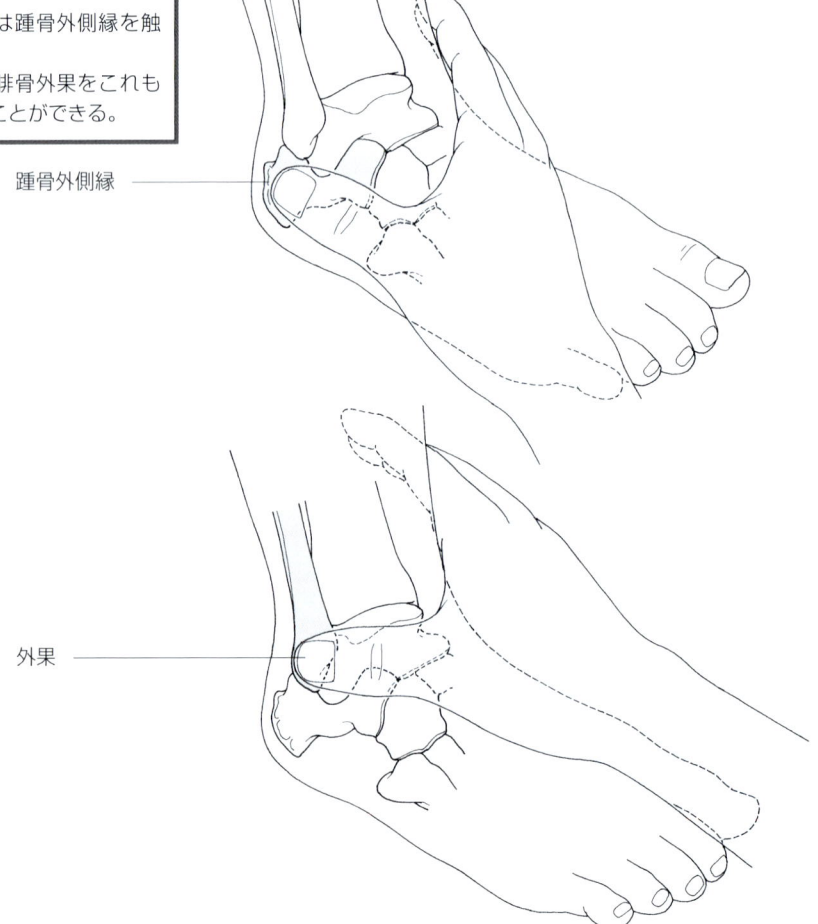

踵骨外側縁

外果

足関節, 足

外側面3
- 外果から前方へ（末梢方向）に指を進めると，陥凹を触知する。ここが足根洞である。
- 足根洞症候群とよばれる疾患の際にはここに圧痛が証明されるが，ここに存在するのは靱帯・脂肪組織であり，短趾伸筋により覆われている。

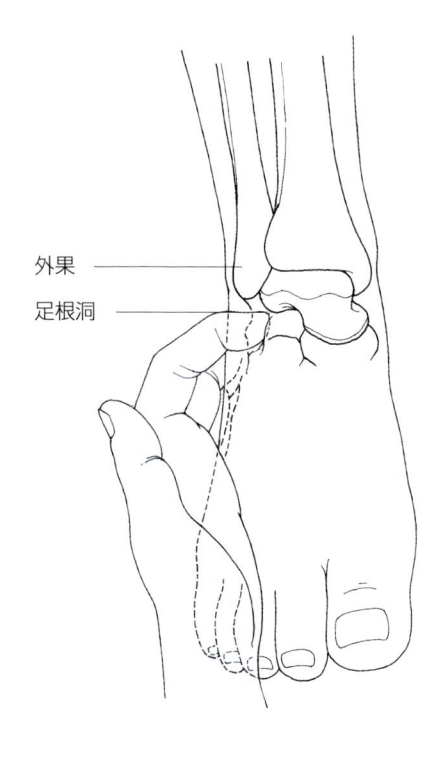

外果
足根洞

外側面4
- 内・外果の下端に検者の両示指をあてると，外果が遠位に長いことがわかる。これが，足関節捻挫時に内側靱帯が損傷されがたい理由の一つである。

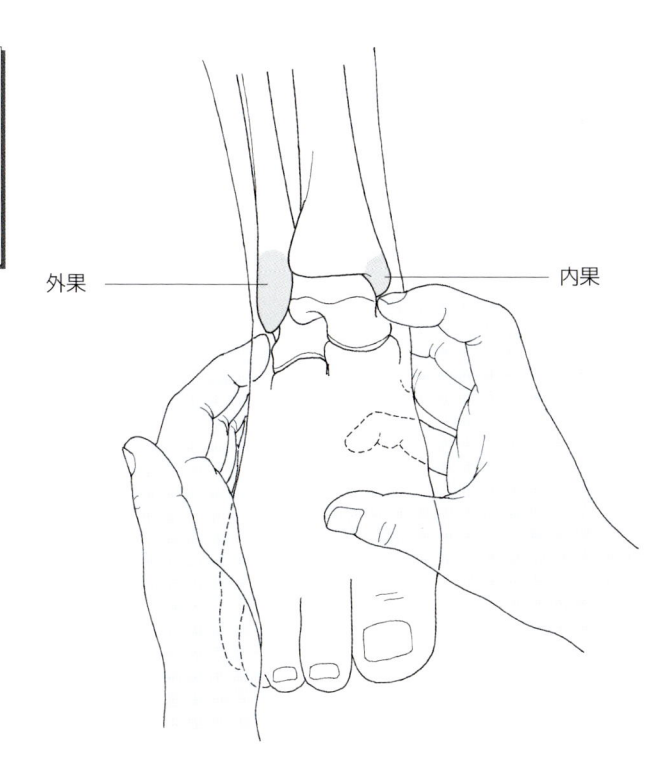

外果　　　内果

軟部組織の触診

内側面1
- 後脛骨筋は内果後方を通り舟状骨結節に停止しているが、抵抗を加えつつ、内がえし・底屈位をとらせると視診でも観察可能である。
- 足根管には、後脛骨筋以外に前から順に長趾屈筋腱・脛後骨動脈・脛骨神経・長母趾屈筋腱が存在するが、趾を抵抗を加えた状態で屈曲させたときに長趾屈筋腱の緊張を触知できるのみで、神経も長母趾屈筋腱も触知しがたい。

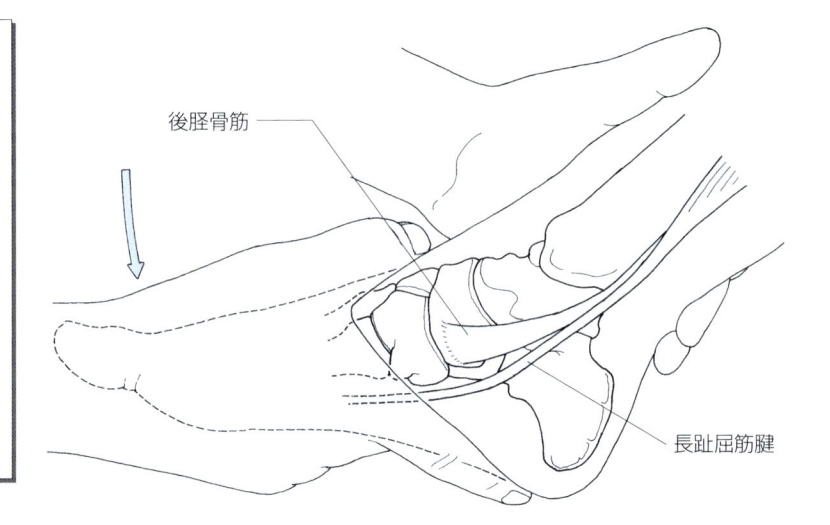

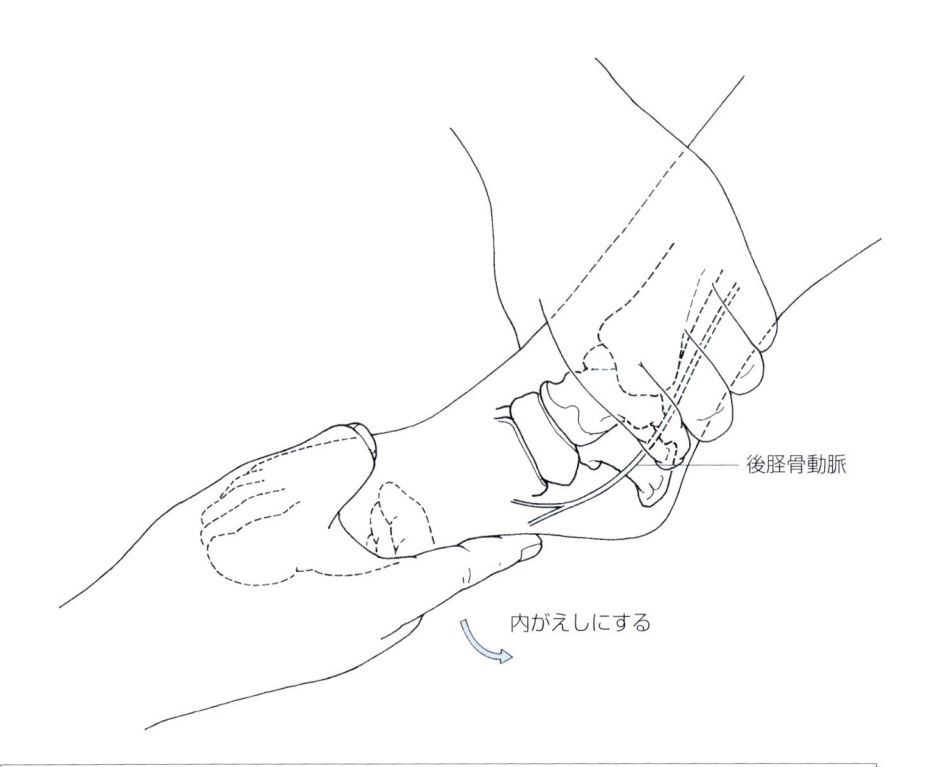

後脛骨筋

長趾屈筋腱

後脛骨動脈

内がえしにする

内側面2
- 後脛骨動脈は足背動脈に比べて触知はたやすくなく、腱の後方の軟部組織に指先を押し込むようにして脈を探す。腱の緊張を取ることで触れやすくなるので、足を内がえし位置にするとよい。

足関節，足

◉ 足背面
- 内側からみると，順に前脛骨筋腱・長母趾伸筋腱・足背動脈・長趾伸筋腱を触れることができる。腱はいずれも作用する動作を行わせることで容易に同定できる。
- 足背動脈も長母趾伸筋腱と長趾伸筋腱の間に簡単に触知できる。

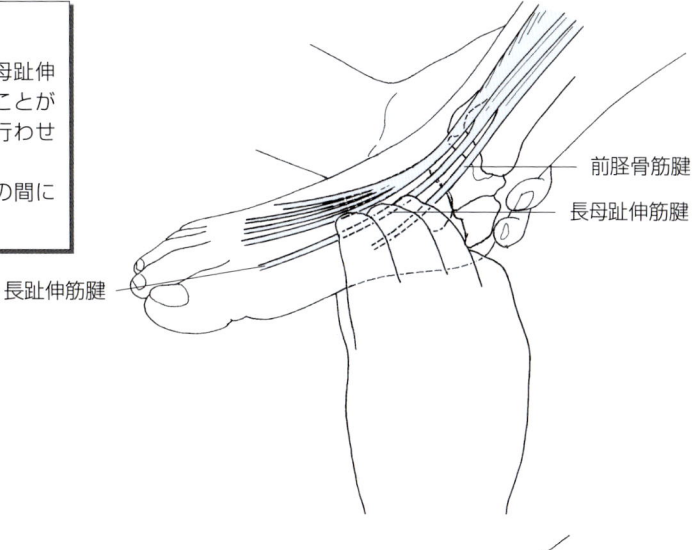

前脛骨筋腱
長母趾伸筋腱
長趾伸筋腱

◉ 外側面
- 内側の靱帯に比べて損傷を受けやすい外側の靱帯として，前距腓靱帯・踵腓靱帯・後距腓靱帯があるが，いずれも細くて触診での観察は不可能である。
- 最もよく損傷される前距腓靱帯は外果前面から距骨頚部外側面に向かっているので，捻挫の既往があり，足根洞に圧痛が存在すれば，この靱帯の損傷を疑う。

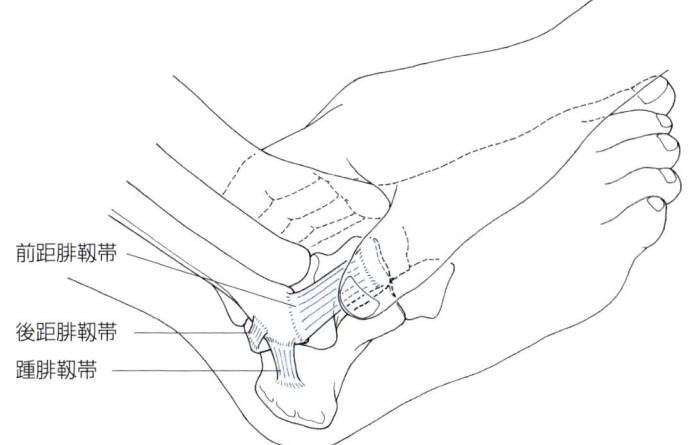

前距腓靱帯
後距腓靱帯
踵腓靱帯

◉ 後面
- 腓腹筋とヒラメ筋の共同腱であるアキレス腱は踵骨付着部で容易に触知でき，下腿下1/3のレベルまで追跡することができる。

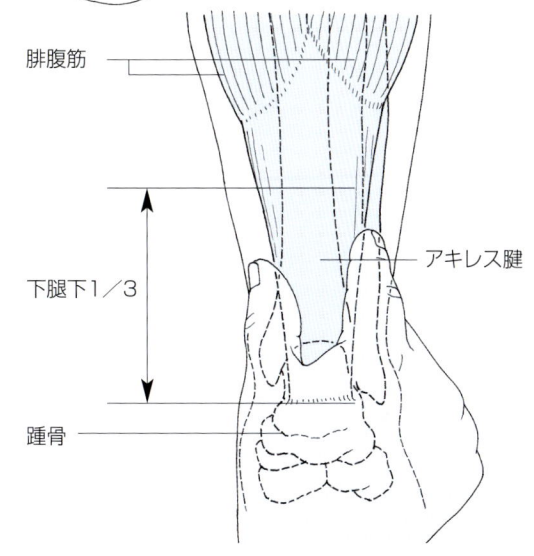

腓腹筋
アキレス腱
下腿下1/3
踵骨

関節可動域検査

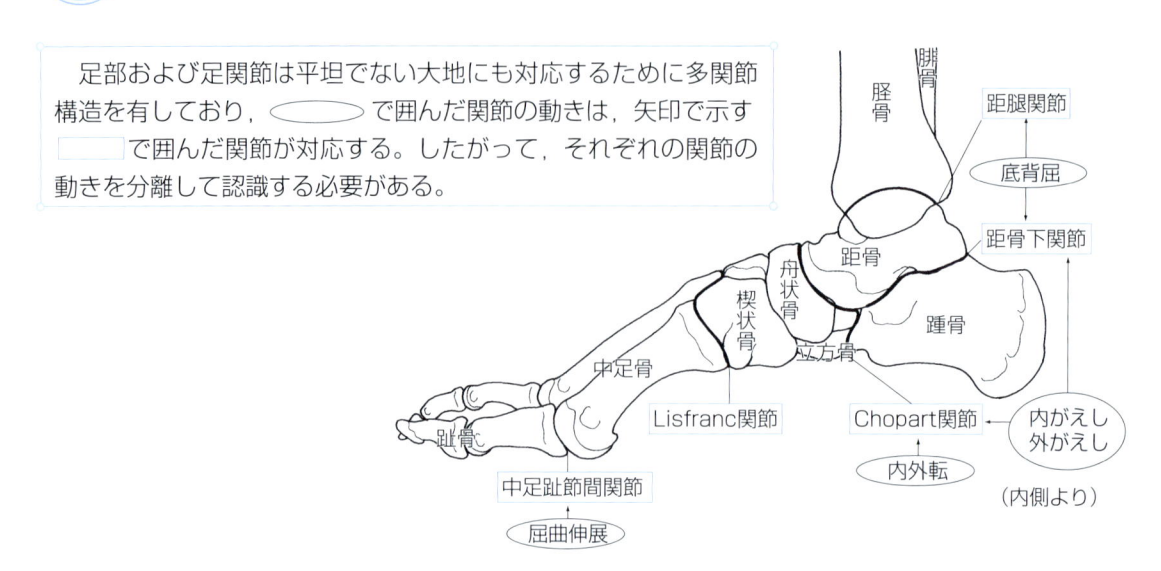

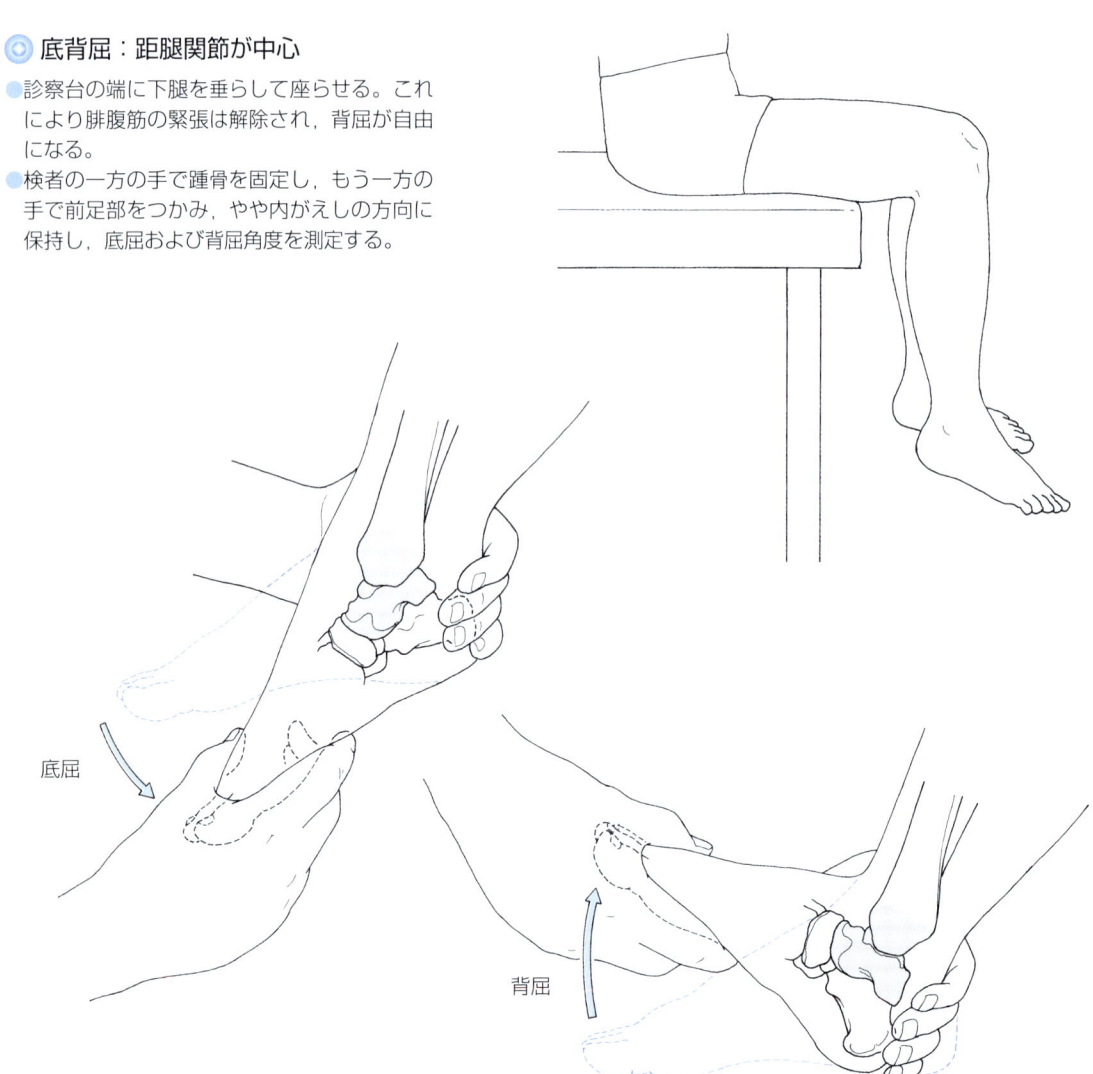

足部および足関節は平坦でない大地にも対応するために多関節構造を有しており，◯で囲んだ関節の動きは，矢印で示す☐で囲んだ関節が対応する。したがって，それぞれの関節の動きを分離して認識する必要がある。

脛骨／腓骨／距腿関節／底背屈／距骨／舟状骨／楔状骨／中足骨／趾骨／立方骨／踵骨／距骨下関節／内がえし・外がえし／Lisfranc関節／Chopart関節／内外転／中足趾節間関節／屈曲伸展／（内側より）

◎ 底背屈：距腿関節が中心

- 診察台の端に下腿を垂らして座らせる。これにより腓腹筋の緊張は解除され，背屈が自由になる。
- 検者の一方の手で踵骨を固定し，もう一方の手で前足部をつかみ，やや内がえしの方向に保持し，底屈および背屈角度を測定する。

底屈／背屈

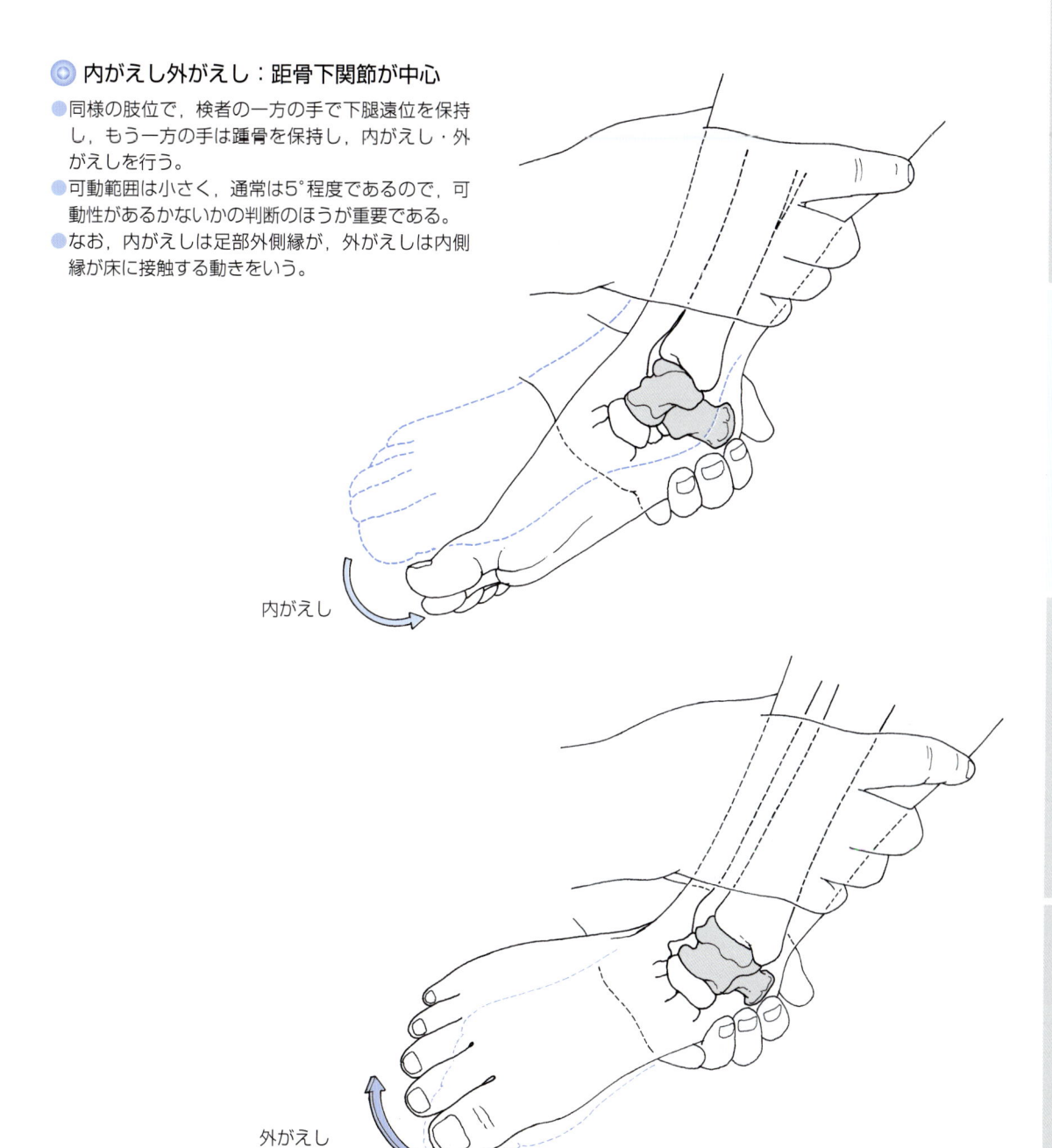

内がえし外がえし：距骨下関節が中心

- 同様の肢位で，検者の一方の手で下腿遠位を保持し，もう一方の手は踵骨を保持し，内がえし・外がえしを行う。
- 可動範囲は小さく，通常は5°程度であるので，可動性があるかないかの判断のほうが重要である。
- なお，内がえしは足部外側縁が，外がえしは内側縁が床に接触する動きをいう。

内がえし

外がえし

内外転：Chopart関節が中心

- 同様の肢位で，検者の一方の手で踵骨を固定し，もう一方の手で前足部を動かす方向とは逆の方向から押すようにして保持して可動域を調べる。
- 外転の検査であるが，内側縁に指を沿わせることで運動範囲がわかりやすくなる。内転検査時にも内側縁の動きに注目したほうがわかりやすい。
- なお，正常な自動運動ではこれらの動きが単独で起こることはなく，内転と内がえし（回内）および外転と外がえし（回外）として起こる。

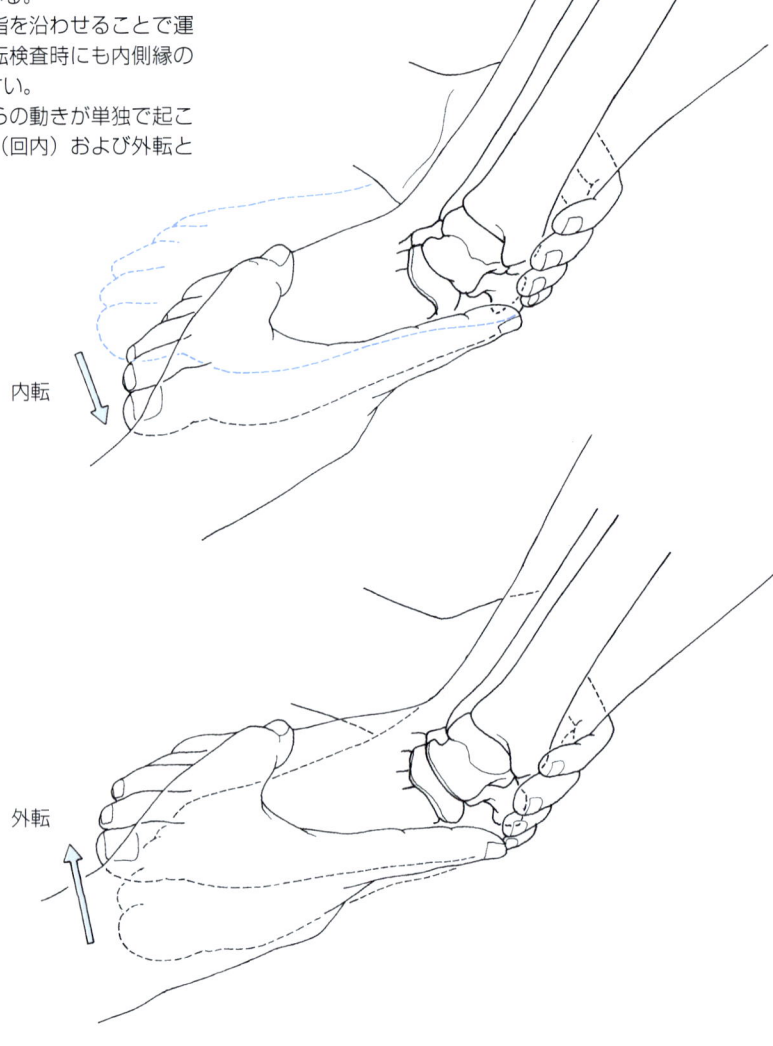

内転

外転

MTP関節底屈背屈

- 中足部を固定し，趾全体をもう一方の手で保持して底背屈させる。
- 母趾では，背屈が30～40°ないと，歩行パターンの趾離地期までの時間が短くなる。

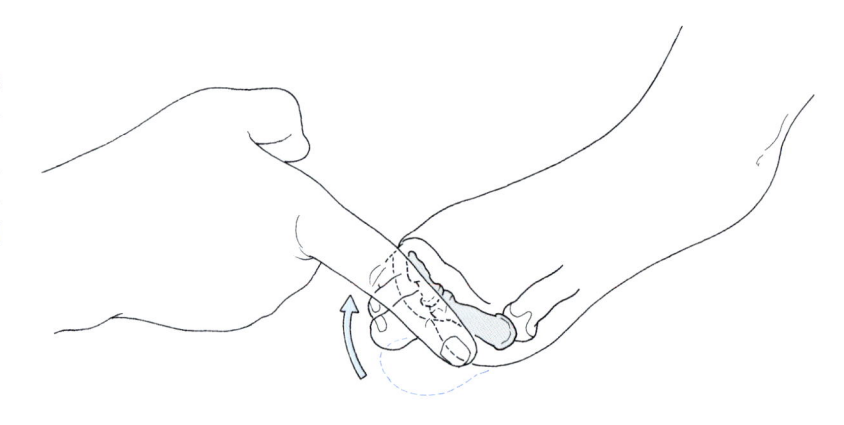

足関節，足

安定性テスト

- 前距腓靱帯は足関節捻挫で最も損傷を受けやすい靱帯であり，その走行部位から距骨の前方移動の抑制作用を有している。したがって，損傷により前方引き出し徴候を示す。
- 検査法は，足部をやや底屈させたうえで，下腿遠位を後方に，踵部を前方に引くと手に"ゆるさ"を感じることができる。
- 正確にはストレス撮影が必要であるし，左右を比較する必要もある。
- 底屈・内がえしにより疼痛が生じることが診断上，より重要である。

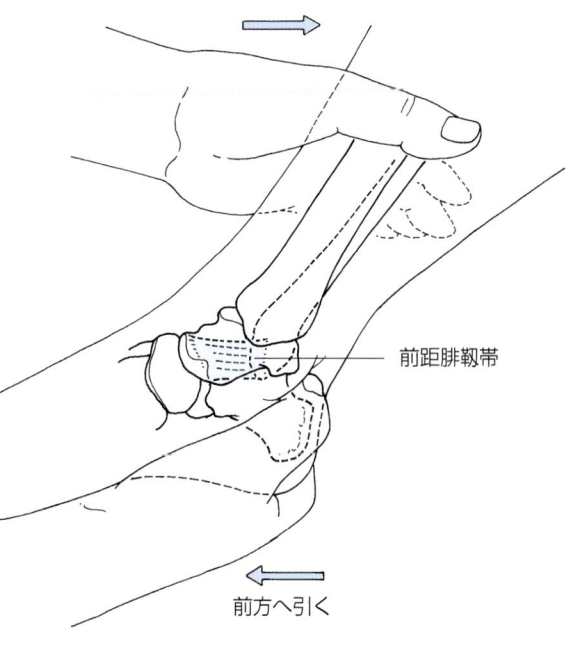

後方へ押す

前距腓靱帯

前方へ引く

- 両方の母指を内・外果の直下に置き，両手で踵部を包み込んで，側方動揺性を調べる。外側では前距腓靱帯と踵腓靱帯の両方が切れた場合，内側では三角靱帯が損傷していれば，果間関節が開くのを触知できる。

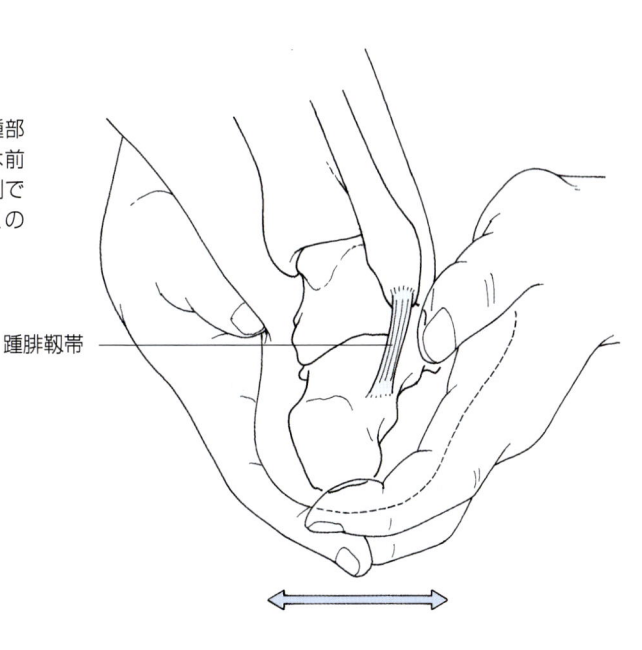

踵腓靱帯

筋力テスト

多くの医師がカルテに筋力を記載する際に＋や－の記号をつけて表示している。"ちょっと弱い"とか"少し強い"などの感覚を表現しているのだろうが，本来はつけるべきではない。臨床的に意味があるのは3＋のみである。3＋は重力に抗して全可動域を動かせるのみではなく，最終肢位を軽い抵抗に抗して保持できることを示す。たとえば，足背屈筋力3の患者は靴型装具の重みに耐えることができないが，3＋であれば可能となり靴型装具を処方してよいと判断できる。

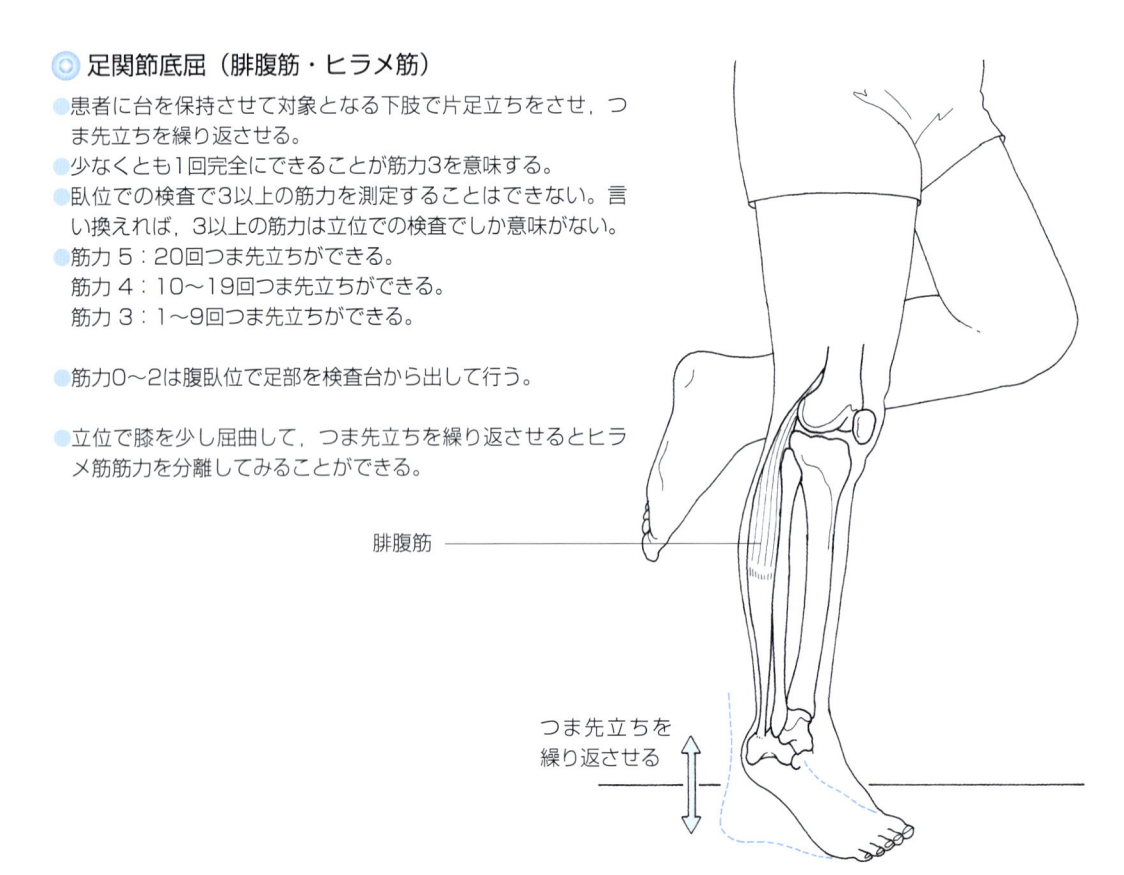

◎ 足関節底屈（腓腹筋・ヒラメ筋）

- 患者に台を保持させて対象となる下肢で片足立ちをさせ，つま先立ちを繰り返させる。
- 少なくとも1回完全にできることが筋力3を意味する。
- 臥位での検査で3以上の筋力を測定することはできない。言い換えれば，3以上の筋力は立位での検査でしか意味がない。
- 筋力5：20回つま先立ちができる。
  筋力4：10～19回つま先立ちができる。
  筋力3：1～9回つま先立ちができる。

- 筋力0～2は腹臥位で足部を検査台から出して行う。

- 立位で膝を少し屈曲して，つま先立ちを繰り返させるとヒラメ筋筋力を分離してみることができる。

腓腹筋

つま先立ちを繰り返させる

足関節, 足

背屈・内がえし（前脛骨筋）

- 検査台に腰掛けさせ，踵を検者の大腿の上におき，一方の手で下腿後方を支え，検査する手は背内側部にあてる。

  注意　趾伸筋の影響を避けるため趾の力は抜くように指示する。

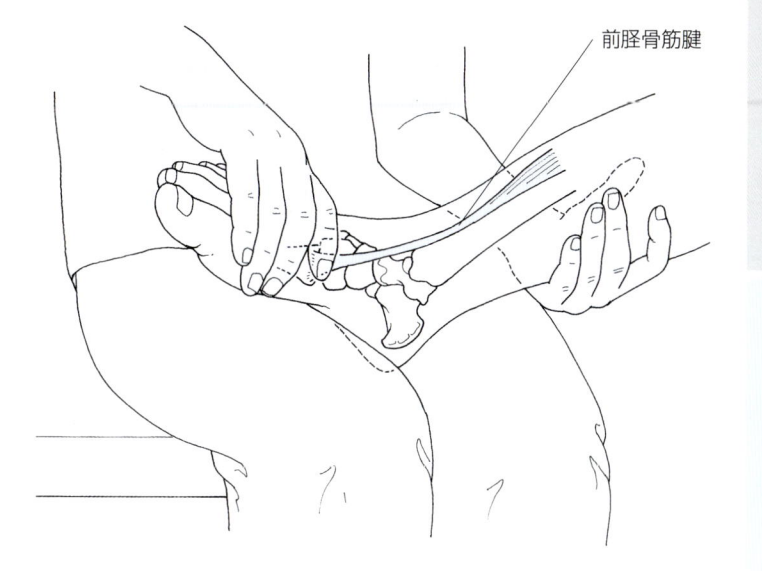

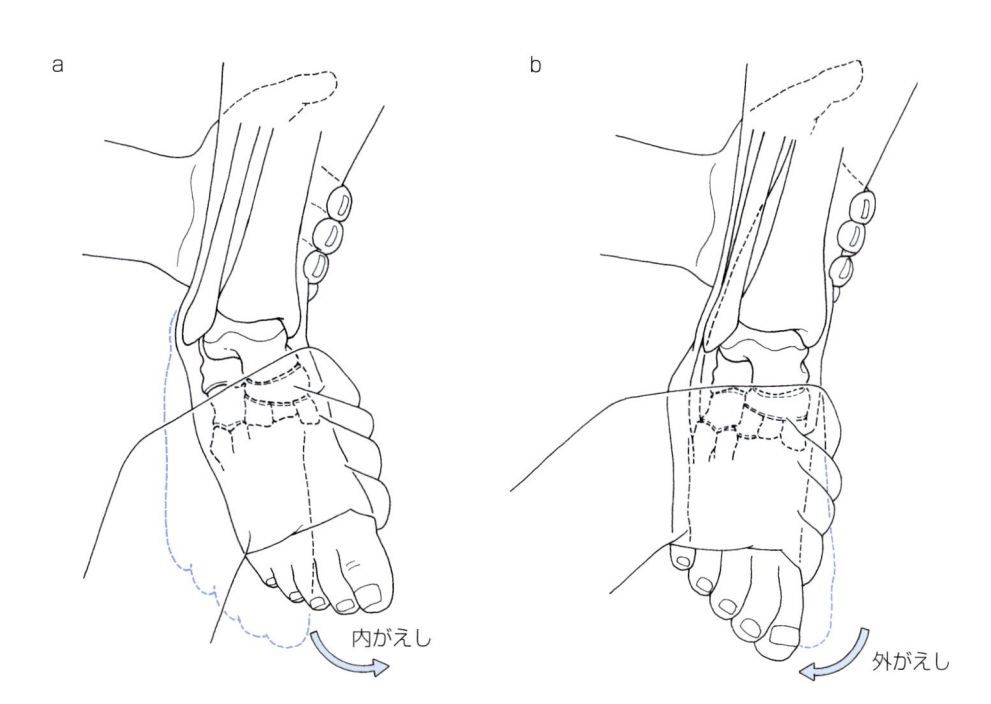

前脛骨筋腱

a

b

内がえし

外がえし

内がえし（後脛骨筋）・外がえし（長・短腓骨筋）

- 同様の肢位を取らせて，足関節は中間位とし，一方の手で後方から足関節を固定し，検査する手は中足骨頭レベルにおく。
- 外がえしなら背外側部（a），内がえしなら背内側部（b）から抵抗を加えて筋力を測定する。

  注意　いずれにしても，実際に自動運動をさせる前に他動的に動かして，運動方向を理解させておくことが重要である。

特 殊テスト

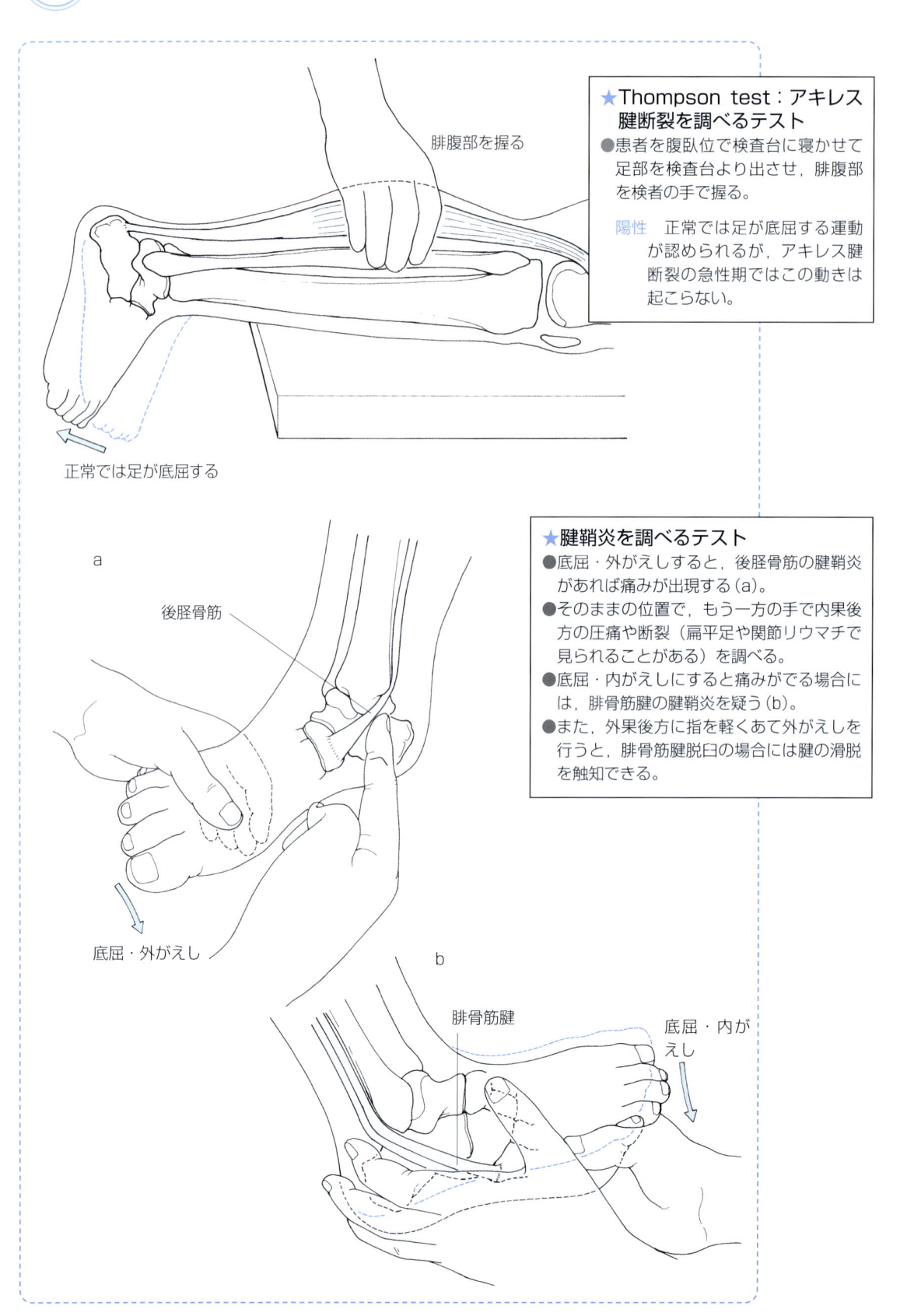

腓腹部を握る

正常では足が底屈する

★Thompson test：アキレス腱断裂を調べるテスト
- 患者を腹臥位で検査台に寝かせて足部を検査台より出させ，腓腹部を検者の手で握る。

陽性　正常では足が底屈する運動が認められるが，アキレス腱断裂の急性期ではこの動きは起こらない。

a

後脛骨筋

底屈・外がえし

b

腓骨筋腱

底屈・内がえし

★腱鞘炎を調べるテスト
- 底屈・外がえしすると，後脛骨筋の腱鞘炎があれば痛みが出現する(a)。
- そのままの位置で，もう一方の手で内果後方の圧痛や断裂（扁平足や関節リウマチで見られることがある）を調べる。
- 底屈・内がえしにすると痛みがでる場合には，腓骨筋腱の腱鞘炎を疑う(b)。
- また，外果後方に指を軽くあて外がえしを行うと，腓骨筋腱脱臼の場合には腱の滑脱を触知できる。

足関節，足

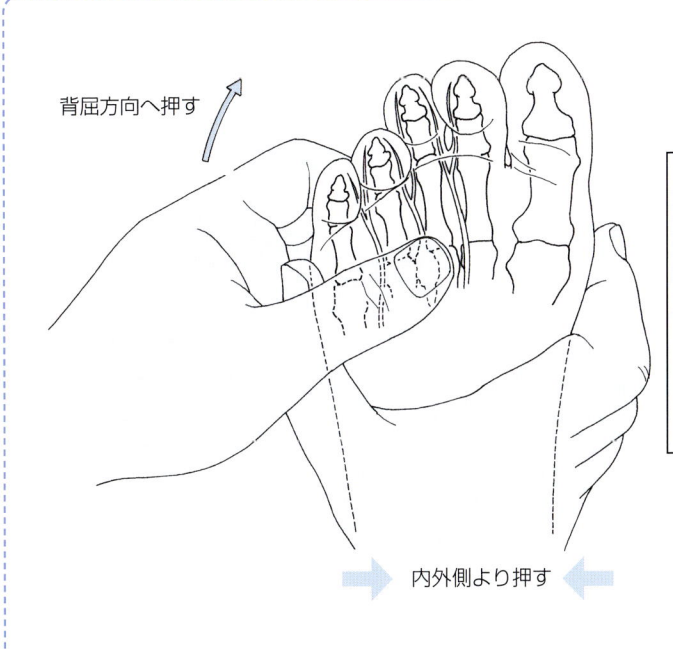

★Morton病を調べるテスト
- Morton病は足底神経腫であるが，第3〜4趾間に発生することが多い。
- 圧痛を認めることはあっても，腫瘤を触知することは多くない。しかし，一方の手で趾を背屈方向に圧迫を加えたうえで，もう一方の手で内外側より押すと神経腫の動きを捉えることができることがある。
- 同時に趾の内外両面の知覚を調べておく。

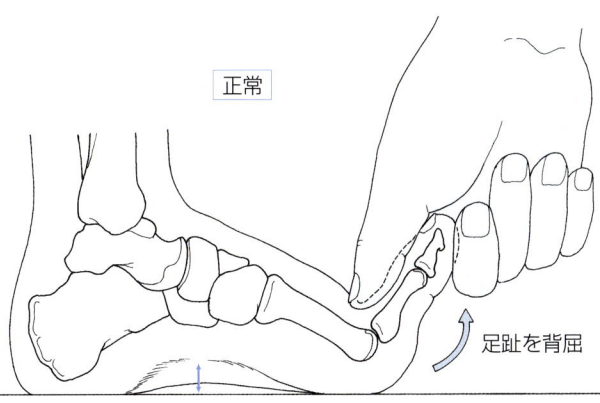

背屈方向へ押す

内外側より押す

★巻き上げ機構を調べるテスト
- 荷重立位で足趾を背屈させると，足底腱膜が巻き上げられる形となるために内側縦アーチが高くなる。
- 腱膜炎があれば疼痛を誘発する。

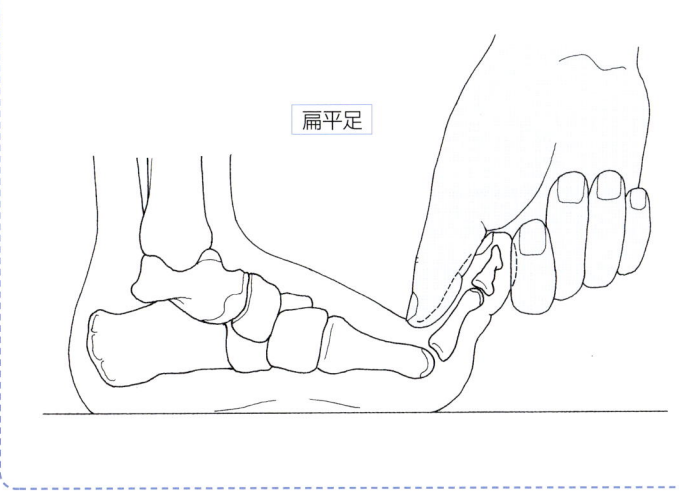

正常

足趾を背屈

扁平足

[小池達也]

3 脊椎

- 頚椎
- 胸椎
- 腰椎，仙椎

3 頚椎

診 察のチェックポイント

ポイント 1　診察の進め方

- まず，神経症状があるかどうか，またそのなかでも脊髄の障害によるものか，神経根の障害によるものかの鑑別が重要である。
- 次に問診・理学的所見から障害の高位を診断する。
- 最後にX線・MRIなどの画像による補助診断所見との対比を行う。

ポイント 2　視診

- 入室の仕方（できれば待合いの椅子から立ち上がるところから）
  ①歩様は痙性を呈しているかどうか，具体的には膝が伸展位のままの歩行かどうか。
  ②壁づたいの歩行，人に支えられての歩行か，など。
- 入室後，上半身を裸にし，上肢の筋萎縮，とくに骨間筋，母指球筋の萎縮を確認する。

ポイント 3　問診

- 一般の問診と同様であるが，膀胱直腸障害についても必ず尋ねる。尿の回数，1回の量，残尿感，失禁，便秘，失便など，もともとの便秘症，男性の前立腺肥大による排尿障害の有無も含め，手足の症状が増悪する前後の変化を問う。
- 問診のあいだ，手に振戦をきたしているかどうかなども観察する。

周辺解剖の触診法

肩甲棘
- 肩峰から後内側へ触診すると先細りとなった肩甲棘を触知する。

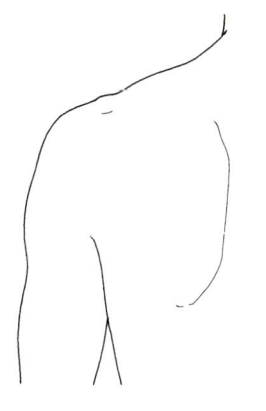

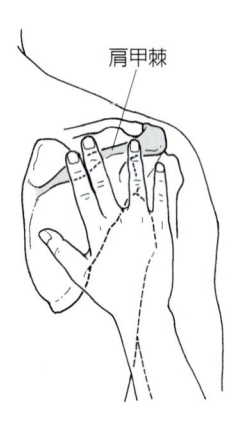

肩甲棘

大後頭隆起
- 頭蓋下部の中心線に指をおき，毛髪の中に向かってゆっくりと上方へ動かすと，丸まった突起物として触知できる。

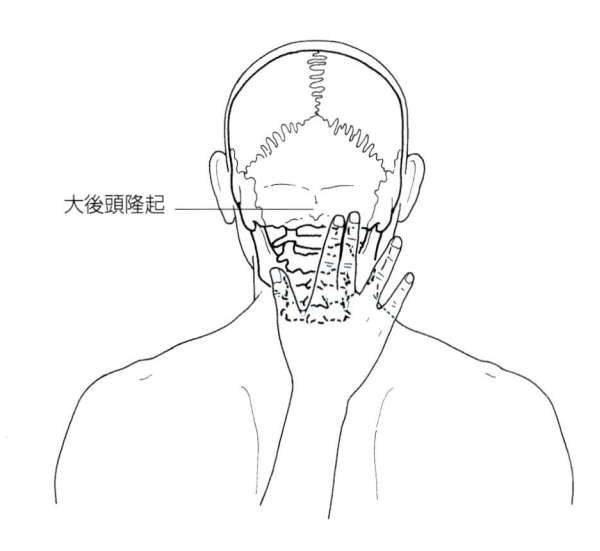

大後頭隆起

各種検査法：知覚検査

知覚検査
- 上肢の頚部病変では四肢のみならず体幹にも知覚低下が現れることがあるので，体幹の知覚検査も行う。
- 神経根症の知覚低下と頚椎症性脊髄症では感覚障害の出現部位や範囲が違うので注意する。

  注意　神経根レベルと頚髄の髄節レベルは，知覚では約1.5椎間，運動では約1椎間ずれる。
  　　　脊髄症による知覚障害は範囲が広い傾向にある。

- 頚部病変でみられる感覚障害

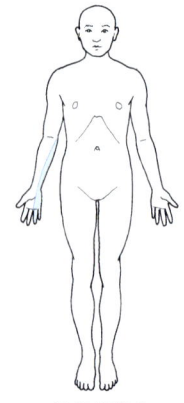

a：神経根障害

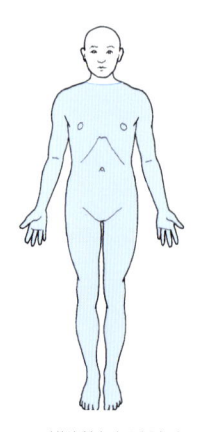

b：横断性脊髄障害。障害高位以下の全知覚障害

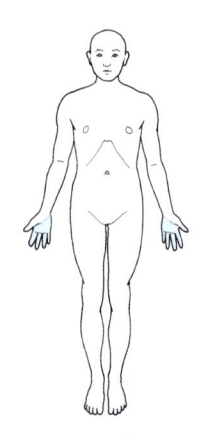

c：中心性（灰白質）頚髄障害。両側手指に強い全知覚障害

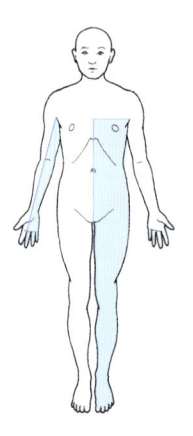

d：Brown-Séquard症候群（半髄半側病変）。障害頚髄高位の一側全知覚障害と同側の振動覚低下と運動麻痺があり，対側の温痛覚低下

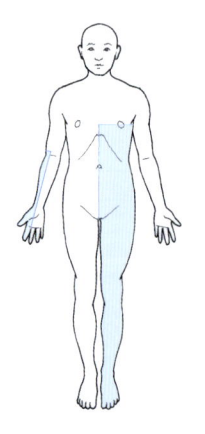

e：神経根障害とBrown-Séquard症候群の合併

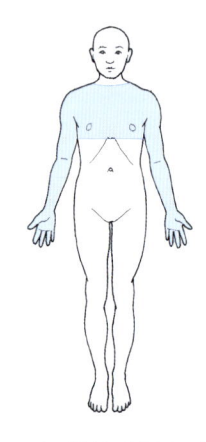

f：解離性知覚障害（脊髄中心部障害）。温痛覚は障害されるが触覚は保たれる。脊髄空洞症や脊髄内腫瘍でみられる

（文献3より）

	頚部神経根症の診断指標				頚椎症性脊髄症の責任椎間板高位決定の診断指標 (1椎間手術例108例の分析)		
椎間板高位 神経根	C4/5 C5	C5/6 C6	C6/7 C7	C7/T1 C8	C3/4	C4/5	C5/6
腱反射	(上腕二頭筋腱反射↓)	上腕二頭筋腱反射↓	上腕三頭筋腱反射↓	(上腕三頭筋腱反射↓)	上腕二頭筋腱反射↑100%	上腕二頭筋腱反射↓63%	上腕三頭筋腱反射↓85%
筋力低下	三角筋↓ (上腕二頭筋↓)	上腕二頭筋↓	上腕三頭筋↓	(上腕三頭筋↓) 小手筋	三角筋↓ 83%	上腕二頭筋↓ 71%	上腕三頭筋↓ 79%
知覚障害					58%	68%	96%

(文献3より)

> ◉ **深部知覚検査**
> ● 後索の障害があれば位置覚・振動覚の低下がみられる。
> ① 位置覚：指（足指）の末節を上あるいは下へ向け，患者にその方向を示してもらう。
> ② 振動覚：音叉を用い，上肢は尺骨茎状突起，下肢は内果（あるいは外果）にあてて音叉が停止したと感じたときに知らせてもらい，検者自身がまだ音叉が振動しているかどうか自身の尺骨茎状突起で確認する。

> ★**ロンベルグ徴候：後索障害を調べるテスト**
> ● 患者を起立位で閉眼させる。
>
> 陽性　深部知覚が高度になると起立位を保てなくなる。

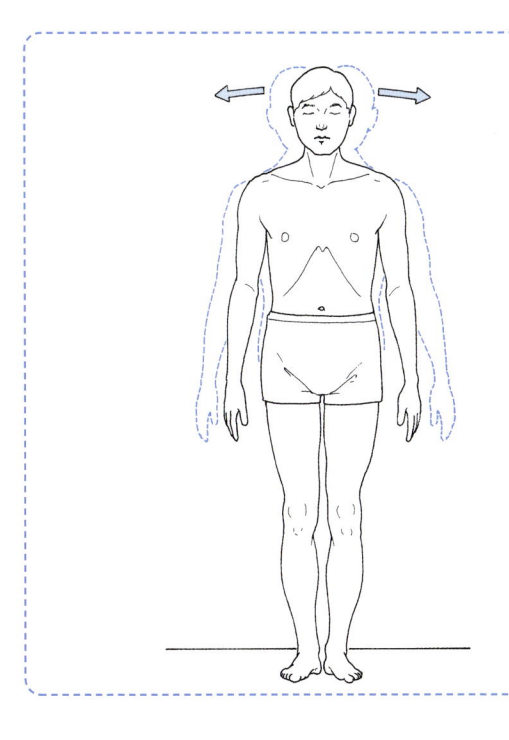

各種検査法：腱反射

打腱器の持ち方：柄をつまむように軽く持ち，端の部分は手のひらで軽く包み込むようにする。回転軸の中心は手関節にもってくる（いわゆるスナップを利かした状態）。叩く部分の重み（慣性）を生かす。

注意　とにかく患者に，力を抜いてもらうことがポイントである。そのためには，まず検者が肩の力を抜くこと。また（極端に無礼になってはいけないが）少し親しげに患者に話しかけながら行うと有効である。

できるだけ，上位から下位へ（下顎反射からアキレス腱反射まで）順に行うように習慣づける。

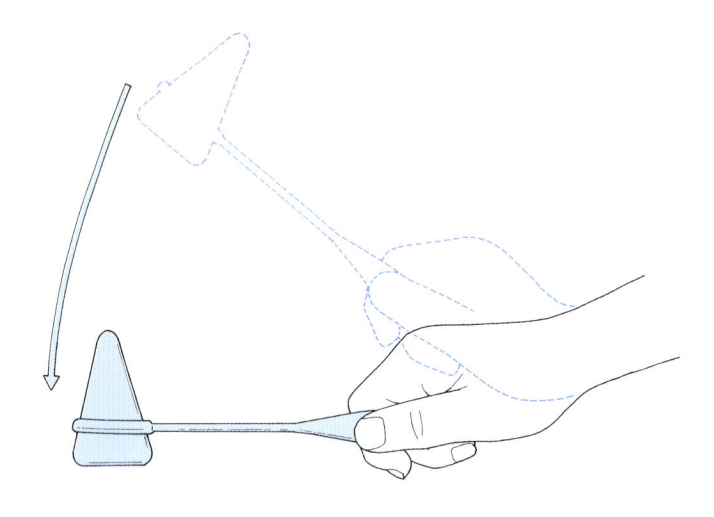

◉ 下顎反射

● 患者に軽く開口させ顎の緊張をとるように命じ，検者の指を下顎に載せ，その上を打腱器で叩く。

注意　下顎反射が亢進し，上下肢の腱反射も亢進している場合は，両側性の大脳半球や脳幹障害による皮質球路や錐体路の障害を疑う。

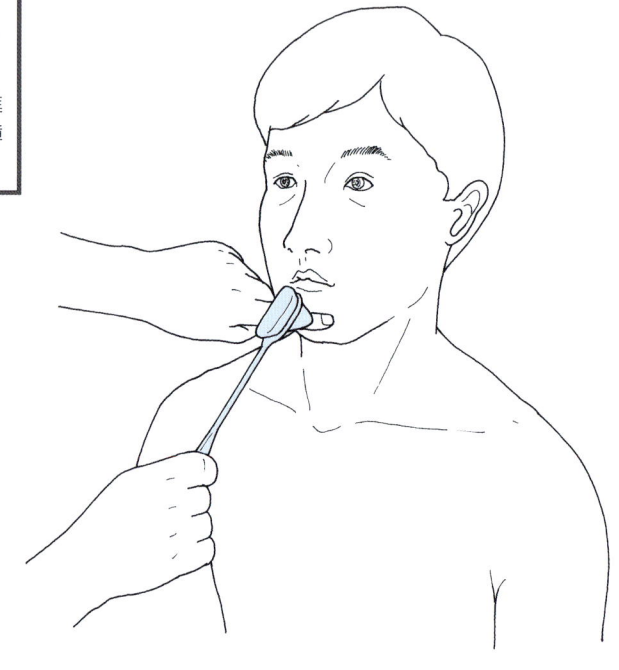

肩甲上腕反射
- 患者を坐位にし,肩甲棘中央部ないし肩峰を尾側に向かって叩打する。
- 肩甲骨の挙上または肩関節の外転を認めた場合を亢進と判定する。
- この反射の中枢はC1～C4髄節であり,頭蓋頚椎移行部を含む上位頚椎における延髄・脊髄障害では亢進する。

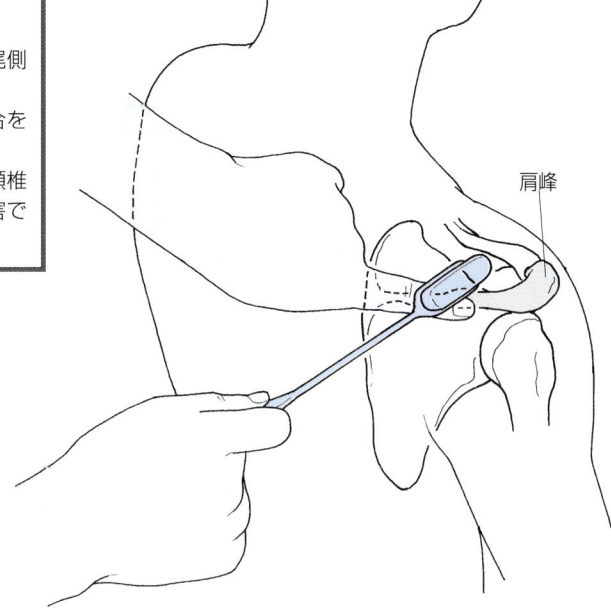

肩峰

上腕二頭筋反射
- 肘を90°屈曲させ,上腕二頭筋腱を叩打する
- 前腕を検者の前腕にのせ,母指で上腕二頭筋腱を押さえて叩くと筋緊張もとれ,反応がでやすい。
- 臥位で上腕をベッドに横たえていても筋緊張がとれやすい。
- 反射中枢はC5(C6)髄節である。

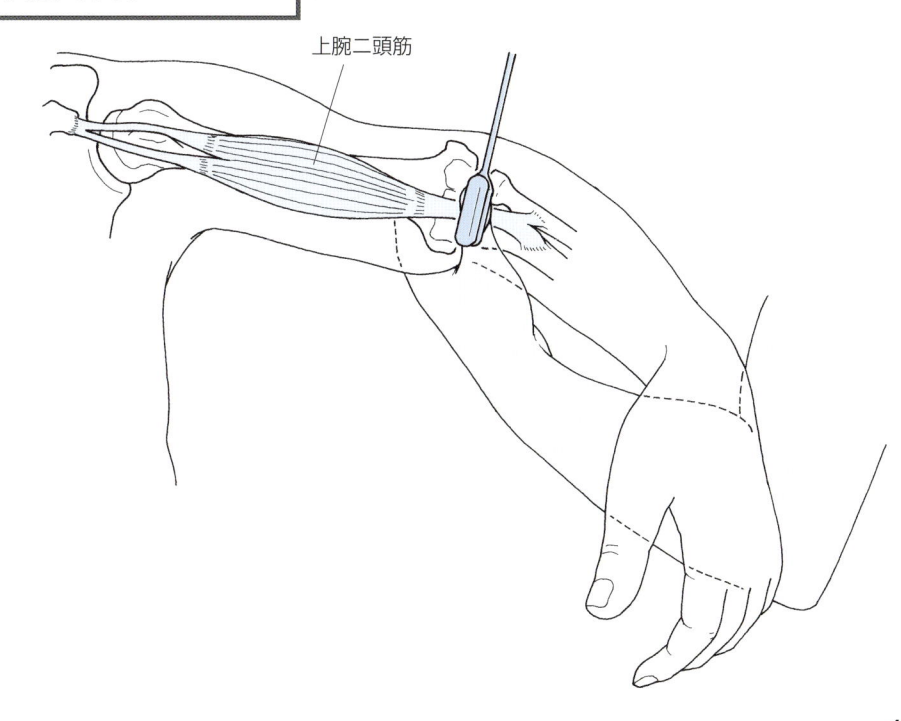

上腕二頭筋

腕橈骨筋反射
- 患者の手を持ち，前腕を回内位にし，前方1/3を叩打する。
- 反射中枢はC6髄節である。

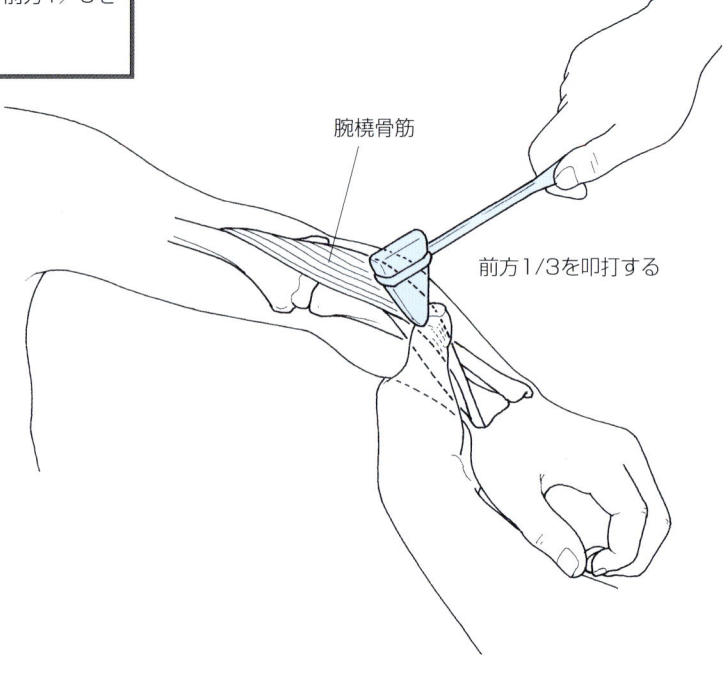

腕橈骨筋

前方1/3を叩打する

上腕三頭筋反射
- 肘関節を90°屈曲させ，上腕三頭筋腱を叩打する。
- 反射中枢はC7髄節である。

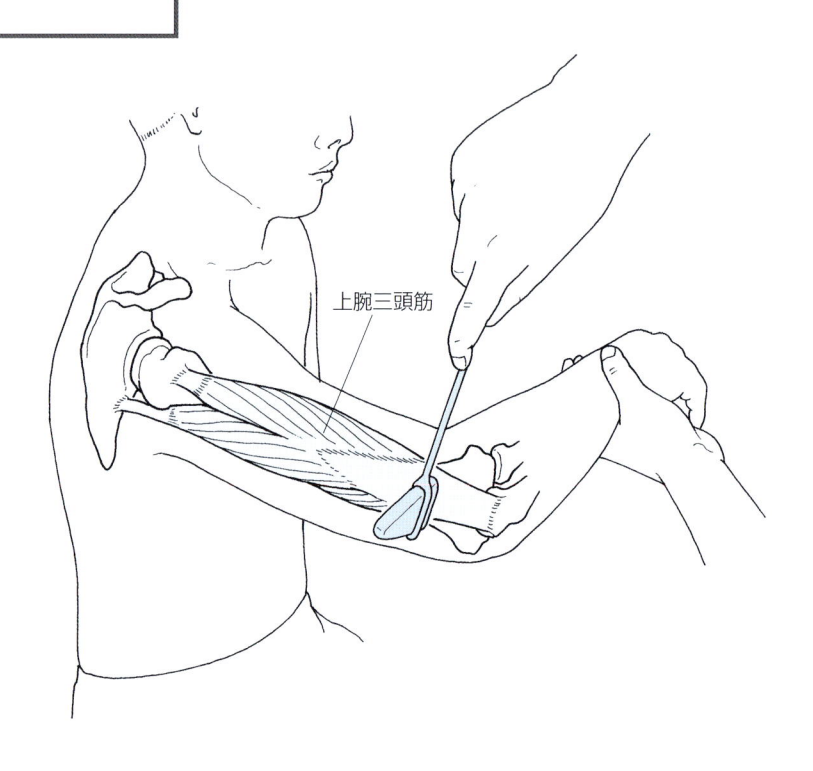

上腕三頭筋

膝蓋腱反射

- 膝を60〜80°くらいに屈曲させる。屈曲が強いと出現しにくい。
- 膝蓋靱帯の左右の関節裂隙に母指と示指をおき，その間を叩くようにすると失敗が少ない。それでも腱をとらえきれていないこともあるので，腱反射がでないときはその近辺を少し変えて何回か叩くようにする。

注意　亢進しているかどうか微妙なときには，膝蓋骨の近位端に自分の左手人差し指をおき，これを足の方へ向けて叩く。反射がみられれば亢進としてよい。

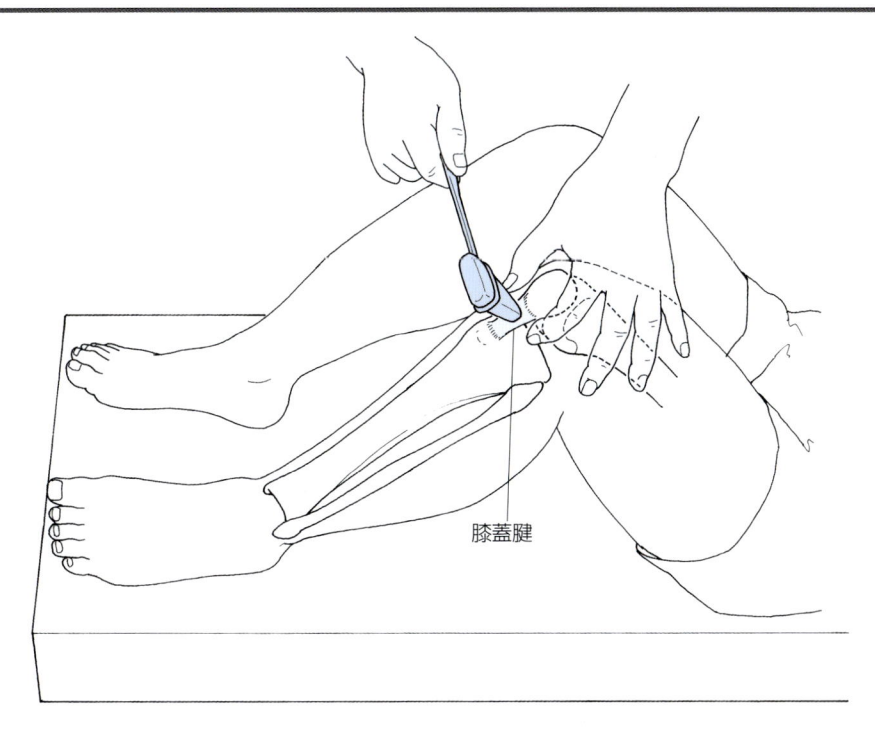

膝蓋腱

◉ アキレス腱反射
- 腹臥位をとらせ，膝を90°屈曲させる。
- 足関節を軽く背屈させるようにMTP関節部分を押さえ，アキレス腱をたたく。
  - 注意　仰臥位で股関節を外転外旋させ，膝を30°ほど屈曲させた肢位でも検査可能だが，この肢位では下肢の力を抜くことがむずかしい患者もおり，反射が出現しにくい場合がある。

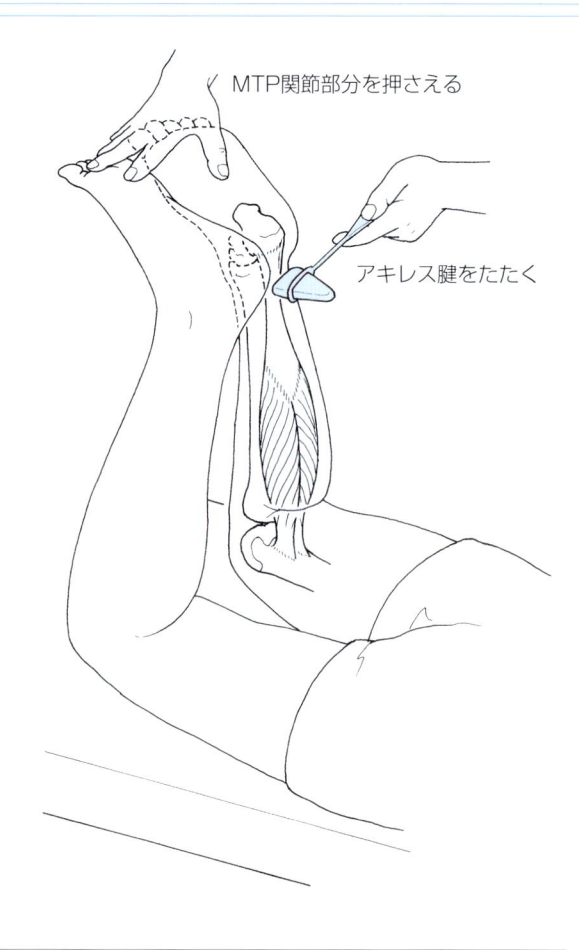

MTP関節部分を押さえる

アキレス腱をたたく

◉ 足クローヌス
- 膝を軽く屈曲させ（検者が膝窩部を支える），足のMTP関節からアーチにかけて，検者の指あるいは手掌で軽く勢いをつけて足関節を背屈させる。
- クローヌスは検者が力を抜いた時点で消失するので，クローヌスが出現している限りは（10回程度まで）力を入れ続ける。

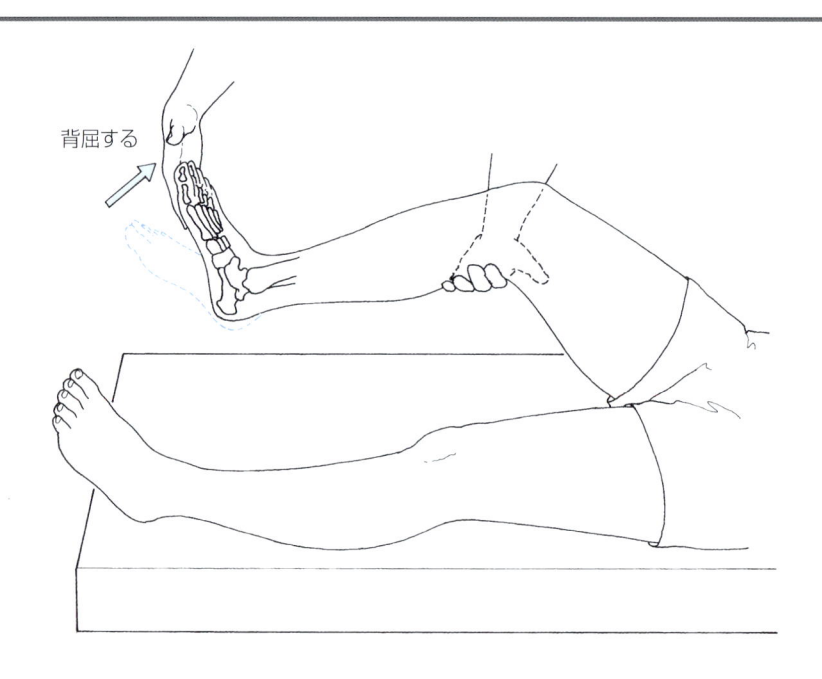

背屈する

ホフマン反射・トレムナー反射

- 患者の中指の中節を検者の母指で背側へ押し，患者のMP関節を検者の中指で過伸展させ，末節をはじくと反応が出やすい（a）。
- 末節を掌側へはじくのがホフマン反射（b），背側へはじくのがトレムナー反射（c）である。
- 正常でも出現することがあるので左右差を見ることが大切である。

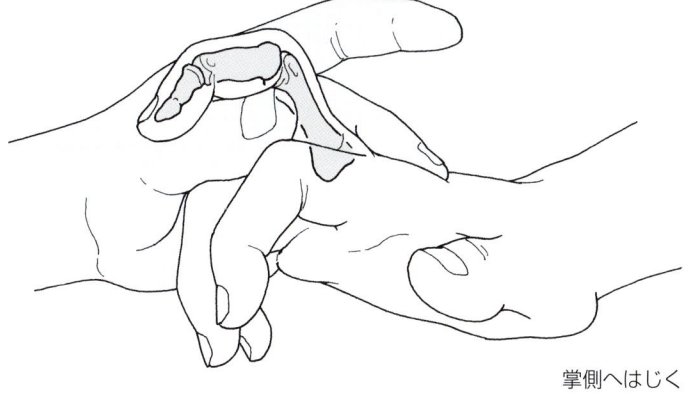

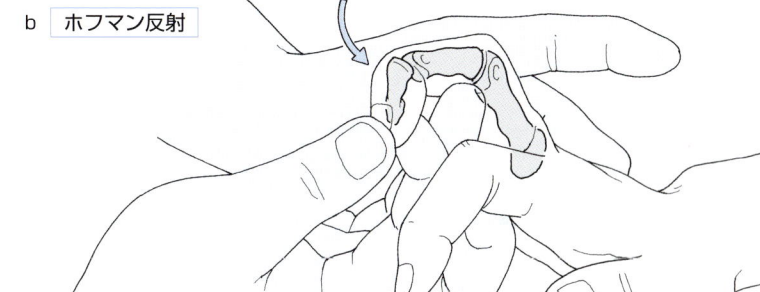

a　MP関節を過伸展させ末梢をはじく

b　ホフマン反射
掌側へはじく

c　トレムナー反射
背側へはじく

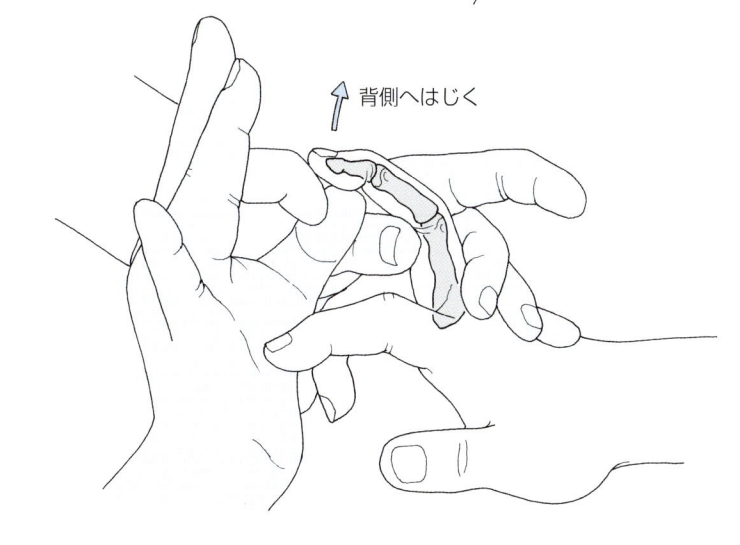

バビンスキー反射

- 足底の外側を足先へ，小趾のMTP関節付近からは母趾MTP関節へむけて弓状を描くようにこすりあげる。
- 打腱器の持ち手の方や自動車の鍵のようなやや鋭利なものの先で行う。

陽性　母趾が背屈すれば陽性である。

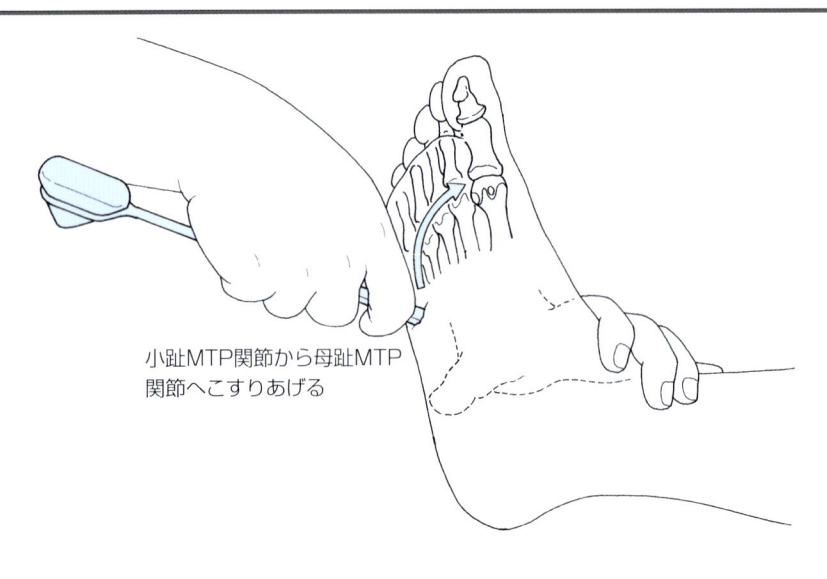

小趾MTP関節から母趾MTP関節へこすりあげる

チャドック反射

- 足関節外果の後方を頭側から尾側へこすり下ろす。

陽性　母趾が背屈すれば陽性である。

- 打腱器の持ち手の方や自動車の鍵のようなやや鋭利なものの先で行う。

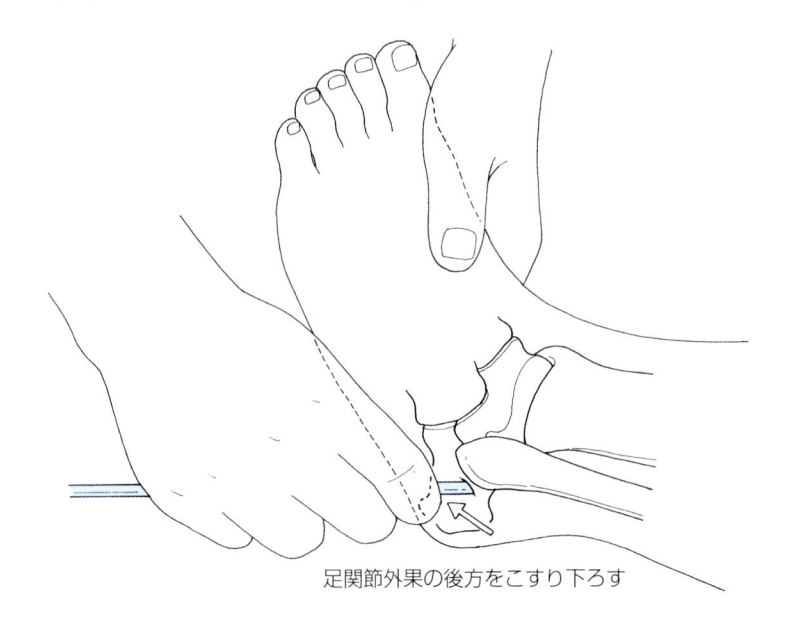

足関節外果の後方をこすり下ろす

オッペンハイム反射

- 脛骨前面を母指と示指で挟み込むようにしてこすり下げる。

  陽性　母趾が背屈すれば陽性である。

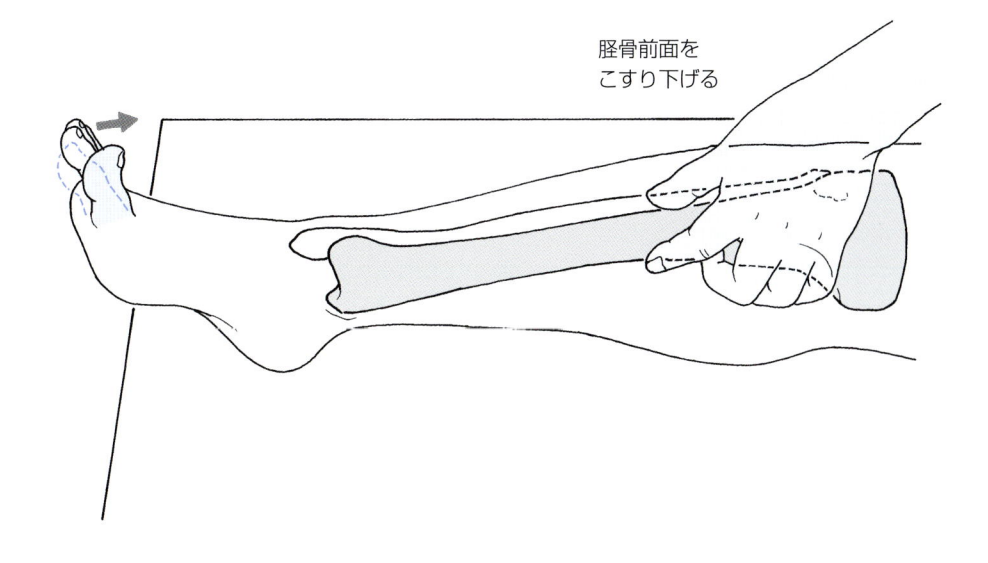

脛骨前面を
こすり下げる

上肢徒手筋力テスト

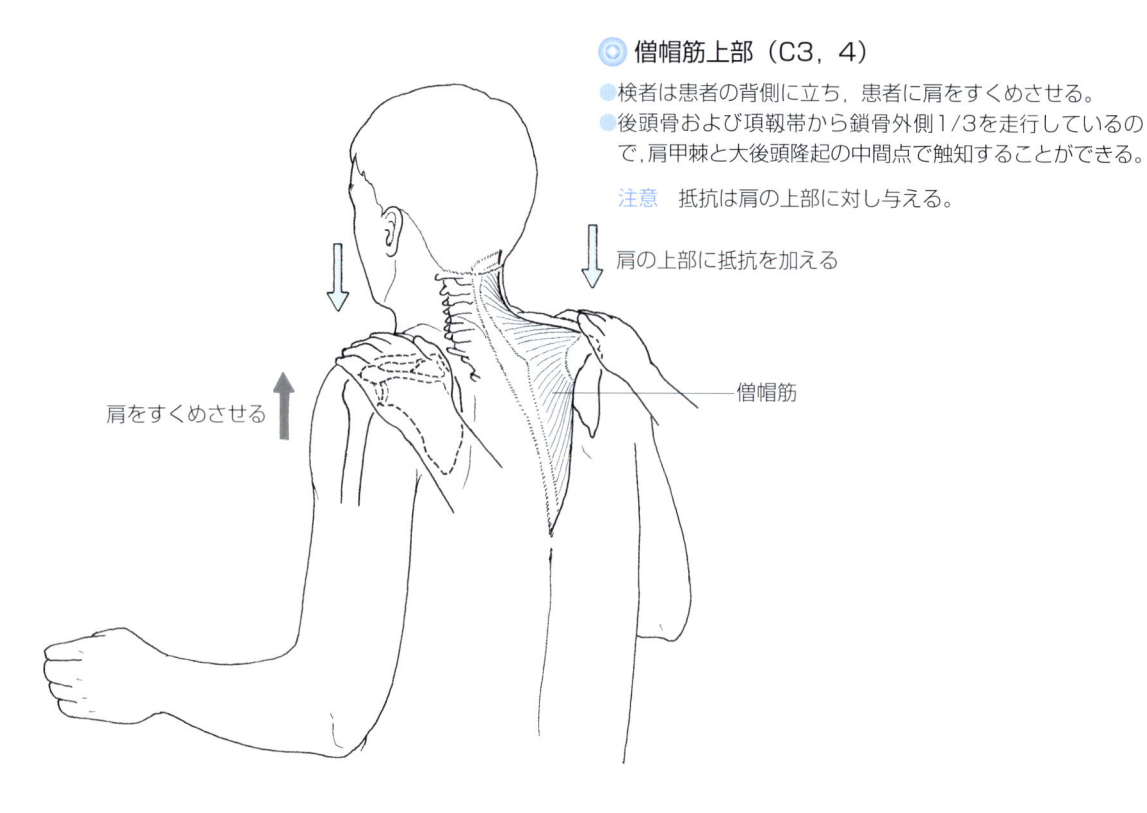

僧帽筋上部（C3，4）

- 検者は患者の背側に立ち，患者に肩をすくめさせる。
- 後頭骨および項靱帯から鎖骨外側1/3を走行しているので，肩甲棘と大後頭隆起の中間点で触知することができる。

注意　抵抗は肩の上部に対し与える。

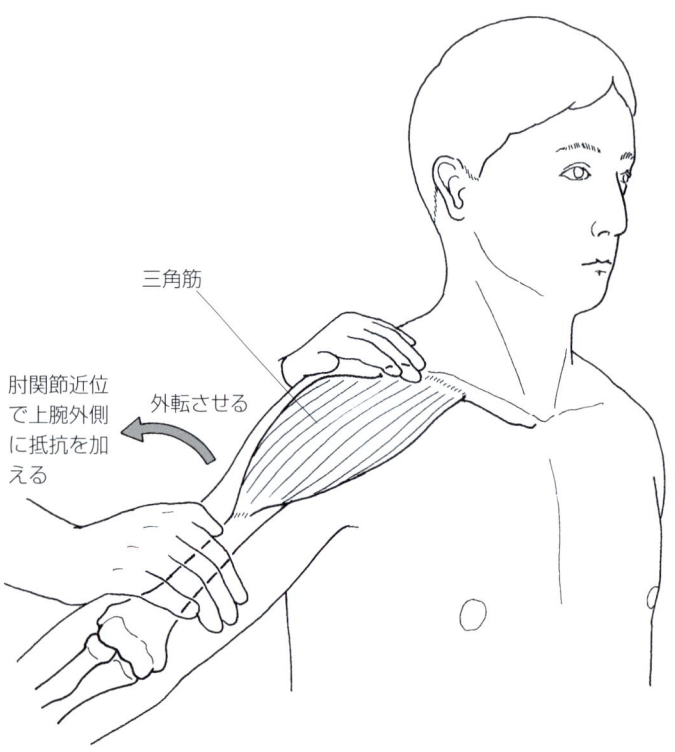

肩の上部に抵抗を加える

肩をすくめさせる

僧帽筋

三角筋中部（C5）

- 検者は患者の背側に立ち，患者に肩を外転させる。
- 検者は片手を患者の肩の上に，もう一方を上腕骨1/2付近におく。
- 肩峰から上腕骨三角筋粗面にかけて走行しているので，肩甲棘先端の下方に触知することができる。

注意　抵抗は肘関節近位で上腕外側に与える。

三角筋

肘関節近位で上腕外側に抵抗を加える

外転させる

上腕二頭筋（C5, 6）

- 患者は仰臥位または坐位で，肘を回外位にて屈曲させる。
- 長頭では肩甲骨上関節結節，短頭では肩甲骨烏口突起から橈骨粗面にかけて走行しているので，上腕中央前面に触知できる。

注意　抵抗は前腕前面で手関節近位に与える。

前腕前面で手関節近位に抵抗を加える

烏口突起
肩甲骨上関節結節
上腕二頭筋

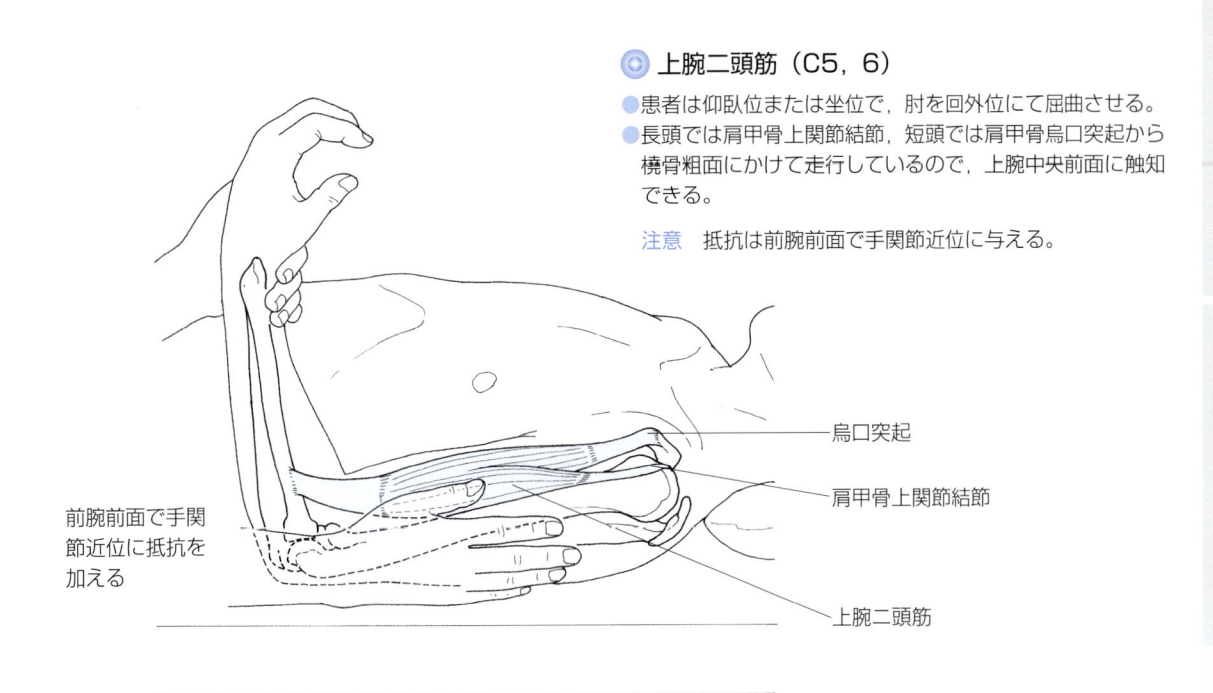

上腕三頭筋（C7）

- 検者は患者の頭側に立ち，患者の肘を伸展させる。
- 上腕骨背面から肘頭後面にかけて走行しているので，上腕背側から肘頭のすぐ近位で触知することができる。

注意　抵抗は前腕後面で手関節近位に与える。

- 筋力低下がある場合，臥位をとらせ，筋力3があるかどうかを確認する。

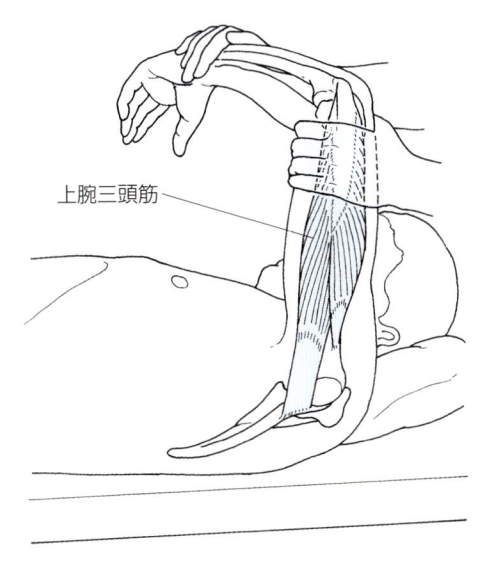

上腕三頭筋

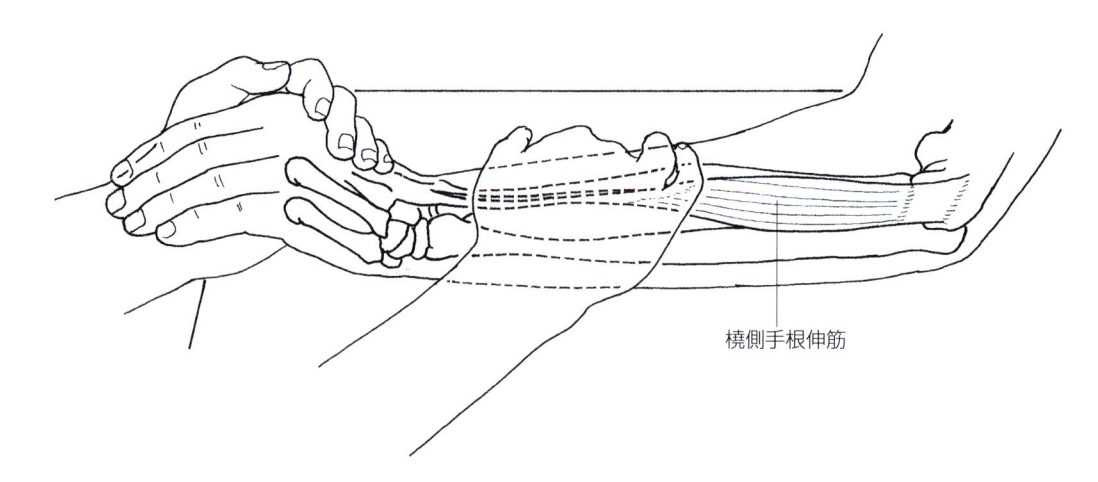

橈側手根伸筋

橈側手根伸筋（C6，7）
- 患者は坐位または仰臥位とし，手関節を伸展させる。
- 上腕骨外側顆上粗面下1/3または上腕骨外側上顆から第2・3中手骨底背側面にかけて走行しているので，筋腹は上腕骨外側上顆より2～5横指遠位の背側に，腱部は第2・3中手骨の底部で触知することができる。

注意　抵抗は第2および第3中手骨上で手の背側面に与える。

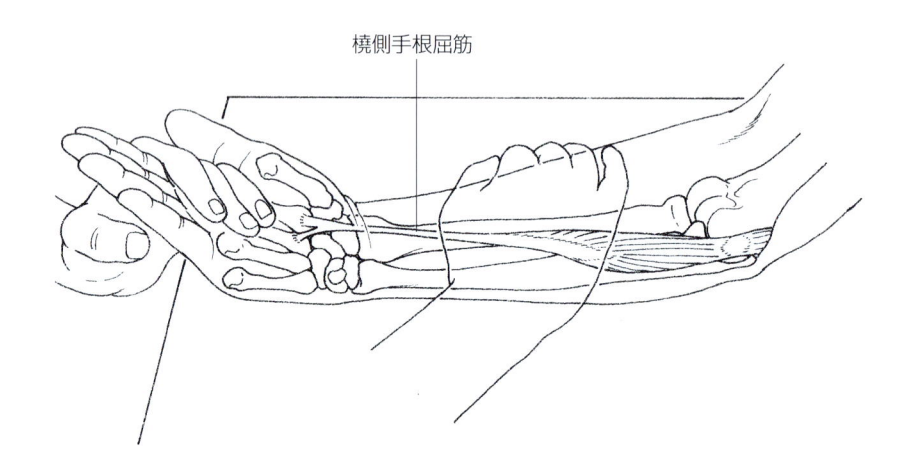

橈側手根屈筋

橈側手根屈筋（C7，8）
- 患者は坐位とし，検者は患者の前腕を回外してテーブルなどの上で固定し，手関節を屈曲させる。
- 上腕骨内側上顆から第2中手骨底掌側面にかけて走行しているので，長掌筋の橈側において触知することができる。

注意　抵抗は手掌の手関節遠位部に与える。

深指屈筋（C8）

- 手関節は中間位かわずかに伸展しておき，手指は伸展させた姿位で，指の末節を屈曲させる。
- 尺骨掌側・内側面の近位から停止は第2〜5指の末節骨底掌側面にかけて走行しているので，筋腹は尺骨近位1/3のすぐ尺側に，腱は中節骨掌側に触知することができる。

注意　抵抗は基節骨と中手骨を固定し，末節骨の手掌面に与える。

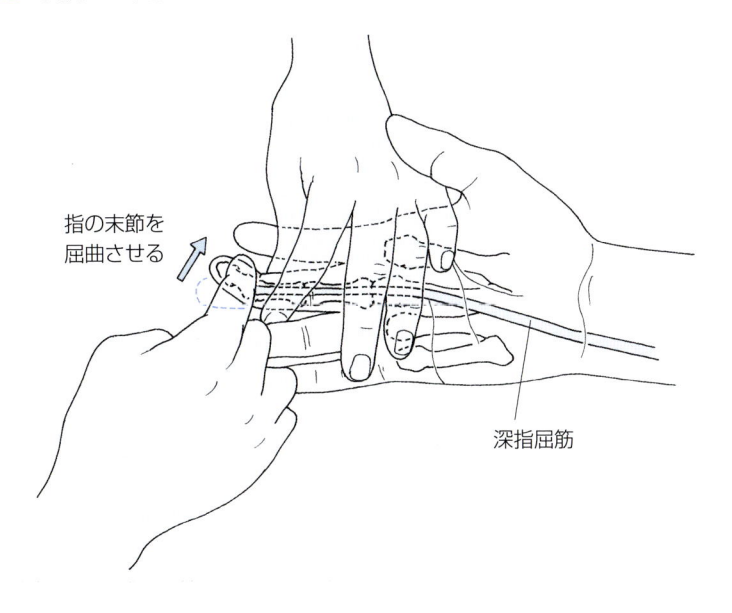

指の末節を屈曲させる

深指屈筋

小指外転筋

- 患者は坐位とし，検者はテーブルなどの上で患者の前腕を回外し，第2〜4中手骨部を固定したうえで小指を外転させる。
- 豆状骨から第5指の基筋骨底内側にかけて走行しているので，第5中手骨の尺側面で触知できる。

注意　抵抗は内転方向に与える。

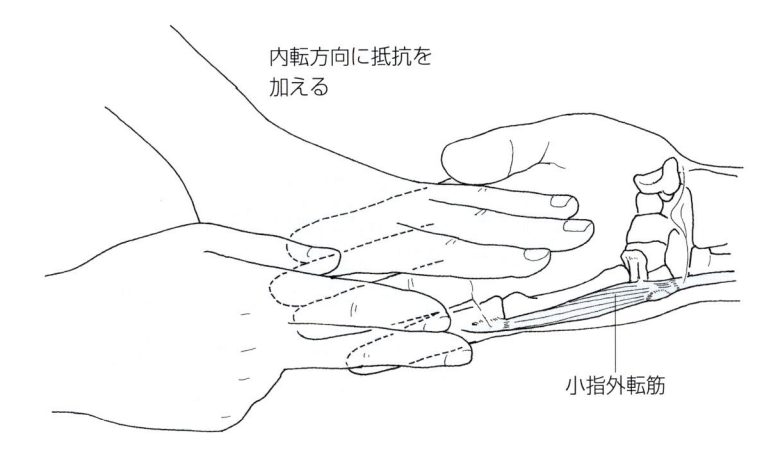

内転方向に抵抗を加える

小指外転筋

誘発テスト

10秒テスト
- 手の握り，開きを10秒間に何回できるかを測定する．20回以上が正常である．

  注意　指の握り，開きが不完全な場合は，正しいやり方を指導し，再度検査をする．

FES (finger escape sign)
- 両手の指を閉じてもらう．
- 脊髄症状の重症度の目安となる．

グレード0：FES陰性．
グレード1：小指の内転位保持ができない．
グレード2：小指または小指と環指の内転ができない．
グレード3：小指と環指の伸展と内転ができない．
グレード4：小指，環指，中指の伸展と内転ができない．

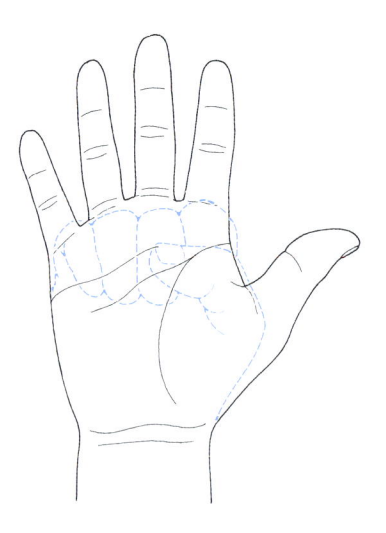

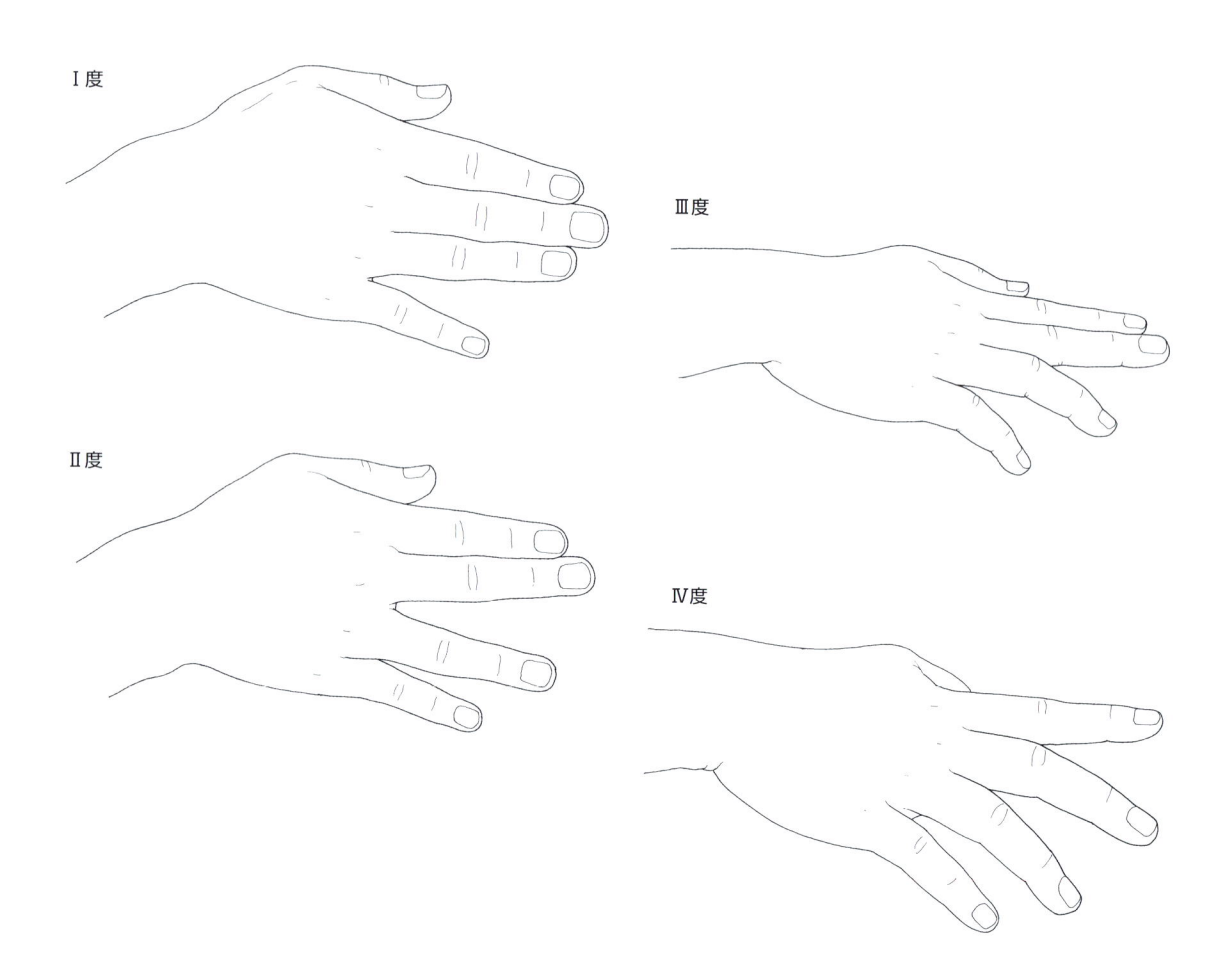

Ⅰ度

Ⅱ度

Ⅲ度

Ⅳ度

椎間孔圧迫テスト

脊髄症状が軽微で上肢の疼痛を訴える場合に行う。

注意　強い脊髄症状を呈している場合は，安全のため積極的に行わないほうがよい。

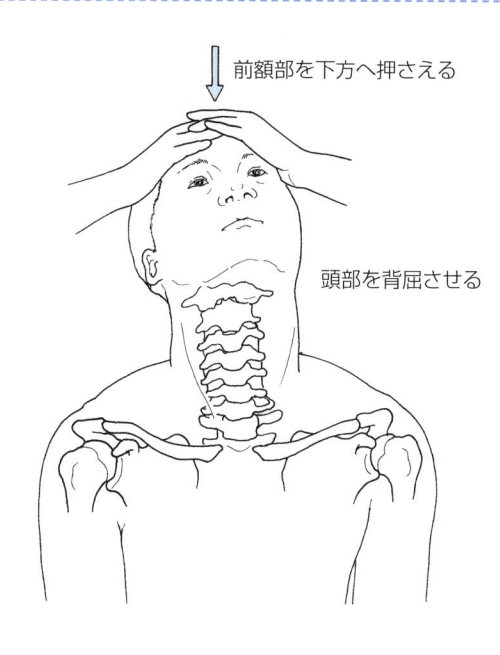

前額部を下方へ押さえる

頭部を背屈させる

★Jackson test：神経根症を調べるテスト
●頭部を背屈させ，検者は前額部を下方へ押さえる。

陽性　上肢に放散痛が起これば神経根症を疑う。

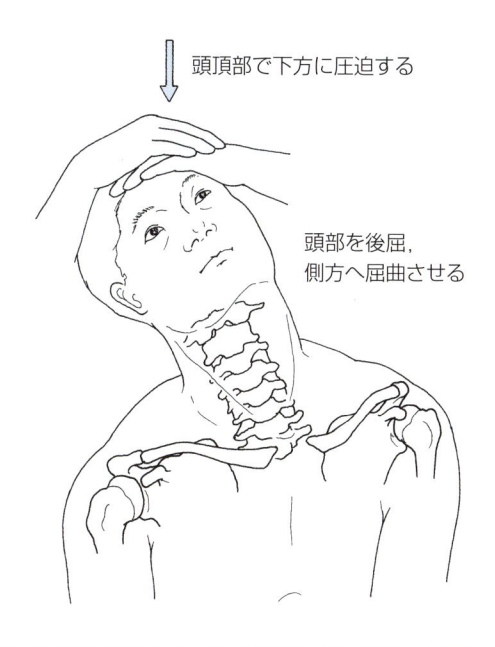

頭頂部で下方に圧迫する

頭部を後屈，側方へ屈曲させる

★Spurling test：神経根症を調べるテスト
●頭部を後屈かつ側方へ屈曲させ，頭頂部に両手で下方に向けて圧迫を加える。

陽性　上肢に疼痛・放散痛が起これば神経根症を疑う。

神 経根伸展テスト

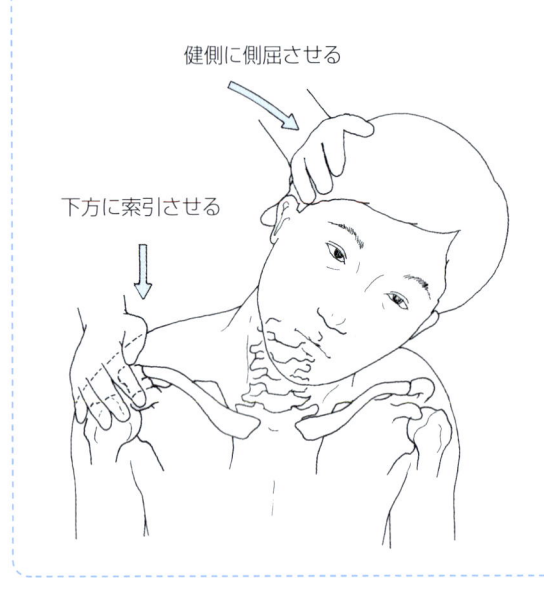

健側に側屈させる

下方に牽引させる

★Eaton test：神経根症を調べるテスト
●検者の片手で頚椎を健側に側屈させ，他方の手で患側上肢を下方に牽引する。

陽性　上肢に疼痛・放散痛が起これば神経根症を疑う。

●頚椎の場合は，胸郭出口症候群との鑑別が必要になることも多い。

[胸郭出口症候群の検査]
①Wright test：上腕を水平まで外転し，外旋させる。
②Adson test：深く吸気しながら頚を過伸展し頭を患側へ回旋させる。
③Eden test：患者を座らせ胸を張り肩を後下方に引かせる。

陽性　①〜③は以上の肢位をとらせたとき橈骨動脈の拍動の消失あるいは減弱とともに症状が再現（あるいは異常知覚が出現）される。

④Roos test：肩関節を90°外転，最大外旋位，肘を90°屈曲位として前額面寄りや後方へ引いた肢位で手指屈伸を3分間続けさせる。

陽性　しびれ感が徐々に出現する。

■文　献
1) 国分正一，田中靖久，ほか：頚椎症の症候学．脊椎脊髄，1：447-453，1988．
2) Stanley Hoppenfield．：頚椎，図解四肢と脊椎の診かた，医歯薬出版，1984，p101-123．
3) 渡辺栄一：診察の進め方．頚椎の外来，メジカルビュー社，1998，p35-46．
4) Hazel M Clarkson, Gail B Gilewich：図説 関節の動きと筋力の診かた．医道の日本社，1998，p99-232．
5) 小野啓郎，ほか：Myelopathy hand と頚髄症の可逆性．整形外科Mook，2：10-17，1978．

[小西定彦]

3 胸椎

　胸椎疾患の診察は姿勢と痛み，歩容状態のチェックが主である．疾患としては側弯症などの脊柱変形，下位胸椎の圧迫骨折，胸椎OYL，OPLLなどの変性疾患，胸椎脊髄腫瘍がある．

視 診のチェックポイント

ポイント 1 直立位の姿勢

- 前方から；胸郭を観察
  - ①漏斗胸（a）
  - ②鳩胸（b）
- 側方から；不良姿勢を観察
  - ①平背（c）
  - ②凹背（d）
  - ③円背（e）
  - ④亀背（f）
  - ⑤前弯症
  - ⑥後弯症
- 後方から
  - ①側弯
  - ②肋骨隆起
  - ③肩甲骨の左右差
  - ④腰部隆起

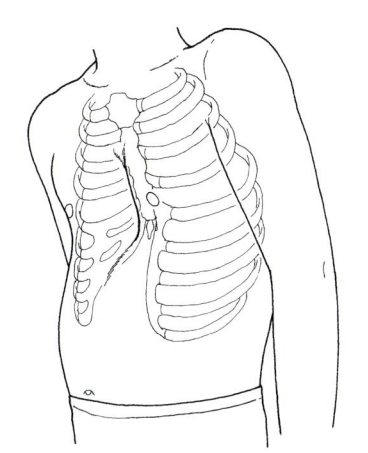

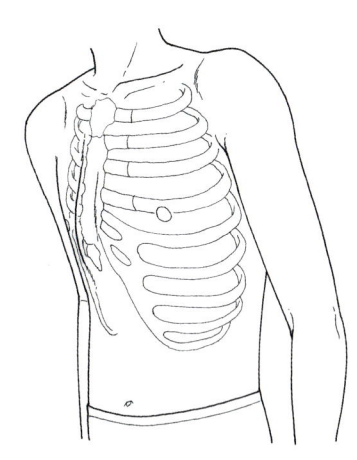

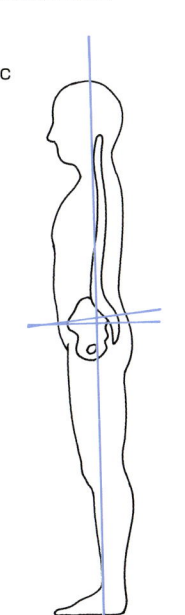

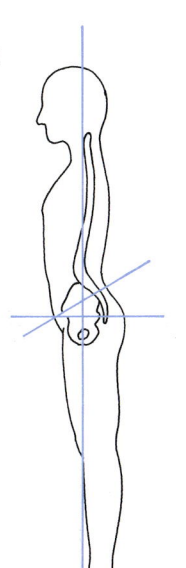

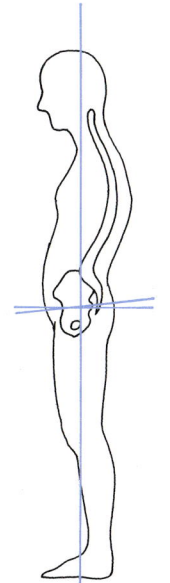

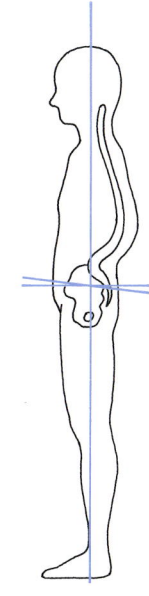

ポイント 2　皮膚の色調

①café-au-lait spots
②血管腫
③異常発毛
④皮膚腫瘍など

ポイント 3

◉ Posterior Adam position
検者は患者の後方から立ち，背中を伸ばしたままで腰を屈曲させ，胸腰椎を観察する（a）。

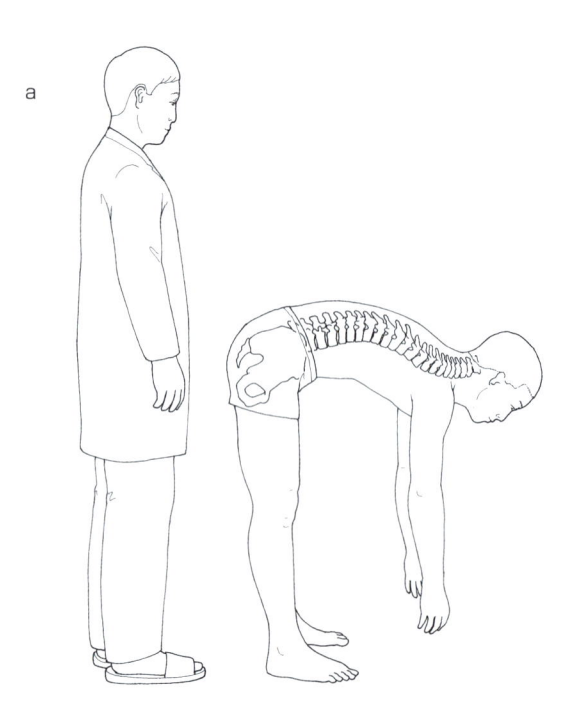

◉ Anterior Adam position
aの状態で検者は患者の前方にまわり頸椎をさらに屈曲させ，上位胸椎から頸椎にかけての変形を観察する（b）。

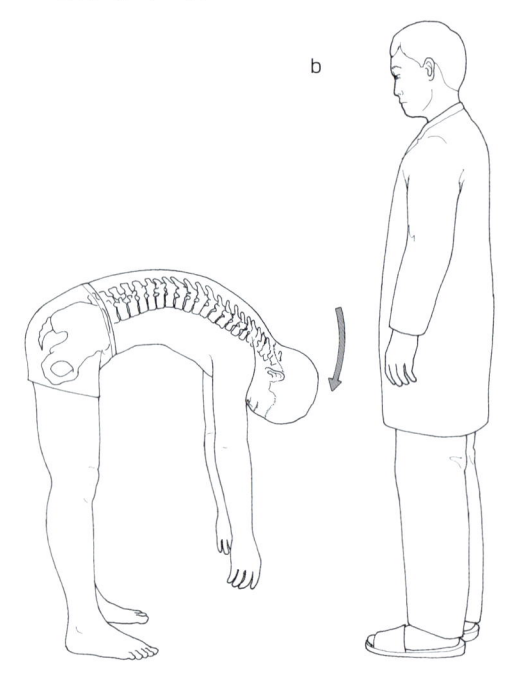

注意　側弯患者がAdam positionにて側弯が改善されれば機能的側弯症であり，改善されなければ構築的側弯症である。

側弯症の場合

- 両肩の高さの左右差，肩甲骨の高さの左右差，ウエストラインの左右差を測定する（a）。
- 前屈時のhump形成の有無，背部隆起をスコリオメーターにて計測する。7°以上なら陽性としてX線撮影を行う（b）。
- 重心線の偏位を測定する（c）。

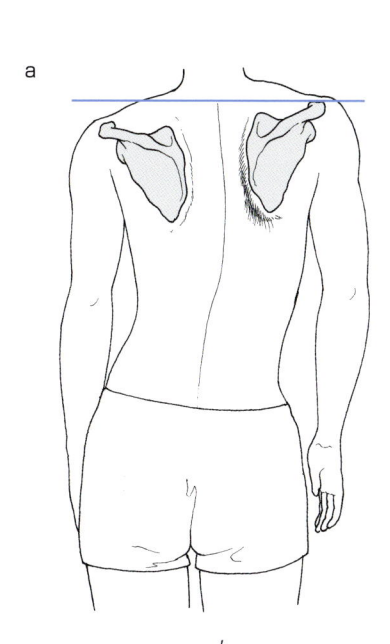

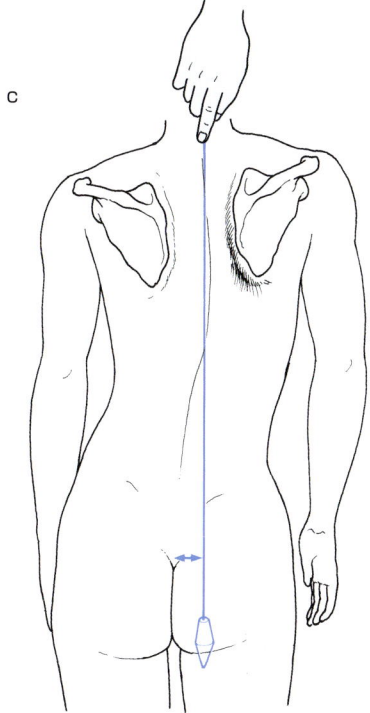

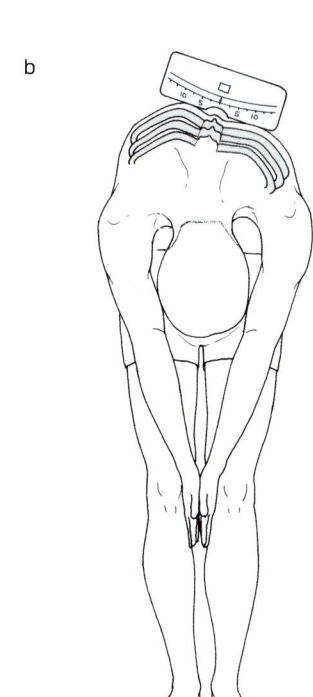

◎ **問診にて強直性脊椎炎が疑われた場合**（P 142,143参照）
● 第4肋間のレベルにメジャーをあてて胸囲を測定する。
● 胸囲の測定は最大呼気時と最大吸気時の胸囲を測定し，その差を求める。

陽性　この差が3cm以下の場合を陽性とする（Chest expansion test）。

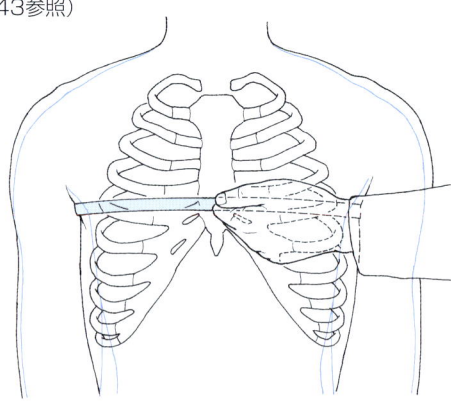

● 直立位でS2の棘突起から5cm下方と10cm上方に印をつける（a）。
● 患者に最大屈曲を命じ，この2点間の距離を再度測定する（b）。

陽性　正常では5〜8cm延長するが，それ以下では強直性脊椎炎が疑われる（Schober test）。

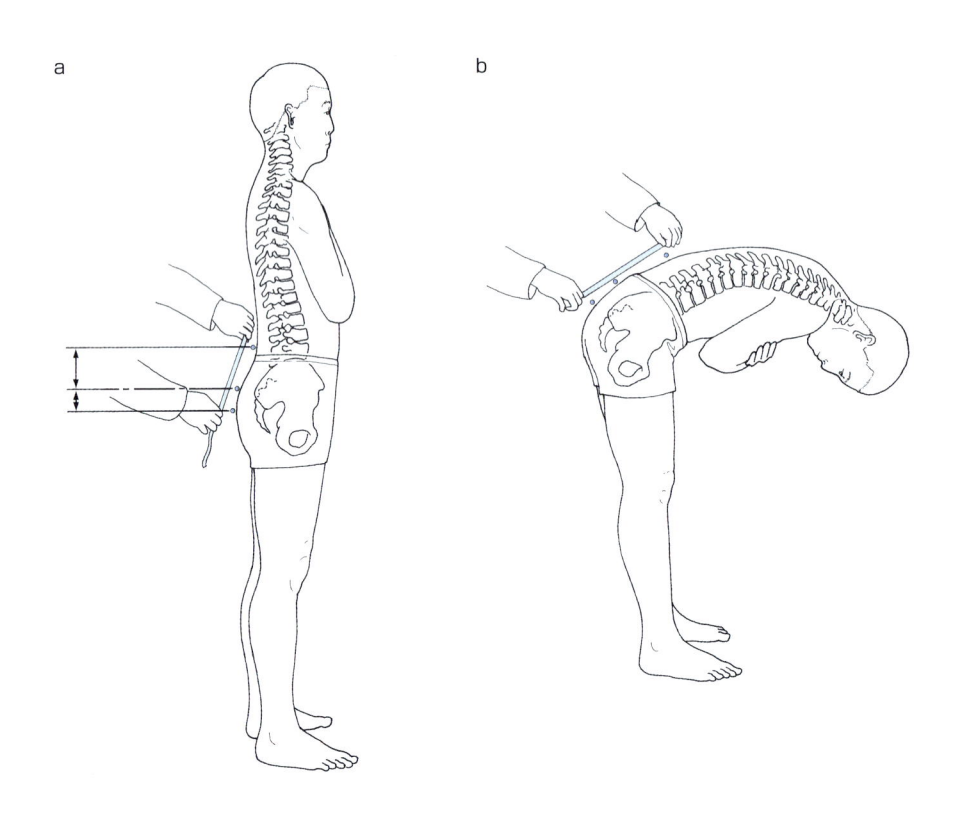

周辺解剖の触診法

剣状突起
- 胸骨の下端で、体表ではやや陥没しているところである（いわゆるみぞおちである）。
- T9の高さにある。
- 第5肋間（第5肋骨と第6肋骨の間のレベル）でもある。

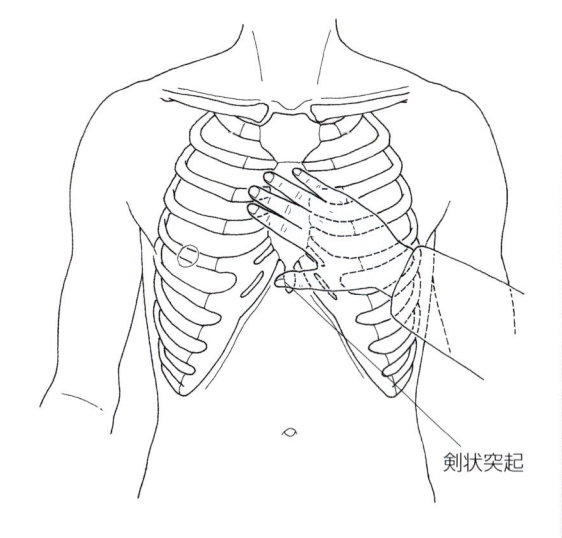

剣状突起

C7棘突起
- 頚椎で最も大きい棘突起で、とくに頚椎を前屈すると正中部で突出する。
- T1棘突起よりも少し突出している。

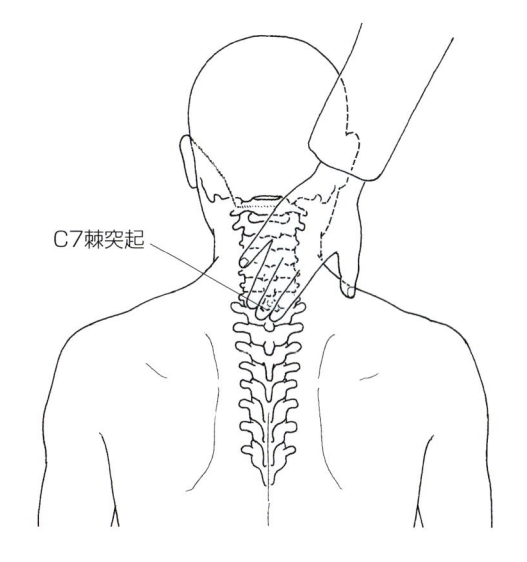

C7棘突起

T3棘突起
- 両側の肩甲棘を結んだ線の中点にある。

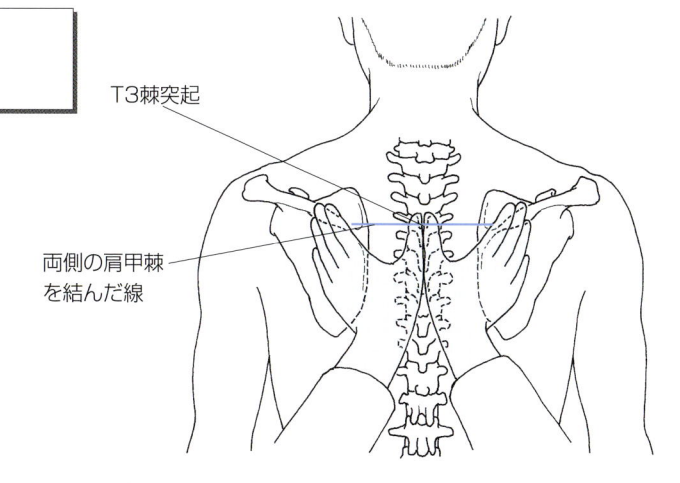

T3棘突起

両側の肩甲棘を結んだ線

◎ T7棘突起
- 肩甲骨の下角の高さにある。

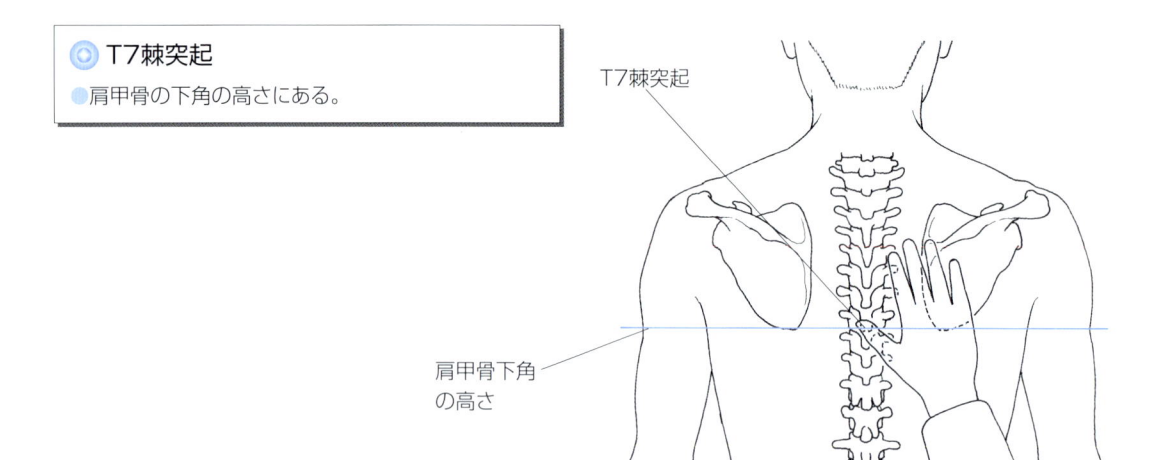

◎ 上前腸骨棘
- 腸骨稜を前下方に向かって行くと達する滑らかな骨性突起である。

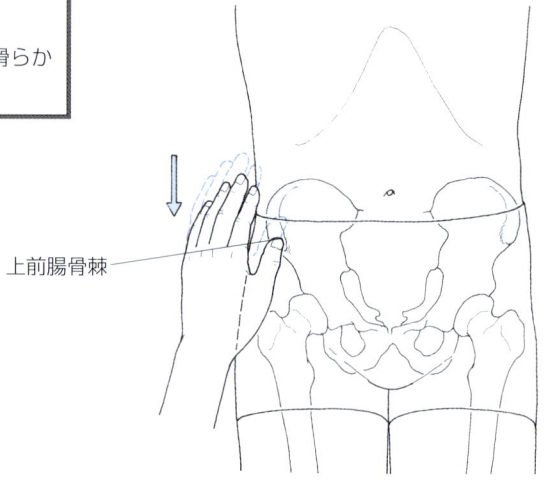

◎ 腸骨稜
- 腸骨の上縁：L4レベルの高さにある骨性隆起である（腰椎はL6まである場合があり，レベル診断は絶対的なものではない）。

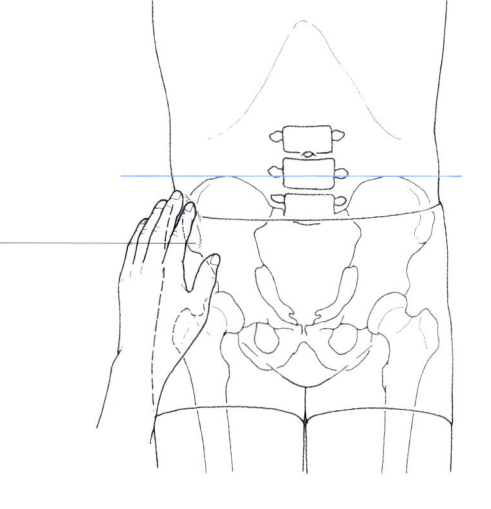

上後腸骨棘

- 腸骨稜の後縁の滑らかな骨性隆起である。
- 殿部の近位面のくぼみで皮下に触れる。
- 左右の上後腸骨棘とL4/5を結ぶとほぼ正三角形になる。
- 左右の上後腸骨棘と仙骨裂孔にての三角形も正三角形様である。

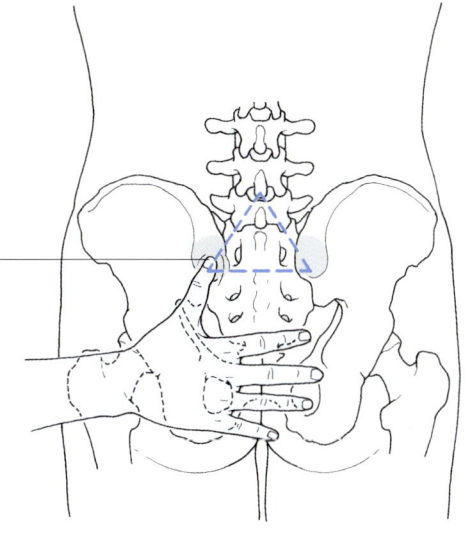

上後腸骨棘

S2棘突起

- 両側の上後腸骨棘を結んだ線の中央にある。

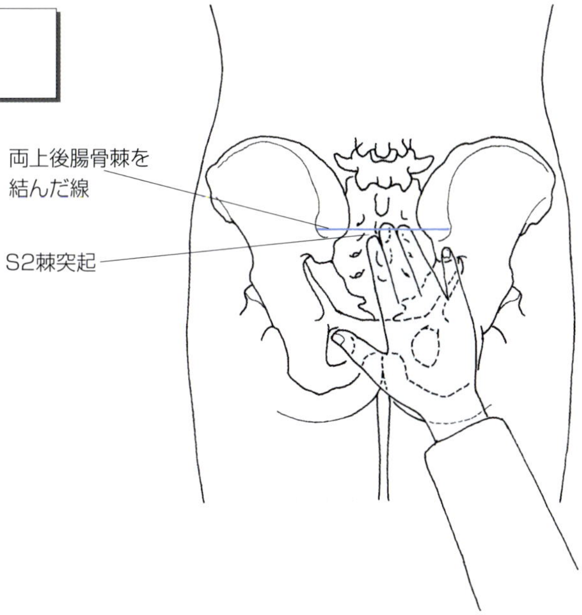

両上後腸骨棘を結んだ線

S2棘突起

各種テスト法

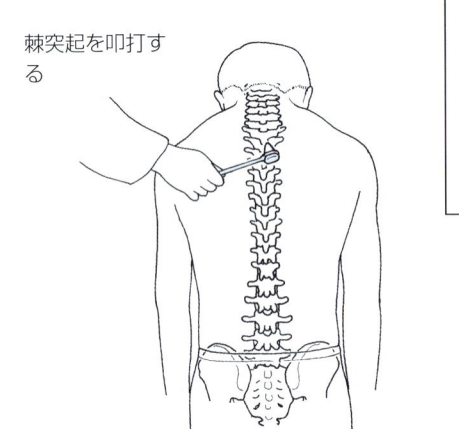

★Spinal percussion test：脊椎圧迫骨折，椎間板障害を調べるテスト
- 患者は胸椎部が前屈した坐位とし，疼痛を訴えているところを打鍵器にて叩打する。

陽性　限局した疼痛があればそのレベルでの圧迫骨折が疑われ，放散痛があれば椎間板障害を疑う。

ポイント　太っている人などにはでにくい場合もあるので，叩打する際は徐々に強くしていく。また新鮮例では前屈位がとれないので側臥位にて行う。

注意　放散痛がある場合は椎間板障害，神経根障害まれには脊髄損傷もあるので注意が必要である。

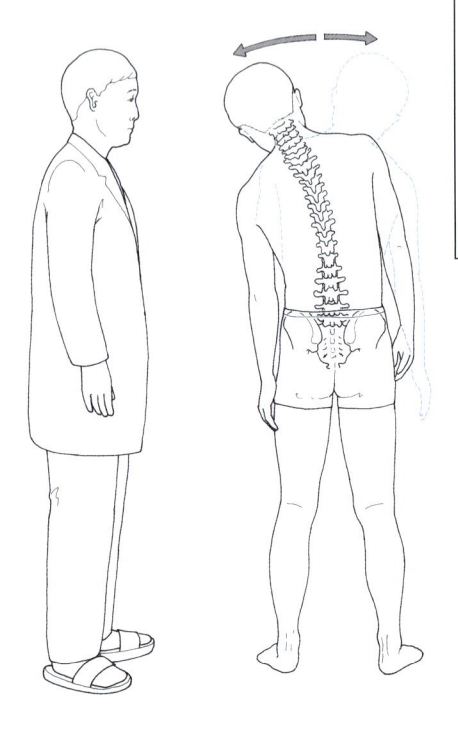

棘突起を叩打する

★Forestier bowstring sign：強直性脊椎炎の可能性を調べるテスト（P 138参照）
- 患者を立位として傍脊柱筋の緊張や非対称がないか，また筋萎縮の有無を診る。
- 胸椎部で側屈させることでの変化を観察する。

陽性　左右を比較して筋緊張が亢進していたり拘縮があれば陽性である。

ポイント　仙腸関節に初発することが多く，側屈制限が前後屈制限よりも先行する点に注意して観察する。

胸椎

★Amoss sign：強直性脊椎炎の可能性を調べるテスト
（P138参照）
●仰臥位にて両手をついて起き上がろうとさせる。

陽性　その際に，胸郭あるいは脊柱の疼痛を訴えれば陽性であり，強直性脊椎炎を疑う。

ポイント　圧迫骨折では限局痛であるが，強直性脊椎炎の痛みは脊柱に沿って生じる。

[強直性脊椎炎]
・強直性脊椎炎は原因不明であり，脊椎の椎間関節を中心に骨化が起こり，やがて関節包や靱帯などの軟部組織や肋骨脊椎関節の骨化もきたすようになる。
・初期には脊柱に沿う疼痛や筋緊張が出現し脊椎，胸郭の運動制限がみられるようになり，Amoss signが陽性となりうる。

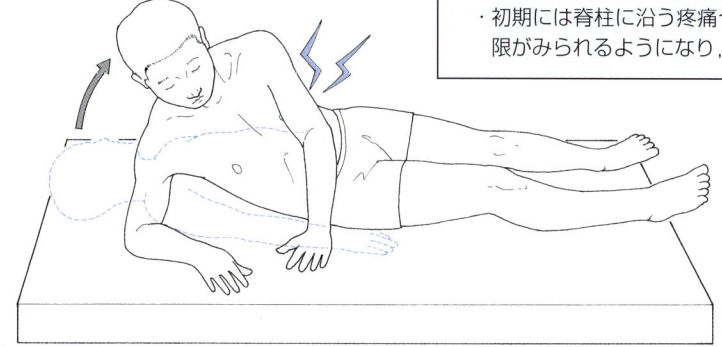

★Anghelescu sign：結核性脊椎炎の可能性を調べるテスト
●患者に仰臥位のまま体を反らせて腹を前方に突き出させる。これにより患者の体重は肩と踵と両腕にて支えられることになる。

陽性　この体勢がとれないときは陽性である。

ポイント　脊柱管内へ結核性肉芽組織が脊柱管内に進入するため後屈位にての神経症状の変化に注意する。

[結核性脊椎炎]
・好発部位は下位胸椎から上位腰椎であるが，結核性病変はまず椎骨の海綿骨に初発し拡大していく。
・病気の進行とともに骨粗鬆症をきたし，圧迫骨折の原因となる。

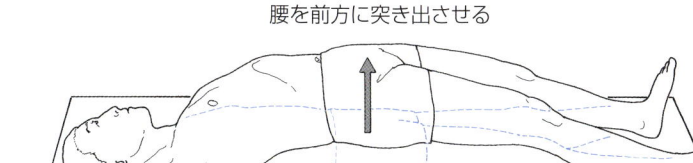

腰を前方に突き出させる

3 脊椎

★Beevor sign：他覚的に胸髄レベルの病変（第10〜12の胸髄に横断性の病変）を調べるテスト，腹直筋の下方部分の麻痺を調べるテスト
●仰臥位にて患者の臍の位置を確認しておく（臍はT10神経根支配である）。

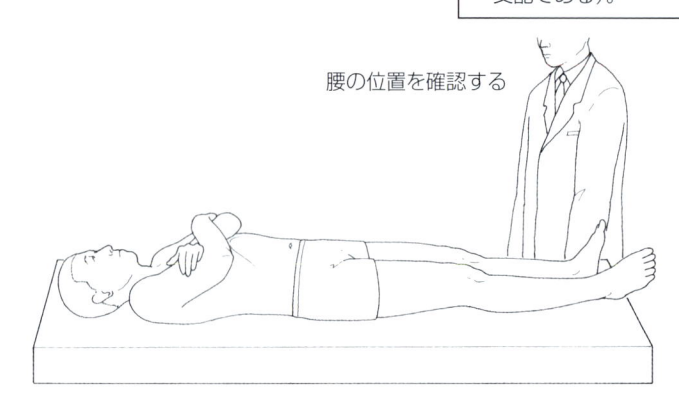

腰の位置を確認する

●患者に腹筋に力を入れて臍をみるようにしながら頭を起こさせる。このとき検者は患者の下肢が上がらないように両足を押さえておく。

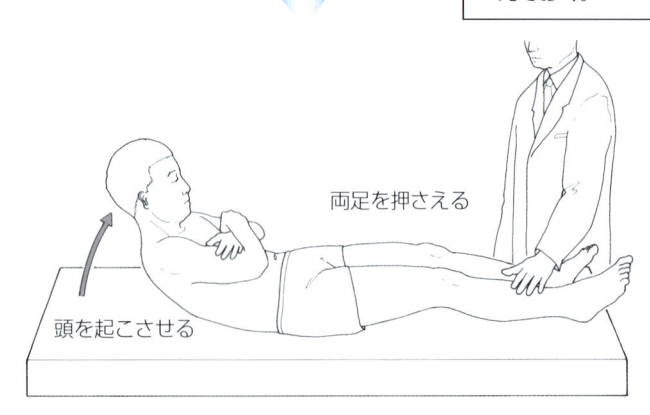

頭を起こさせる　　両足を押さえる

●次に検者は，患者の上半身を押さえながら，患者に両足を挙上させる。

陽性　患者の臍が上方に偏位するようなら陽性である。Beevor signでは，臍より上部の腹直筋の脱力のために臍が下方へ移動する症例もある。

ポイント　臍の上下にある腹直筋の位置を確認し，動作に伴う腹直筋の筋収縮に注目する。

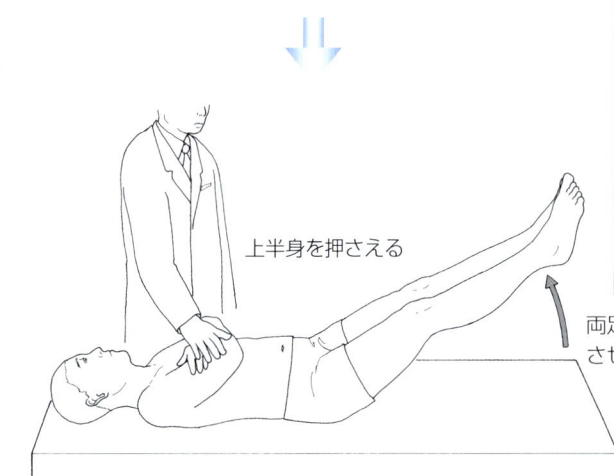

上半身を押さえる　　両足を挙上させる

胸髄

- 初発症状として胸部や腹部において起こる帯状の痛みやしびれがみられた場合は，肋間神経痛や腹痛として理解される。それゆえ胸髄疾患であっても，内臓疾患として見逃されることがある。
- 運動筋としては肋間筋群と，腹筋群があるが，いずれも多神経根支配であり，頚椎，腰椎レベルでの障害のようなMMTによる高位診断は困難である。
- 知覚検査と横断診断の理解が重要であるが，必ずしも責任高位以下からの知覚障害が現れるとは限らず，体幹は正常で下肢のみの知覚障害である場合も多く，胸髄におけるレベル決定の手段は少ない。

腹皮反射

- 患者は仰臥位で膝関節を軽く屈曲させ，腹筋をリラックスさせておく。
- 腹壁を先が鈍の針ですばやくこすることで，同部の腹筋収縮が起こり，臍が刺激側に移動するものである。
- 刺激する場所により反射中枢は異なる。
  反射中枢はAがT5-T7，BがT7-T9，CがT9-T11，DがT11-T12である。

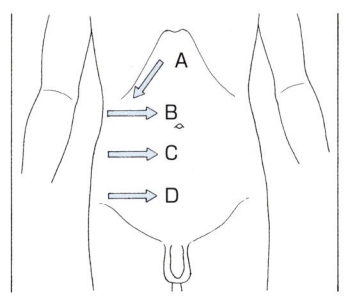

- 敏感に出る人もいれば，正常でも反応なしの人もあり，左右差があるとすれば消失している側の錐体路障害を示唆する所見と考えられている。

  陽性　筋収縮がみられれば正常（陽性）である。

  ポイント　患者に深呼吸させて，吸気の終わりにすると出やすい。

腹壁反射

- 腹筋に検者の手を置き，その上を叩くことで腹直筋に収縮を誘発する深部反射である。

  陽性　T6より上位で錐体路が両側性に侵されれば亢進する。

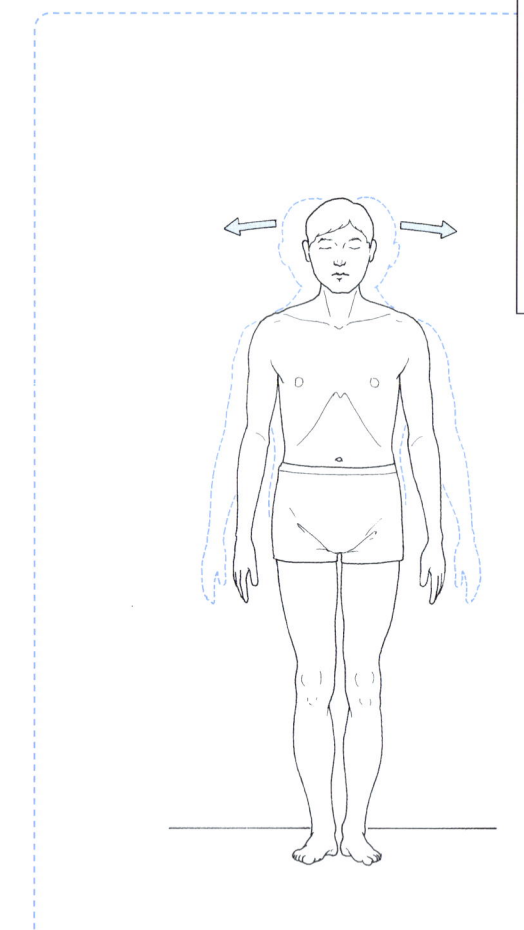

★ロンベルグ徴候：深部位置覚（後索）の障害を調べるテスト
●脊髄後索，後根をきたす疾患たとえば脊髄癆などで陽性となる。
●患者に両足を揃えて立ち眼を閉じさせる。
●両側上肢を体の横におくか，前方に挙上して検査する。

陽性　体勢を維持できず，体が大きく揺れて倒れてしまう。

注意　正常でも神経質な人は陽性にでることもあるが，脊髄癆などの脊髄後根，後索を侵す疾患で陽性になる。
　　　小脳性運動失調では閉眼していても動揺がみられ，閉眼による影響はない。

◉ バビンスキー反射：錐体路障害を調べるテスト
● 患者を仰臥位にさせ両下肢を伸ばさせて緊張を解かせる。
● 足の裏の外縁をゆっくりと踵から上に向かってこすり第2趾の基部までこする。
● 正常では母趾は足底反射のため足底に屈曲する。

陽性 バビンスキー反射陽性では母趾が背屈する。

ポイント 土踏まずの側に近づきすぎると陽性の症例でも陰性と誤認されることがある。また，足底の敏感な人や異常知覚のある人では判定がしづらい。

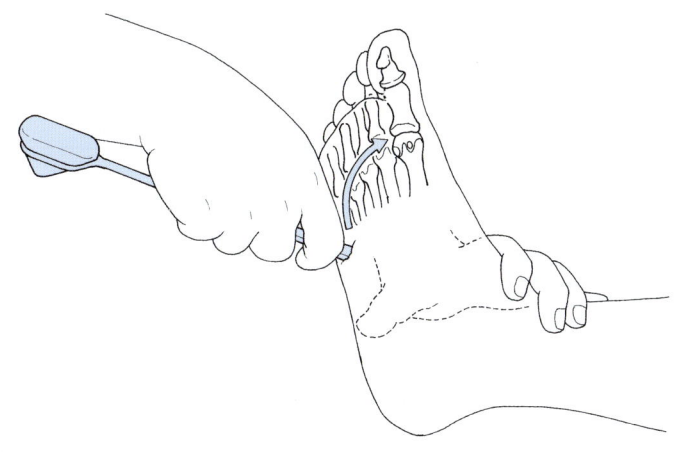

[参考]
・脊髄横断面のどの部位（長索路徴候として，外側皮質脊髄路，脊髄視床路，後索が，また髄節症状として前角，前根，後角，後根）に病変があるかを調べる必要がある。
(1) 錐体路障害である外側皮質脊髄路の障害では上位運動ニューロンの障害による運動麻痺，痙縮，強剛痙縮，腱反射の亢進，病的反射の出現（バビンスキー反射）が認められる。脊髄ショックのような急性期には弛緩性麻痺，腱反射やその他の反射の消失を示すが，これらは次第に痙性麻痺へと進行していく。
(2) 脊髄視床路は表在感覚（温痛触覚）の経路であり，脊髄横断面において，上肢の線維は内側に下肢の線維は外側に位置する。そのため，頚髄の髄外性の圧迫においても，上肢の線維は障害を免れ，感覚障害が胸髄レベル以下であることもよく見うけられる。一方髄内病変では，仙髄の経路が最外側にあるので感覚が保たれることが多く，仙髄レベルでの麻痺がないsacral sparingが起きる。一般に脊髄疾患ではほかの疾患に比べて触覚の障害の程度は軽いことが多く，ほかの感覚と同様に障害される末梢神経疾患との鑑別に役立つ。
(3) 後索は振動覚，位置覚などの深部覚を伝える線維が上行する。深部覚は後根から脊髄に入り同側の後索を上行するので病変と同側に深部覚障害がみられる。脊髄疾患では振動覚が著明に障害されていても位置覚の低下は軽度であることが多い。正常人では60歳を超すと両下肢で振動覚が低下する傾向がある。後索の障害にてRomberg徴候がみられる。
(4) 自律神経症候として脊髄のT1-L2の側角には交感神経の節前細胞があり，とくに発汗の支配様式が皮膚分節ほどは明瞭ではないが，おおよそ，顔面，頚部はT1-4，上肢はT2-8，体幹はT6-10，下肢はT11-L2である。

★脊髄損傷のチェックポイント
● 脊髄がある高位で損傷されるとその髄節以下の知覚脱失と弛緩性麻痺すなわち脊髄ショックの状態となる。肛門周囲の知覚が保たれ肛門括約筋の随意運動が可能ということであれば仙髄レベルの麻痺がないということで（sacral sparing），排尿，排便はできるようになる。
● sacral sparingの肛門反射（S1-S4）や球海綿体反射がわずかにせよ，残っているならば麻痺回復の可能性は残っている。
● 尿閉や両下肢弛緩性麻痺を呈する馬尾症候群の場合，48時間以内に手術をしないと治療成績は著しく低下する。
● 知覚，運動が完全に麻痺している部位に反射が存在することはその髄節が上位中枢（脳）との連絡を絶たれ孤立化していることの証拠であり，永久に回復不能の完全麻痺と考えられる。

★T11-L2レベルでの損傷がある場合
- 円錐上部症候群，円錐症候群，馬尾症候群の鑑別が重要である。
- 脊髄円錐上部はL3からS1神経根の含まれる運動神経を支配する脊髄前角細胞が存在している。この部分の障害で，尾側に位置する円錐部のニューロンは中枢からの支配が断たれるのでバビンスキー反射は陽性となる。
- 円錐部ではS2-Coの脊髄髄節からなり，この部分の障害にてsaddle型の知覚障害となり，膀胱直腸障害となる。バビンスキー反射や錐体路異常はなく，純粋な円錐部のみの障害では下肢に神経学的な異常所見はない。

★Brown-Séquard 症候群
- 脊髄のhemisectionによる症候群で，脊髄障害側と同側の運動麻痺と深部感覚障害，反対側の表在感覚障害を生じる場合をいう。
- 純粋な症例は少なく，典型的なものは胸髄レベルでみられる。
- 腰髄レベルでは馬尾の障害が加わり，障害側の全感覚障害の領域が広範囲になる。

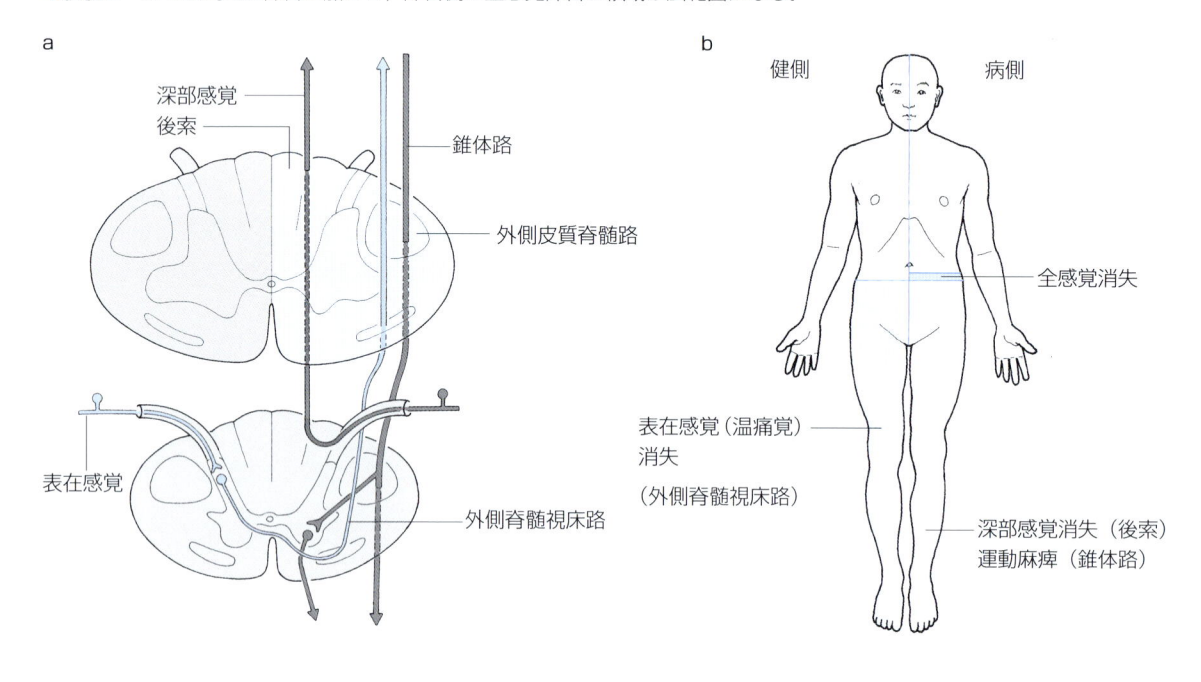

（文献1より）

■文 献
1) 徳橋泰明：脊椎脊髄ハンドブック，三輪書店．
2) 田代邦雄：神経学的診察のこつ．脊椎脊髄, Vol 7, No11, 824-832, 1994.
3) 新図説臨床整形外科講座．1整形外科の検査診断法，メジカルビュー社．
4) 図説関節の動きと筋力の診かた，医道の日本社．
5) 脊髄損傷の実際―病態から管理まで，南江堂，1991, p 47.
6) Orthopaedic Knowledge Update：Spine 2, American Academy of Orthopaedic Surgeons, 2002.

[鈴木英介]

3 腰椎，仙椎

人類は二足歩行により急速に中枢神経，とくに脳が発達した。また上肢が自由に使えるようになったため種々の道具の使用が可能になり，急速に進歩を遂げた。しかし，一方では直立歩行のため脊柱の矢状面弯曲が形成され，とくに腰椎に前弯が形成されたため，下位腰椎には前方へのすべり力*が加わり，腰痛という十字架を背負わされる結果となった。

一生のうちで80％以上の人が何らかの腰痛を経験するといわれている。

＊腰仙部にかかるせん断応力。直立歩行のため腰椎には前弯が形成され，下位腰椎にかかる重力の分力は前方へのせん断力として働く。

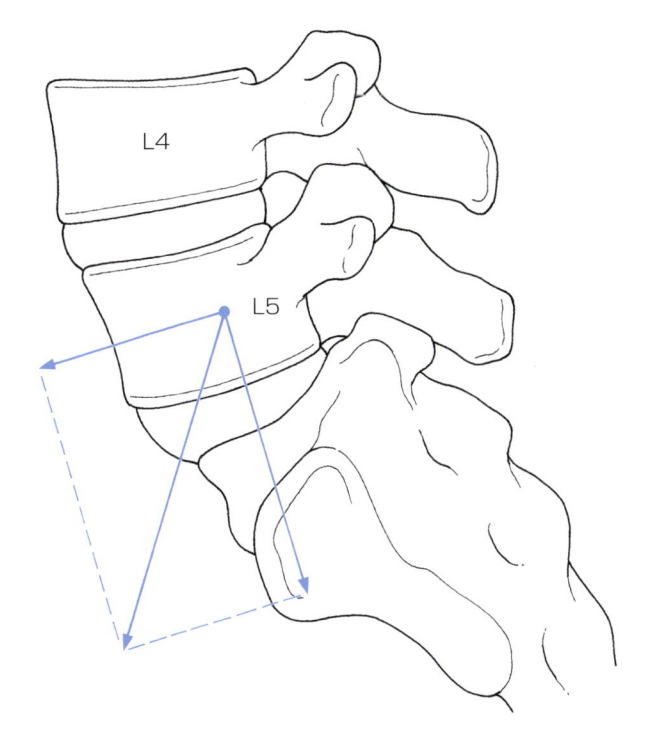

視診のチェックポイント

ポイント 1　診察に呼び入れる際の歩行状態

●腰椎に過度の狭窄が存在する場合，患者は直立することができず前かがみの状態で歩行する。

[腰部脊柱管狭窄症の場合]
直立位では椎間板の後方への膨隆，黄色靱帯の前方へのまくれ込みにより，神経根あるいは馬尾への圧迫が強まる。これを軽減させるために前屈位で歩行する傾向がある。

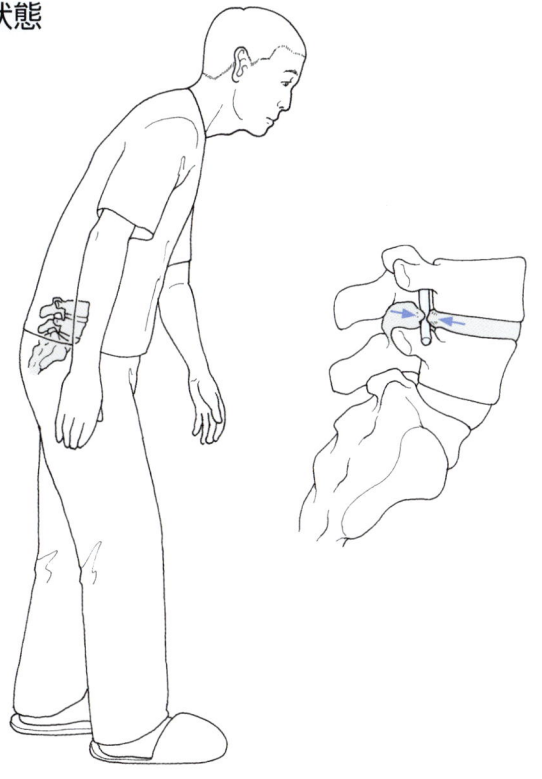

ポイント 2

次に衣服を脱いでもらい，下着のみの状態になってもらうが，このときの動作にも注目する。
- 腰椎の視診の最初のポイントは発赤や発疹で，強い痛みを伴う発疹の場合，帯状ヘルペスを疑う。

  注意　基本的にこの発疹は疼痛に遅れて生じ，神経走行に沿って生じるといわれているが，判別しにくい場合もある。

- 数個のcafé-au-lait spotが存在する場合，神経線維腫症を疑う。
- 構築性側弯症の診断は，視診によるところが大きい。

  注意　構築性側弯症は通常胸椎に形成されるが，腰椎のみの弯曲もある。

ポイント 3　側弯症の視診のポイント

①肩の高さに左右差がないか。
②肩甲骨の高さあるいは後方への隆起の仕方に左右差がないか。
③ウエストライン（脇線）の非対称
④軽度前屈時の肋骨隆起（rib hump），さらに前屈時の腰部隆起の形成

- いわゆる腰椎椎間板ヘルニアやOsteoid osteomaに伴う疼痛性の側弯症は腰椎のみに生じる。このような疼痛性の側弯症は，椎体の回旋を伴わないため腰椎の隆起を形成することは少なく，脇線の非対称が診断の手助けとなる。
- 腰仙椎中央部の脂肪腫の形成，毛髪の密生は，二分脊椎症の存在を示唆する。
- 側方から腰椎を観察した場合，腰椎は緩やかな前弯を形成するが，局所的な後弯形成が観察された場合，腰椎のすべり症が疑われる。

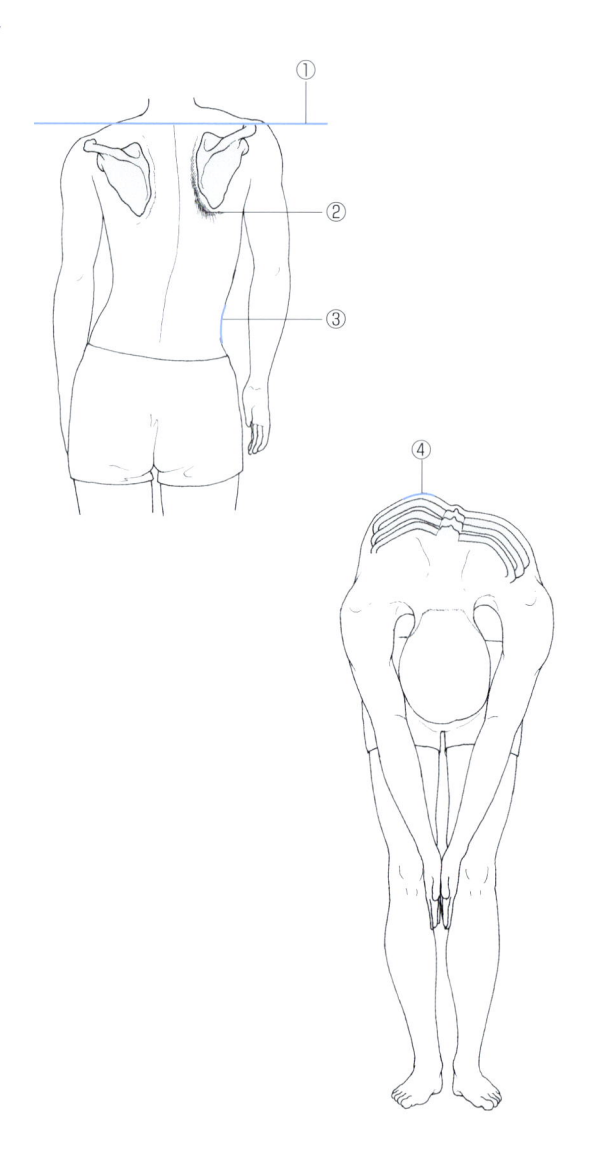

周辺解剖の触診法

腸骨稜
- 患者を腹臥位とし，腸骨稜の上端を触れる。
- 両側の腸骨稜中枢端を結ぶ線は通常，L4棘突起上あるいはL3，L4棘突起間を通過する。
- 腰椎高位の決定に役立つ。

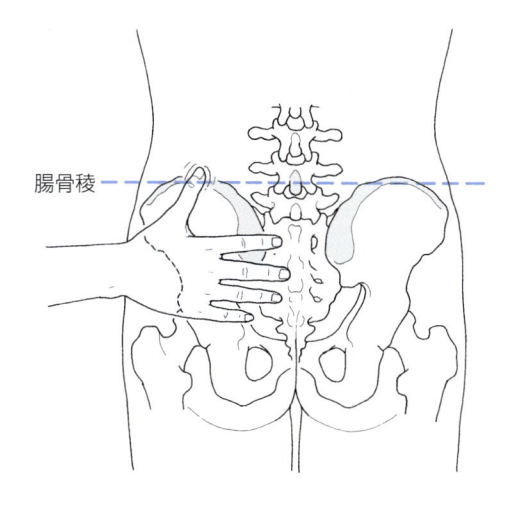

上後腸骨棘
- 両側の上後腸骨棘間を結ぶ線は，S2の棘突起の位置に存在する。
- L4／L5椎間とはほぼ正三角形を形成する。

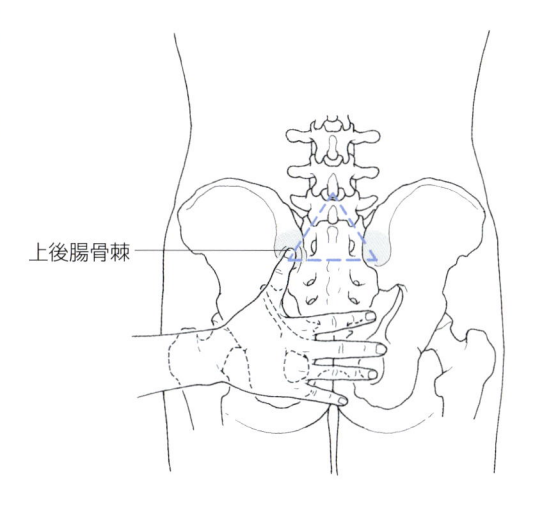

棘突起
- 腰椎正中部に触れる骨性隆起。
- 腹臥位で腰椎正中部を触れると棘突起が触診できる。
- 後方への隆起の程度は同程度であるが，明らかに隣接椎で階段状の差がある場合，腰椎すべり症（Spondylolisthesis）の存在が示唆される。

  注意　棘突起の圧痛，殴打痛（尾骨部の圧痛も精査する）
  - 脊椎骨に炎症性の病変や腫瘍性の病変が存在するときには強い疼痛が誘発される。
  - 尾骨に圧痛が存在し，その部の殴打などの既往がある場合，尾骨の骨折が疑われる。
  - 直腸診での圧痛の有無も診断の一助になる。

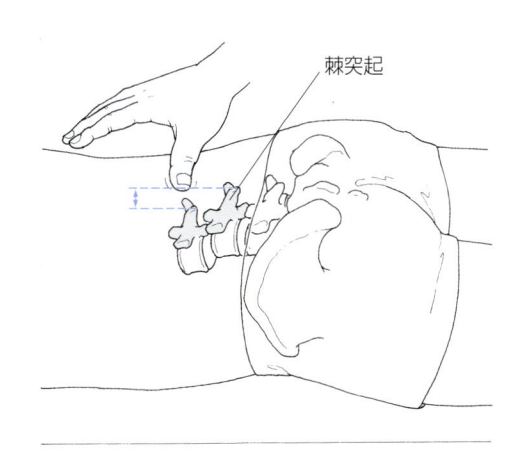

傍脊柱筋

- どちらか一方の傍脊柱筋に強い緊張を触れる場合は，腹臥位の姿勢による影響が考えられるので，顔を一方に傾けた腹臥位で，十分にリラックスした状態で触診を行う。

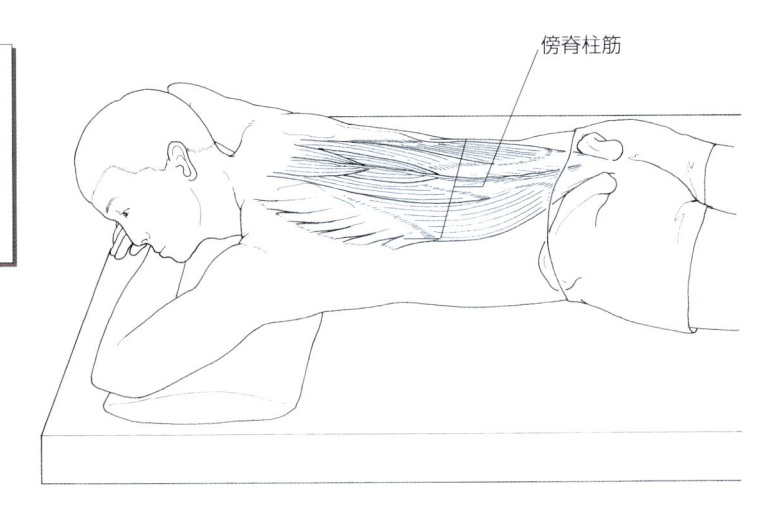

坐骨結節・大転子

- 患者の股関節を屈曲させると坐骨結節が触診できる。
- 殿部後方および後側方に坐骨結節，大転子を触診することができる。
- 坐骨結節は股関節を屈曲させたほうがふれやすい。
- 坐骨結節と大転子の中間点に坐骨神経が走行する。

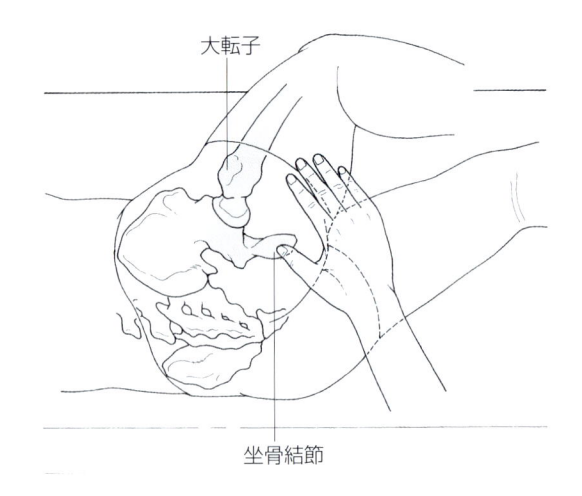

坐骨神経

- 坐骨結節と大腿骨大転子の中点部に触知することができる，人類最大の末梢神経である。
- この部分を触知して坐骨神経に沿う疼痛が再現される場合，梨状筋症候群の可能性を疑う。

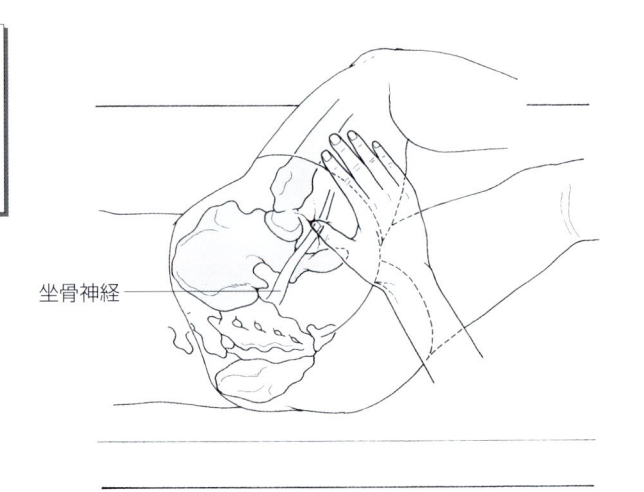

腰椎，仙椎

◉ 大動脈
- 股関節，膝関節を屈曲させた状態で仰臥位をとると，前方から椎体を触知することができる。
- 臍の位置で触れる椎間は第3／4椎間で，この部分で大動脈の拍動を触れ，その横に椎体前面を触れることができる。

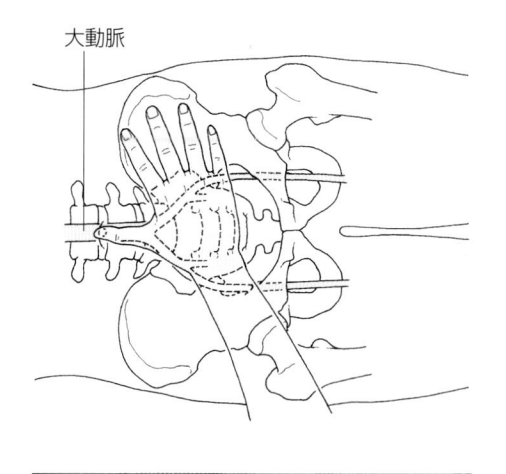

◉ 第5腰椎第1仙骨間の岬角
- L3/4間の固定の後，大動脈の拍動を徐々に尾側にたどると腰仙部岬角に触れることができる。

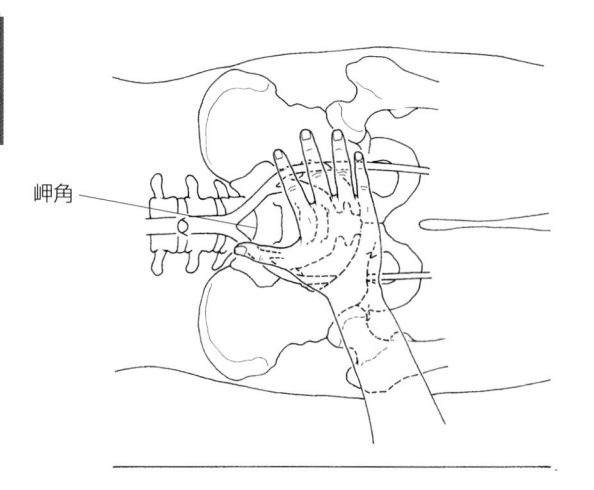

◉ 仙骨前面
- 岬角部分から尾側にあるが，仙骨は後弯を形成しているため前方からの触知は困難である。

可動域の確認

腰椎には胸椎と異なり肋骨の付着がないためより大きい可動域を示す。
関節突起がより矢状面に近いため，とくに屈曲，伸展角度が大きい。

◉ 屈曲

- 検者は患者の前に立ち，患者に直立位にて膝関節を伸展したまま，床にむけて前屈してもらう。
- 検者は床から手指先端までの距離を測定し，それを腰椎前屈の指標とする（finger-floor distance）。
- 腰椎部の疼痛のため腰部筋肉にspasmがある場合，この前屈程度は減少する。

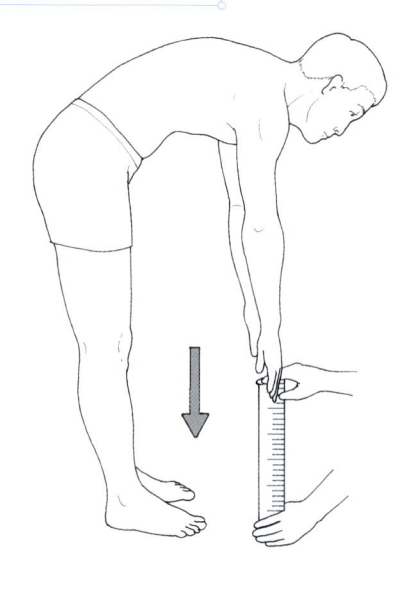

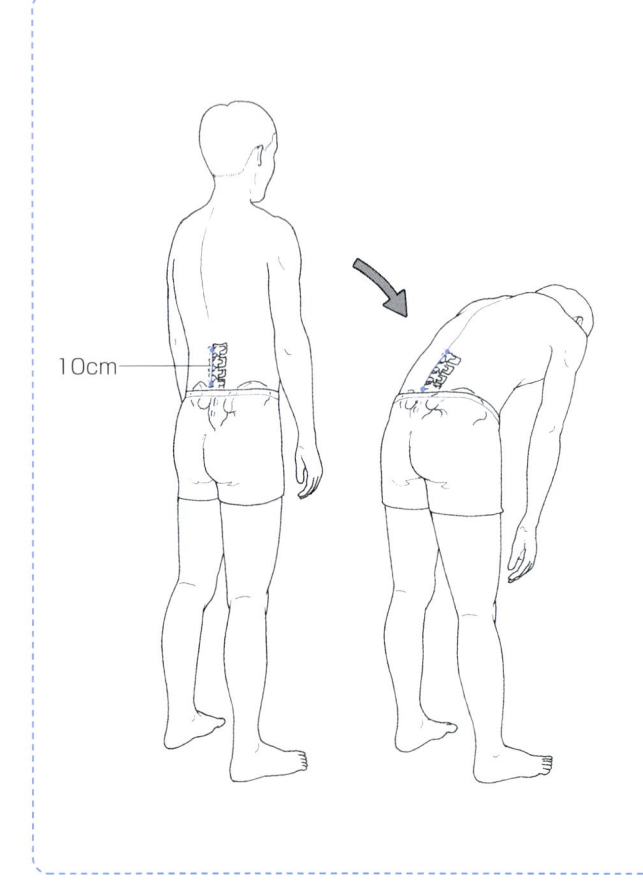

10cm

★Schoever test：前屈の程度を調べるテスト

- 検者は腰仙部の1点にポイントを決め，それより10cm頭側に他点を決める。
- 患者の腰椎を前屈し，この間隔の増加した程度をcmで表す。
- 通常4～5cmの増加がみられる。

陽性　4cm以下の場合，前屈制限があるといわれている。

◎ 伸展

- 検者は患者の側方に立ち，手を患者の腰にあてる．これを支点とするように他方の手を胸部にあてて可能な限り後屈してもらう．
- 中間位から伸展位までの角度を伸展角度として表す．

  注意　腰部脊柱管狭窄症がある場合は，下肢に放散痛が生じることがある．

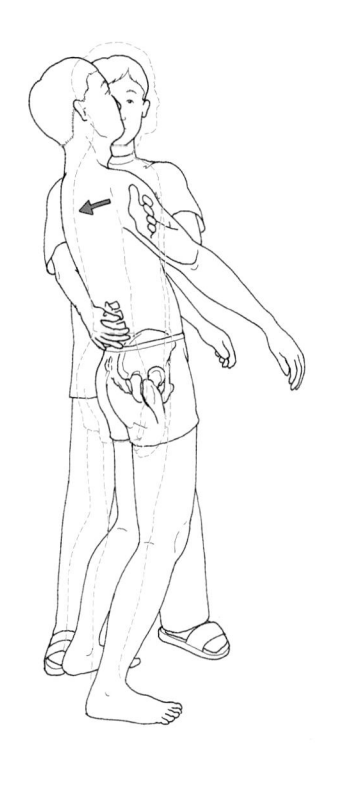

◎ 側屈

- 検者は患者の後方に立ち，一方の手を肩関節に，他方の手を脇線に当て，脇線にあてた手を支点にして肩にあてたほうの手を押し，患者に直立位にてできる限り側方へ屈曲してもらう．
- 左右への側屈の程度の差を調べる．

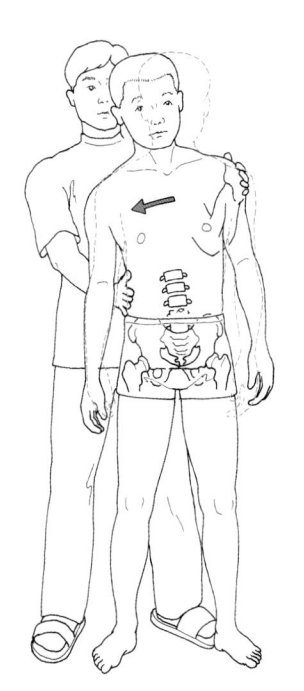

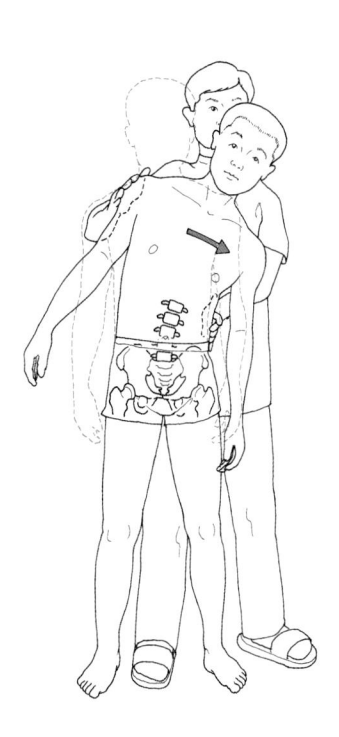

回旋

- 検者は患者の後方に立ち，一方の手を腸骨稜にあて，他方の手を肩関節にあてて肩にあてたほうの側へ体を回旋してもらう。このとき骨盤にあてたほうの手を支点にする。
- 左右の回旋角度の差を検査する。

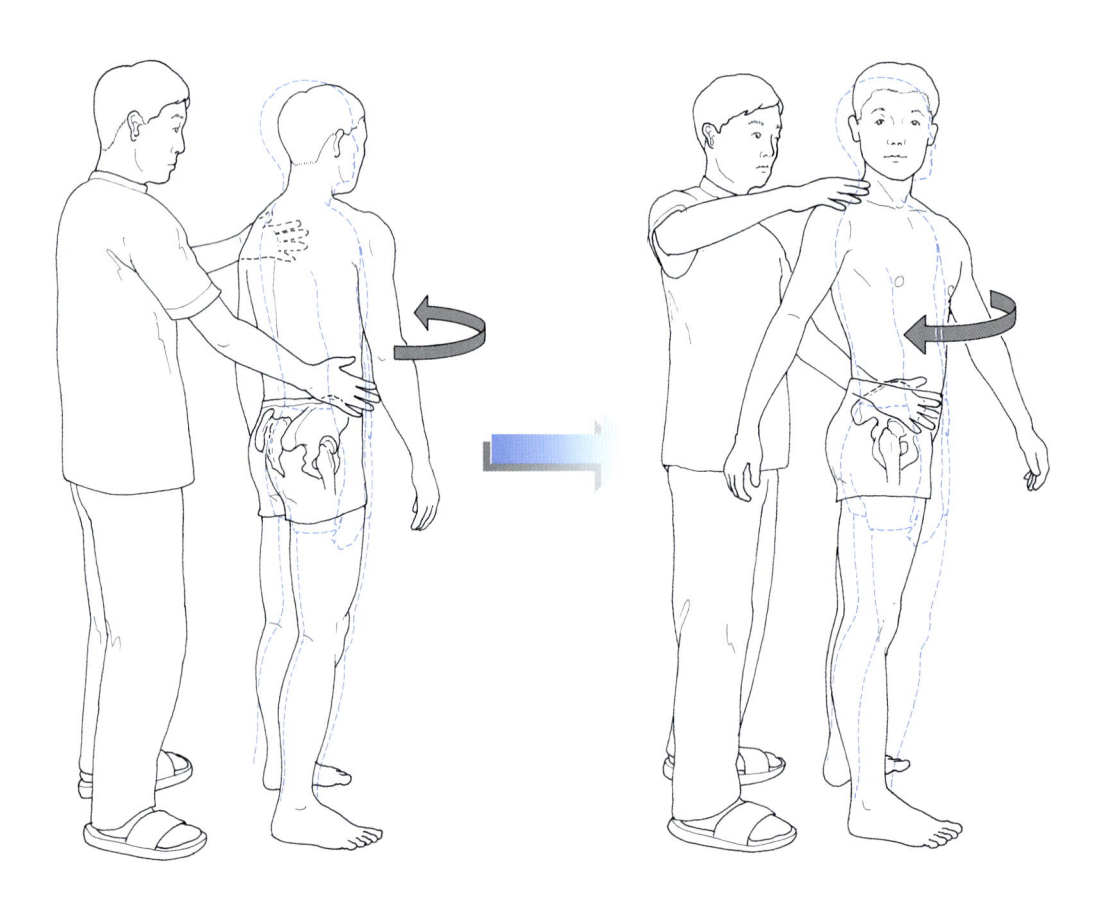

特殊検査 ［末梢神経牽引テスト］

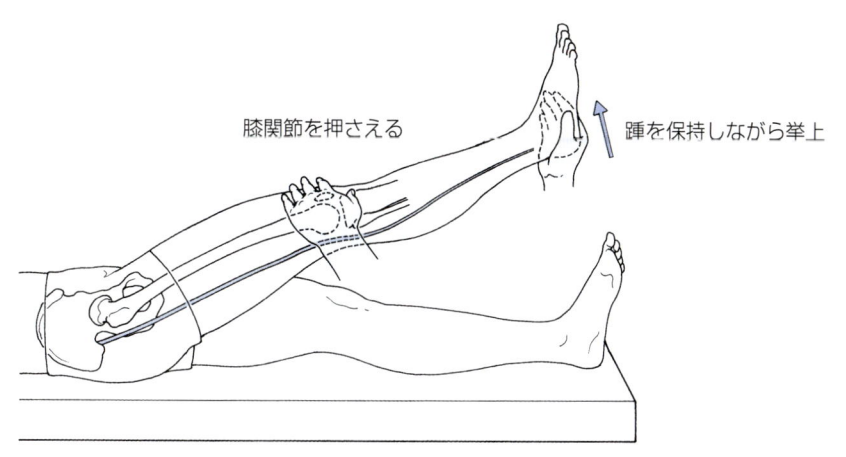

腰椎, 仙椎

膝関節を押さえる　　踵を保持しながら挙上

● SLR：Straight Leg Raising：坐骨神経の伸展テスト
- 患者に検査台に仰臥位に休んでもらい，右利きの場合右側方に立つ。
- 検者は右手で踵を保持し，膝関節が屈曲しないように左手で膝関節を上から押さえながら，徐々に下肢を挙上する。
- 坐骨神経は股関節，膝関節の後面を走行するため，患者を仰臥位にして，膝関節を伸展させたまま股関節を屈曲させると坐骨神経は伸展される。
- 坐骨神経に沿う疼痛が生じ，それ以上の挙上が困難な角度を記録する。

陽性　腰椎神経根に圧迫がある場合，この伸展力が神経根に伝わり疼痛が誘発される。
　　　通常第5腰椎神経根あるいは第1仙骨神経根の圧迫がある場合，陽性になる。

注意　膝関節，とくにハムストリングスのtightnessがあると疼痛が生じるが，これとは鑑別が必要で，坐骨神経に沿う疼痛が誘発されるかどうかが鑑別のポイントになる。

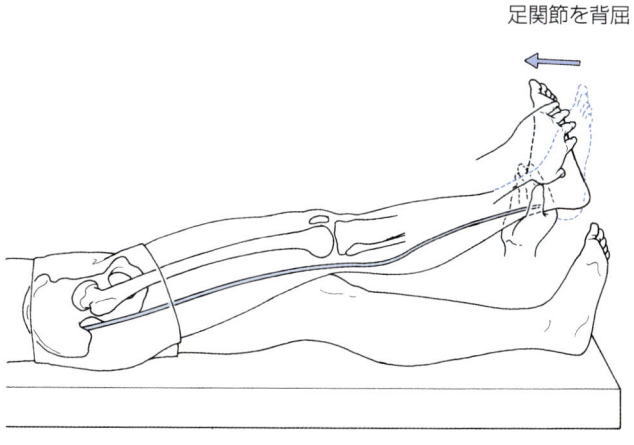

足関節を背屈

● Bragard test：腰椎神経根の圧迫を調べるテスト
- SLRと同様の肢位で疼痛が誘発された角度から少し挙上を緩め，膝関節前面を押さえていた手をはずして，足底先端に当て足関節の背屈を強要する。

陽性　坐骨神経に沿う疼痛が誘発される。

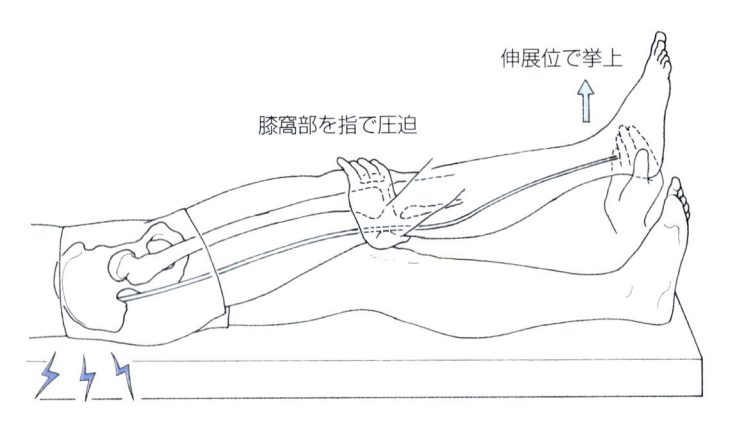

◎ Bow String test：腰椎神経根の圧迫を調べるテスト
● SLRテストと同様に下肢を伸展したまま挙上し，膝窩部を検者の指で圧迫する。
陽性　張りつめた弓の弦がはじかれるように緊張のかかった坐骨神経が刺激されて疼痛が誘発される。

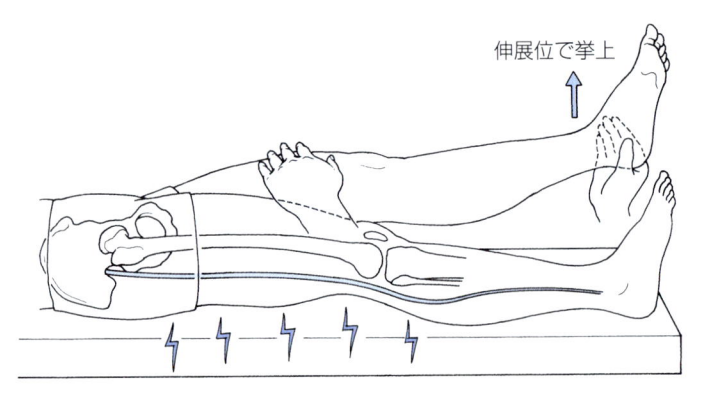

◎ Well Leg Straight Leg Raising Test：腰椎神経根の圧迫を調べるテスト
● 患者を仰臥位にし，健側の下肢を伸展位で挙上する。
陽性　患側下肢の坐骨神経に沿って疼痛が生じることがある。腰椎神経根に圧迫がある場合，陽性になる。

腰椎，仙椎

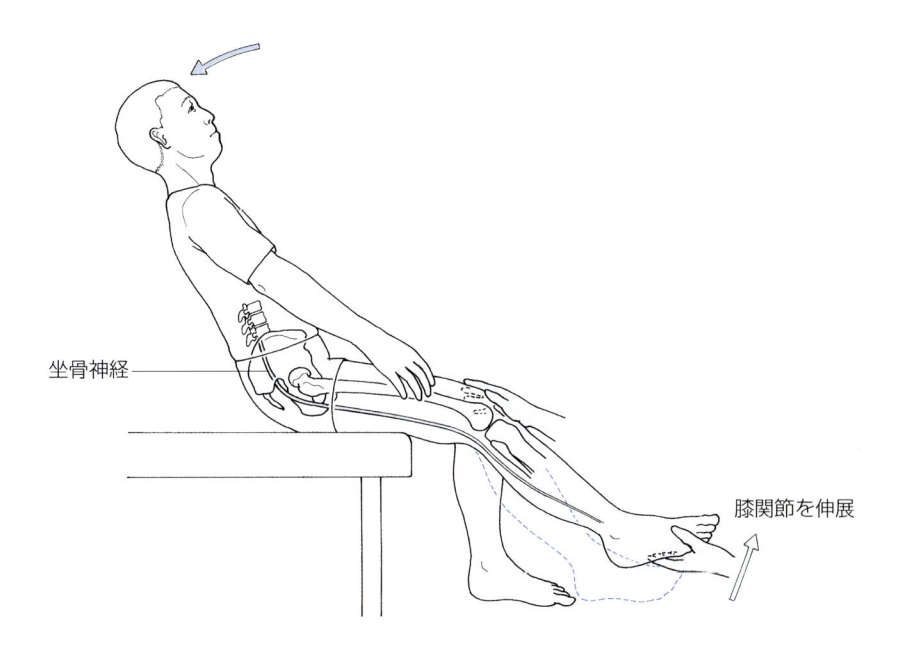

Flip sign：心理性因子の関与を調べるテスト

- 患者に検査台の端に腰掛けてもらい，両下肢を下垂する．検者は，膝関節，足関節の筋力を測定する，あるいは足底を擦過するなどして患者の注意を逸らしておき，膝関節を伸展する．

陽性　SLRと同様，坐骨神経が伸展されるため，腰椎神経根に圧迫がある場合には体幹が後屈し，疼痛を軽減しようとする．SLRテストで45°以下の角度しか挙上できない場合に陽性になりやすい．

注意　SLRが強陽性であってもこの反応が起こらない場合は，精神的要素が疑われる．

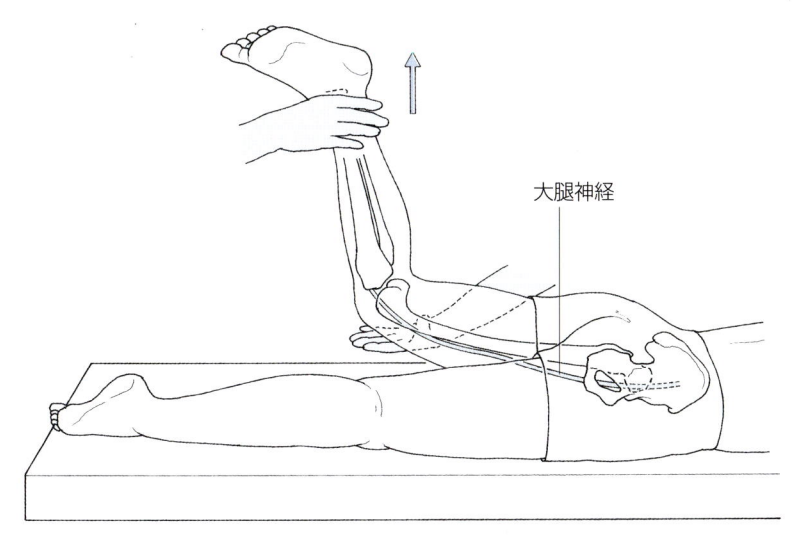

Femoral Nerve Stretch Test（FNST）：上位腰椎神経根の圧迫を調べるテスト

- 患者を腹臥位にし，膝関節を約90°屈曲して他動的に股関節を伸展させる．
- 大腿神経は股関節の前面を通り，大腿部で支配筋肉に筋枝を送った後，伏在神経となって膝関節前内側を通る．
- 上記肢位を強制することにより大腿神経に伸展力が働き，この伸展力が腰椎神経根に波及する．

陽性　とくにL2/3，L3/4椎間に神経根の圧迫が存在する場合に陽性になる．

頚椎を前屈

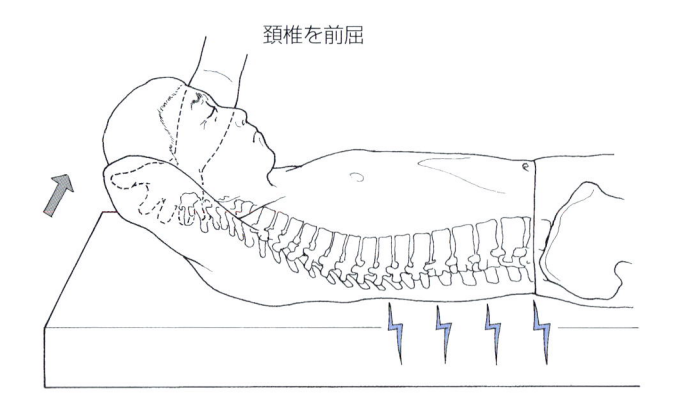

◉ Kernig test：髄膜炎の有無を調べるテスト
- 患者をテーブル上に仰臥位に寝かせ，両手を頭の後ろで組んでもらう。
- 他動的に頚椎を前屈させ，脊椎あるいは下肢に放散する疼痛の有無を調べる。

  陽性　髄膜炎がある場合は背部に疼痛が放散し，腰椎神経根性疼痛がある場合は患足下肢に疼痛が放散する。

◉ Kemp sign：腰椎神経根の圧迫を調べるテスト
- 検者は患者の後方に立ち，片方の手を患者の脇線に，他方の手を反対側の肩にあてて体幹を患側に後側屈する。

  陽性　患側殿部から下肢後面に疼痛が放散すれば腰椎神経根の圧迫性病変を疑う。

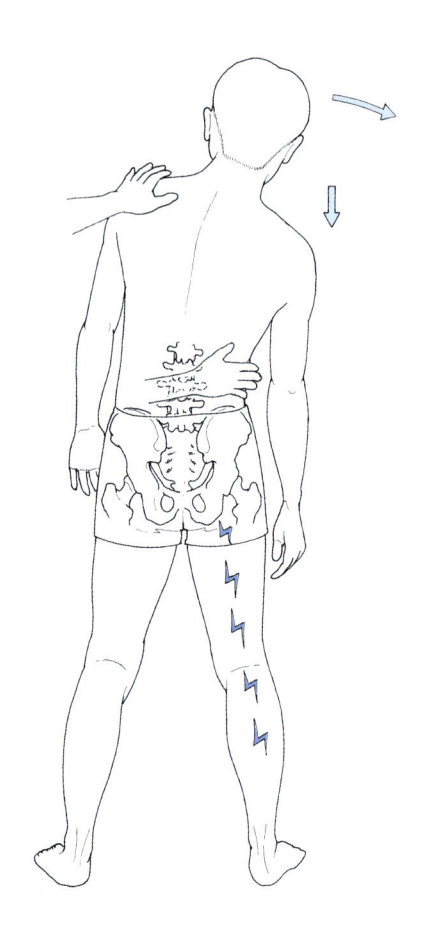

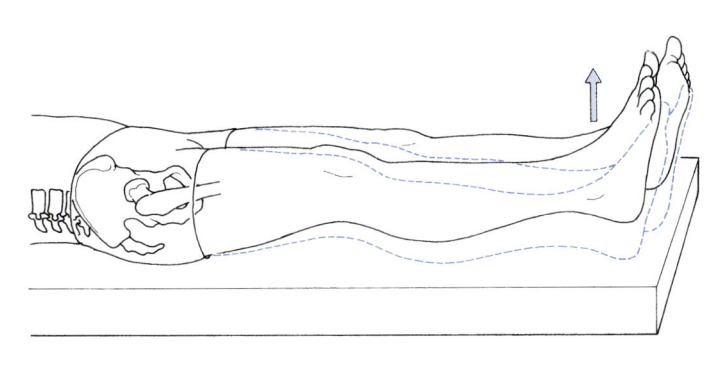

◉ Milgram test：髄膜近傍の病変を調べるテスト

● 患者を仰臥位にて，両下肢を同時にテーブルから数cm挙上してもらい，この肢位を約30秒間保持するように命じる。

陽性　この動作により髄液圧は上昇し，髄膜内外に病変が存在する場合，疼痛のためにこの位置が保持できない。

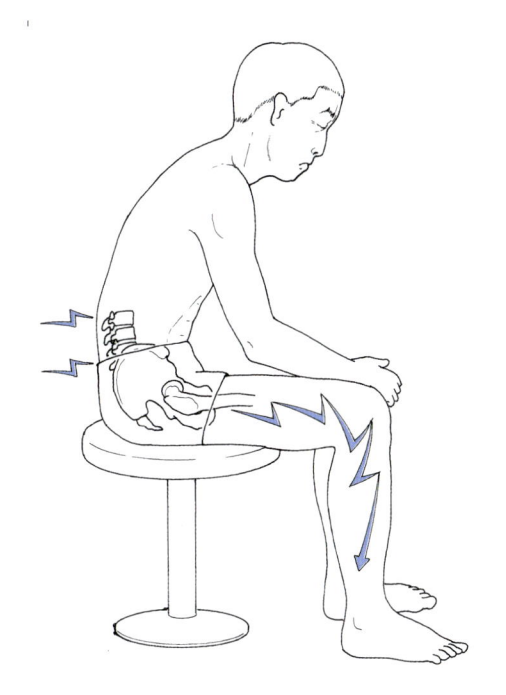

◉ Valsalva Maneuver：髄膜近傍の病変を調べるテスト

● 患者に排便をするときのように気張り腹圧を加えてもらう。

陽性　髄液圧が上昇し，硬膜内外に病変がある場合には殿部や下肢に疼痛が放散する。

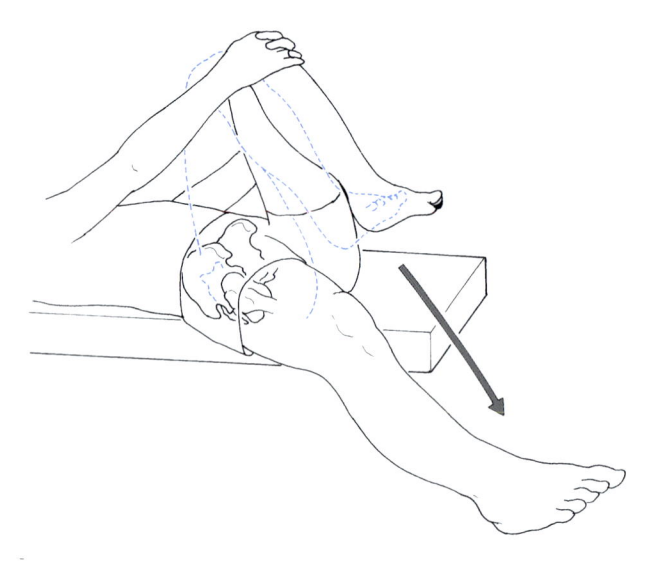

◉ Gaenslen's sign：仙腸関節の病変を調べるテスト
- 患者は検査台の端に仰臥位となり，片膝を両腕でかかえて股関節を屈曲させる。
- その後一側殿部をテーブル脇から外に出し，そちら側の下肢を徐々に伸展してもらう。

陽性　疼痛が誘発されれば，仙腸関節の病変を疑う。

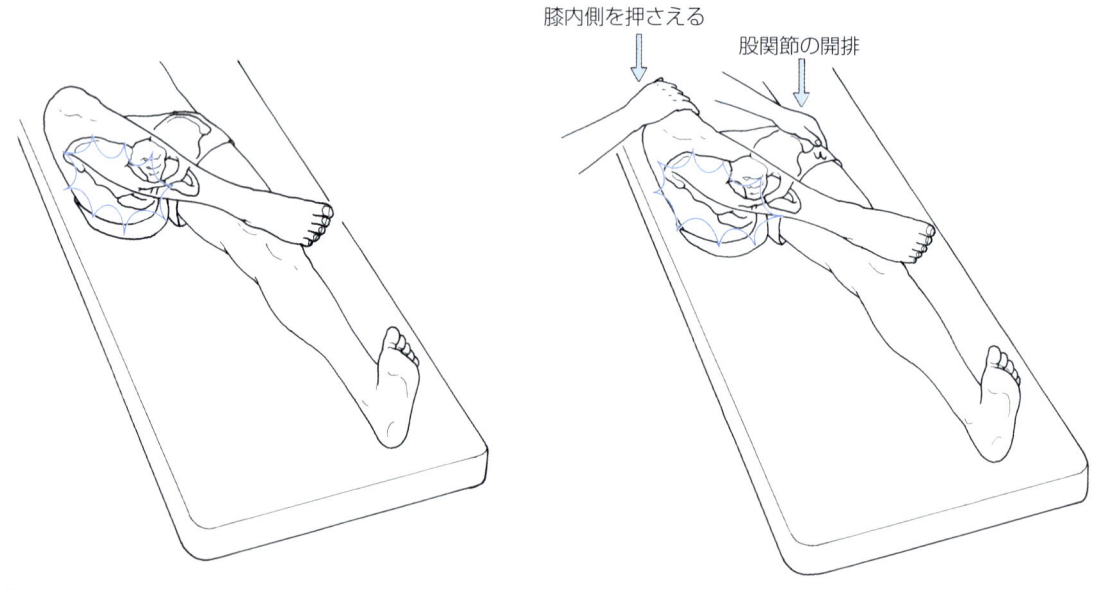

膝内側を押さえる

股関節の開排

◉ Patrick test：股関節と仙腸関節の病変を調べるテスト
- 患者を検査台の上で仰臥位にし，検側下肢の踵を非検側の膝前面周囲に置き，股関節を外転・開排する。

陽性　この時点で疼痛が鼡径部に誘発されれば，股関節病変を疑う。

- end-pointでさらに検者の手で膝内側を押さえ開排を強要する。

陽性　疼痛が誘発されれば，仙腸関節周囲の病変を疑う。

神経学的検査 [運動機能検査]

運動機能は通常筋力をみることにより検査する。

表1 徒手筋力検査表

筋力は，6段階評価で表示する。

Grade0	筋肉の収縮がまったく認められない。
Grade1	筋肉の収縮は認められるが，関節の動きは認められない。
Grade2	関節の動きが認められるが，重力に抗して動かすことができない。
Grade3	重力に抗して，関節を動かすことができる。
Grade4	検者が加える抵抗に抗して，関節を動かすことができる。
Grade5	正常筋力

◉ 腸腰筋－L1，2，3，大腿神経

● 患者は仰臥位あるいは端坐位で，検者は患者の膝関節やや頭側前面に手をあてて抵抗を加え，膝関節を自らの胸部に近づけるように指示する。

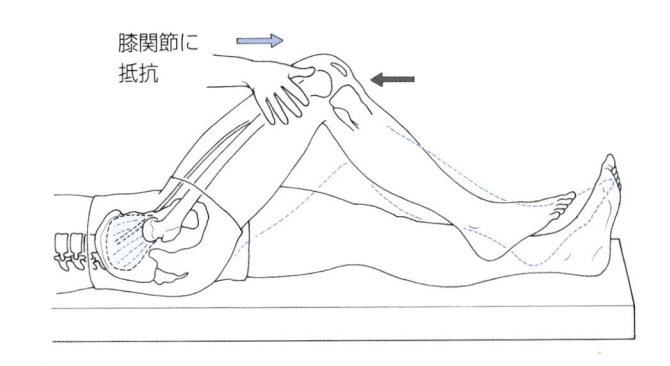

膝関節に抵抗

◉ 大腿四頭筋，L3，4，大腿神経

● 患者は仰臥位あるいは端坐位で，検者は一方の手で患者の膝関節後面に手を当て，他方の手を足関節前面に当てて，足関節前面に当てた手の抵抗に抗して膝関節を伸展してもらう。

ポイント 「足をつっぱってください」という指示の出し方が理解されやすい。

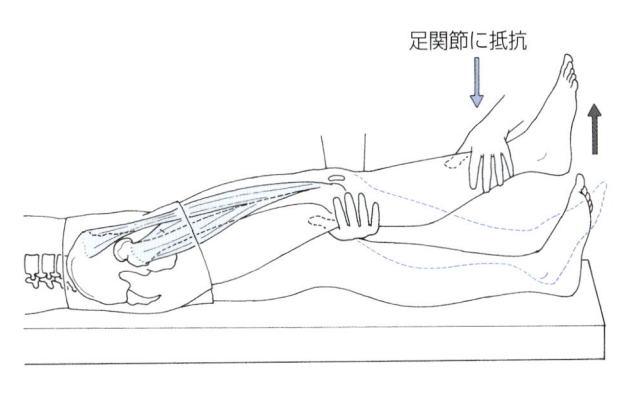

足関節に抵抗

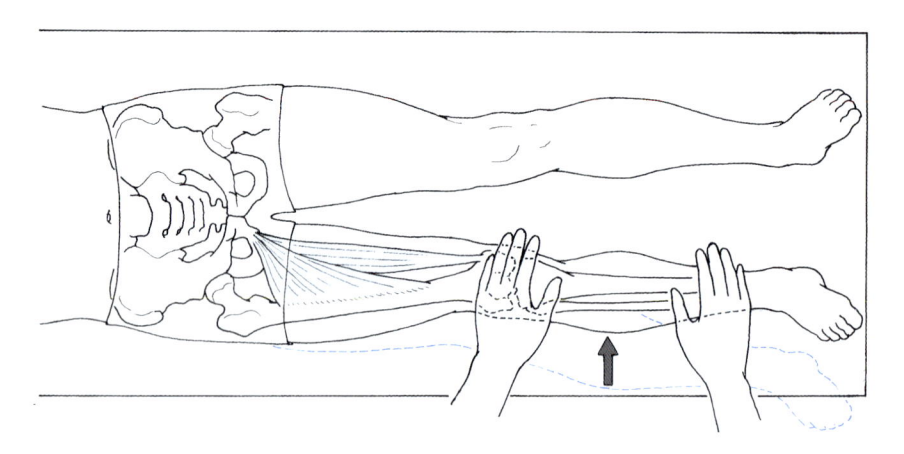

- 股関節内転筋群，L2，3，4，閉鎖神経
- 患者に仰臥位でいったん両下肢を伸展し，股関節を外転してもらい，検者の手を膝関節内側にあててこれに抵抗するように下肢を内転してもらう。

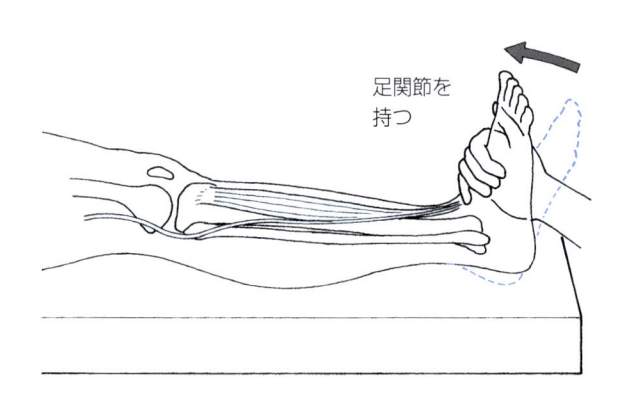

足関節を持つ

- 前脛骨筋，L4，L5，深腓骨神経
- 患者は仰臥位あるいは端坐位で，検者の手を足関節背側にあてがいこれに抵抗するように足関節の背屈を促す。

    ポイント 「足首を反らしてください」という指示を出し，あらかじめ自分の手首で見本を見せておくと理解されやすい。

腰椎，仙椎

示指を患者の母趾
背側にあてる。

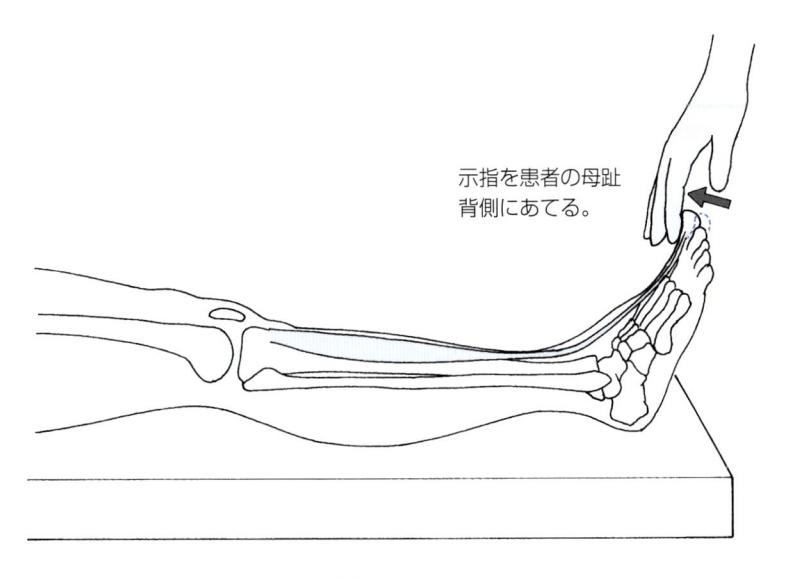

◎ 長母趾伸筋，長趾伸筋，L5, S1, 深腓骨神経
●検者の示指を患者の母趾背側にあて，これに抗して母趾を背屈してもらい，その筋力を検査する。
●他の足趾についても同様に検査する。

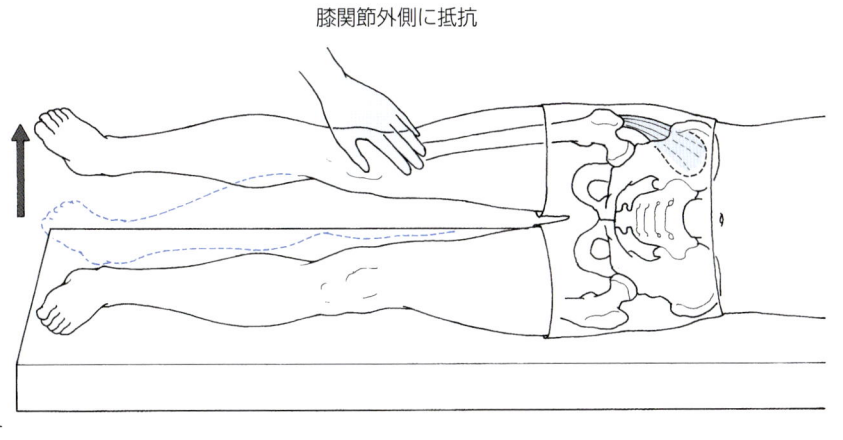

膝関節外側に抵抗

◎ 中殿筋，L5, S1, 上殿神経
●患者に側臥位にて，上になった下肢を挙上してもらう。
●検者は，膝関節外側に手をあてて抵抗を加える。

ポイント　このとき大腿筋膜張筋も同時に働くため，この作用を取り除くためには膝関節を屈曲させる。

足側外側
に抵抗

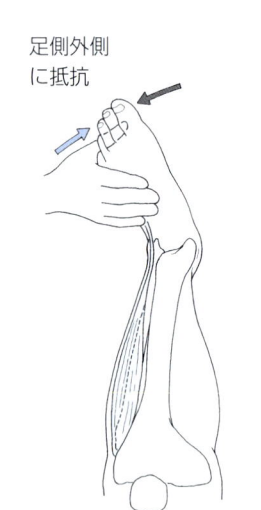

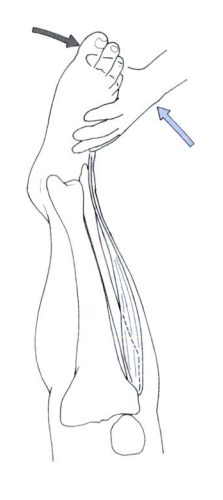

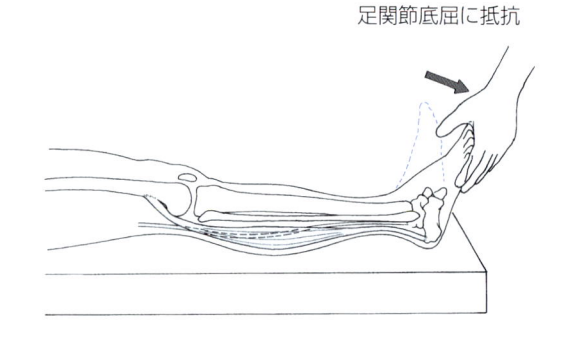

足関節底屈に抵抗

◉ 長・短腓骨筋，S1　浅腓骨神経
- 患者に仰臥位で足関節を開排してもらう。
- 検者は抵抗を足背の外側に加える。

◉ 腓腹筋，S1　脛骨神経
- 患者に仰臥位で足関節を底屈してもらう。
- 検者は抵抗を足底に加える。

　ポイント　「足首を下に曲げてください」という指示を出し，あらかじめ自分の手首を使って見本を見せておく。

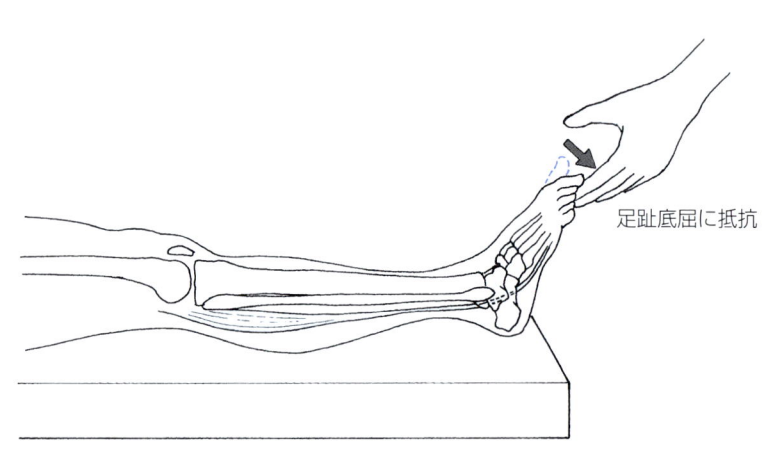

足趾底屈に抵抗

◉ 長母趾屈筋，長趾屈筋，S1，脛骨神経
- 患者に仰臥位で母趾，足趾を底屈してもらう。
- 検者は抵抗を足趾底に加える。

腰椎，仙椎

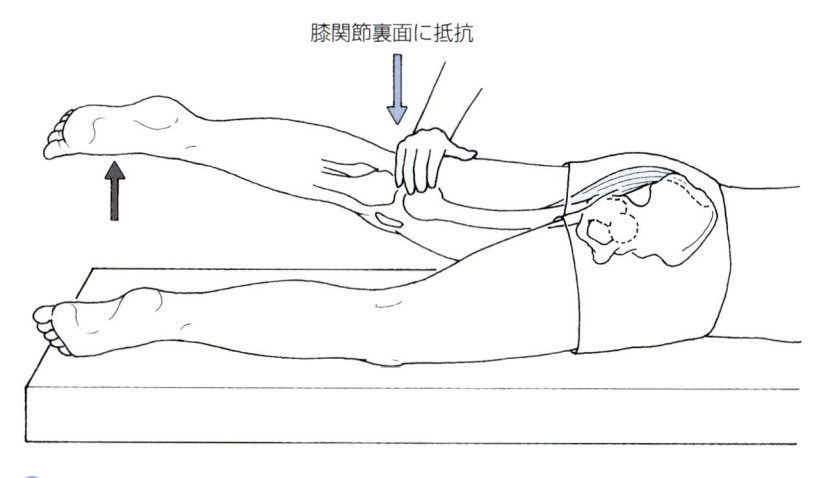

大殿筋，S1，下殿神経
- 患者に腹臥位で，股関節を伸展して大腿前面をテーブルから浮かせるよう指示する。
- 検者は抵抗を膝関節裏面やや中枢に加える。

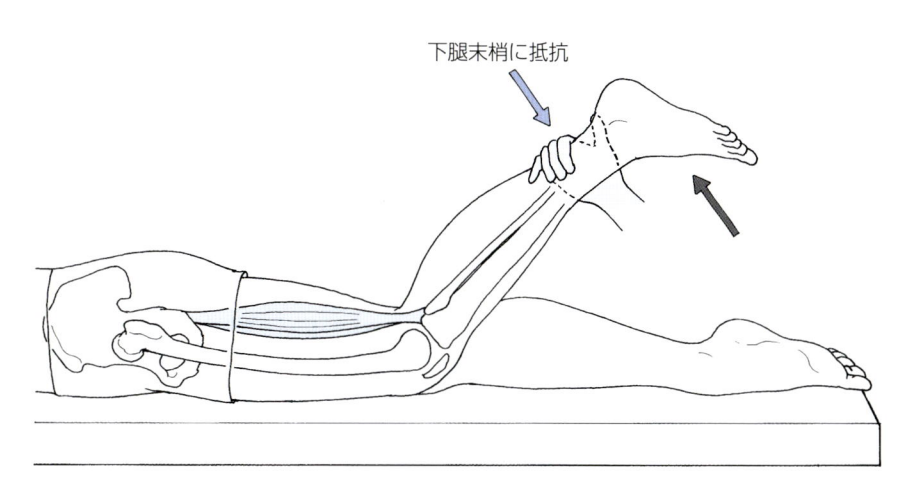

ハムストリングス，S1，S2，坐骨神経
- 患者に腹臥位で膝関節を屈曲するように指示する。
- 検者は抵抗を下腿末梢裏面に加える。

知覚検査

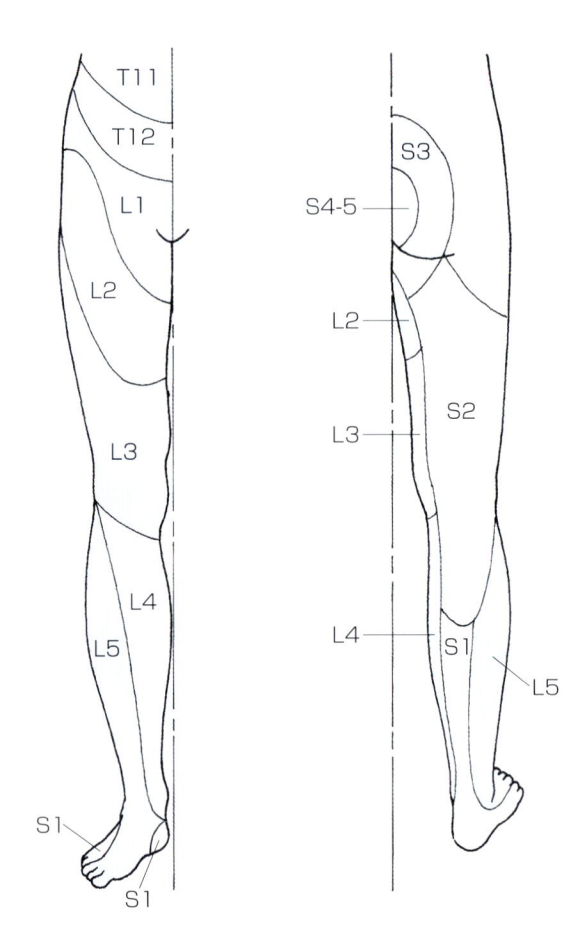

- 下肢には知覚神経支配が存在するので，それぞれのdermatomeに沿って触覚，痛覚を検査する。
- 触角の検査ははけを用いて行う。
- 痛覚の検査は注射針の先端をまずどこかにあててつぶし，皮膚を傷つけないように配慮した状態で施行する。

  ポイント　左右差あるいは体幹，上肢の健常部と比較し，健常部を10点満点として，何点くらいの強さで痛覚あるいは触覚を感じるかを検査する。

反射 [通常深部腱反射]

亢進している場合は支配髄節よりも中枢部での障害を示唆する。
減弱している場合はその反射弓内の障害を示唆する。

● 膝蓋腱反射
- 患者に検査台の端に両下肢をリラックスした状態でぶら下げるように座ってもらう。
- 検者は，膝蓋骨のやや下方で膝蓋腱を触知し，この部分を反射検出用ハンマーで軽く殴打する。

  正常　膝関節が伸展する。

  ポイント　注意をそらすために両手を組み両側に力強く引っ張るように指示すると，検査しやすい。
  　　　　　手首を効かすように殴打することがコツである。

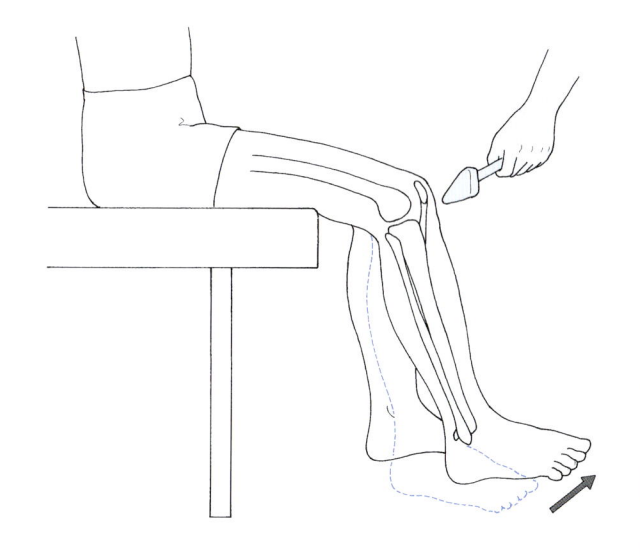

● アキレス腱反射
- 患者に検査台の上で腹臥位にて膝関節を屈曲してもらう。
- 検者は手で足関節を軽度背屈させる。

  正常　アキレス腱部を軽くハンマーで殴打すると，正常では足関節が底屈する。

  ポイント　左右差を比較する場合はこの肢位で検査すると判別しやすい。

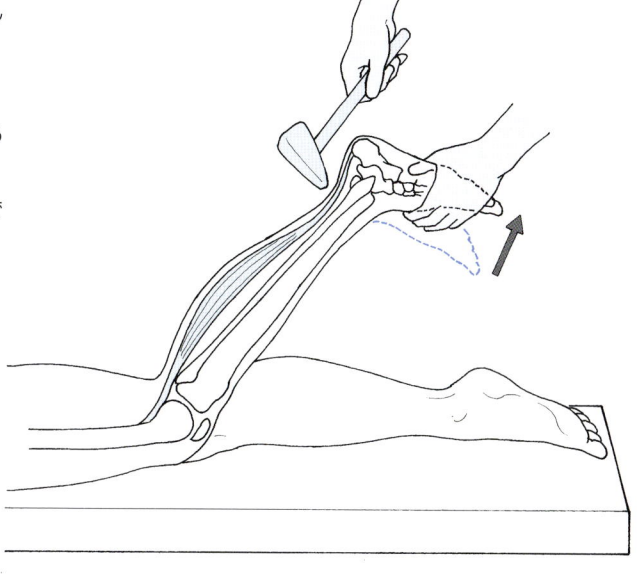

表在反射

深部腱反射と異なり，中枢の支配を受けている。
表在反射の消失は，中枢神経の障害を意味する。

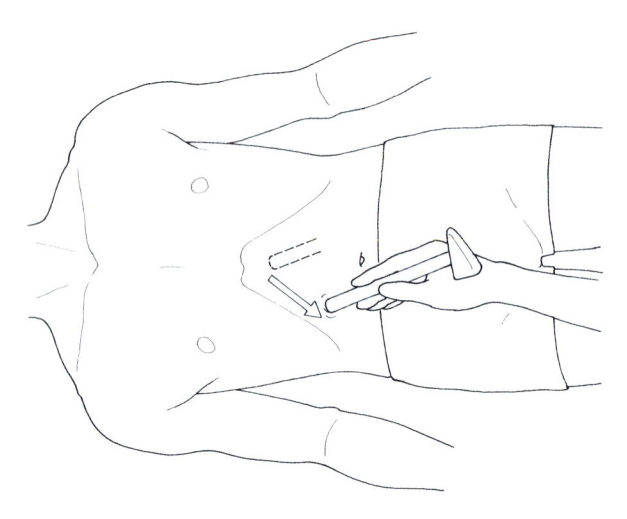

◎ 腹壁反射（T7-L1）
● 検者は反射検出用ハンマーの他端で腹壁側方をこすり，その部分の腹筋の収縮をみる。

　正常　擦過側の腹筋が収縮する。

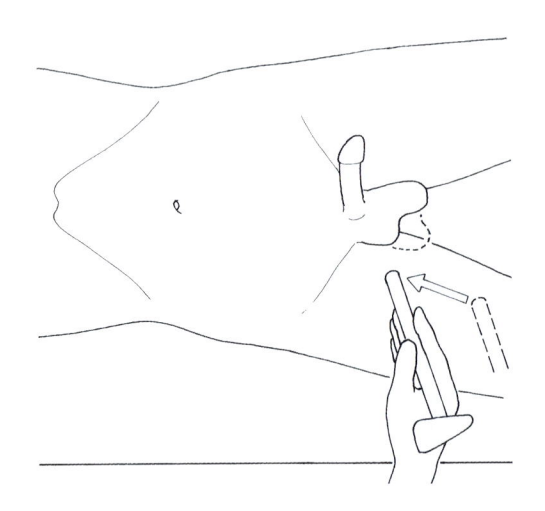

◎ 挙睾筋反射（L1，L2）
● 検者は睾丸近傍，大腿内側をハンマーの他端でこすり，片側の睾丸が中枢側へ挙上するのをみる。

　正常　擦過側の睾丸が挙上する。

　異常　消失時は中枢神経の障害を疑い，片側のみが消失しているときは消失側のL1，L2髄節の障害を疑う。

腰椎，仙椎

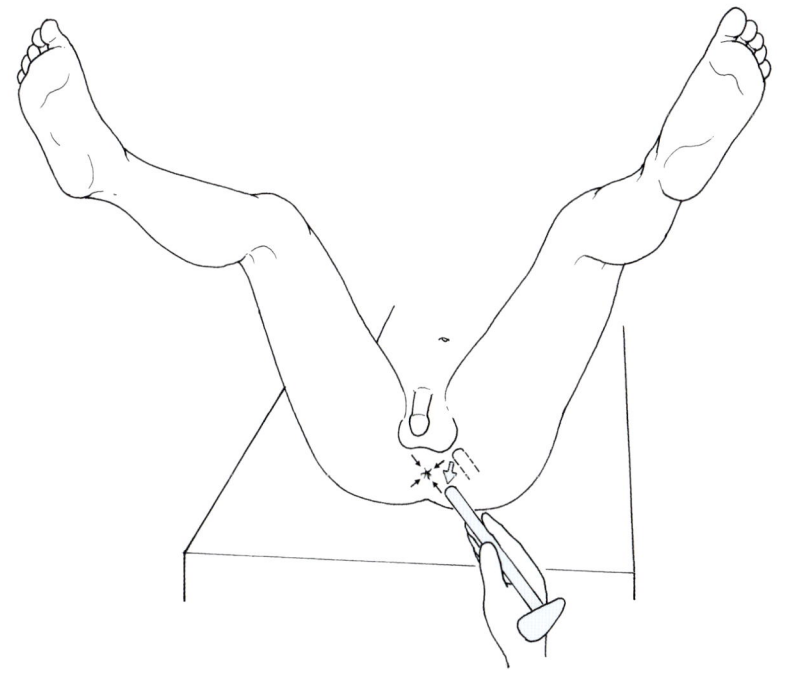

⦿ 肛門括約筋反射（S1，S2，S3）
● 患者は仰臥位で大腿を開排し，検者は肛門周囲の皮膚を軽く擦過する。

　正常　肛門の収縮を肉眼で確認するか，肛門に挿入した示指に収縮がふれれば正常である。

　ポイント　肉眼的に肛門の収縮が判別しにくいときは，示指を肛門に挿入し，肛門の収縮の有無を触知する。

⦿ 球海綿体反射（S1，S2，S3）
● 男性の場合，ペニスを牽引すると肛門括約筋が収縮する。検者はこれを肉眼的にあるいは肛門に挿入した示指の感覚で触知する。

　異常　消失しているときは上位運動神経の障害を疑う。

神経根障害

- 最も頻度の高いL4,L5,S1根障害時の典型的な神経学的所見を以下に示す。
- これら神経学的所見に基づき，おおよその障害高位を推定し，補助検査の計画を立てることが必要である。

表2 腰仙部神経根障害
神経所見に基づく神経根障害の概略を示す。

	皮膚知覚領域	筋肉支配	関節動作	反射
L1	鼡径部	腸腰筋	股関節屈曲	挙睾筋
L2	大腿前面	腸腰筋 内転筋群	股関節屈曲 股関節内転	挙睾筋
L3	膝前面	腸腰筋 大腿四頭筋	股関節屈曲 膝関節伸展	膝蓋腱
L4	下腿内側	大腿四頭筋 前脛骨筋 中殿筋	膝関節伸展 足関節伸展 股関節外転	膝蓋腱
L5	下腿外側〜足背	前脛骨筋 長母趾伸筋	足関節背屈 母趾背屈	
S1	足外側〜足底	腓腹筋 長母趾屈筋 大殿筋	足関節底屈 母趾底屈 股関節伸展	アキレス腱
S2	大腿，下腿後面	長母趾屈筋	足関節底屈 足指底屈	

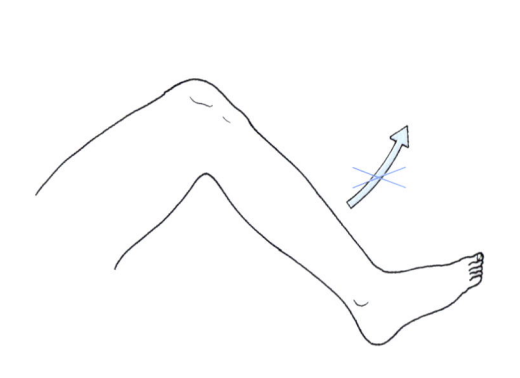

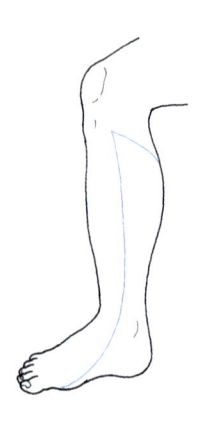

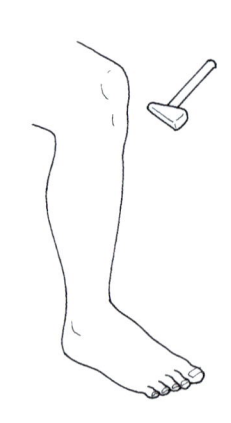

L4根障害時にみられる神経学的所見
- 典型的には膝関節伸展力の低下，下腿内側の知覚障害，膝蓋腱反射の低下がみられる。

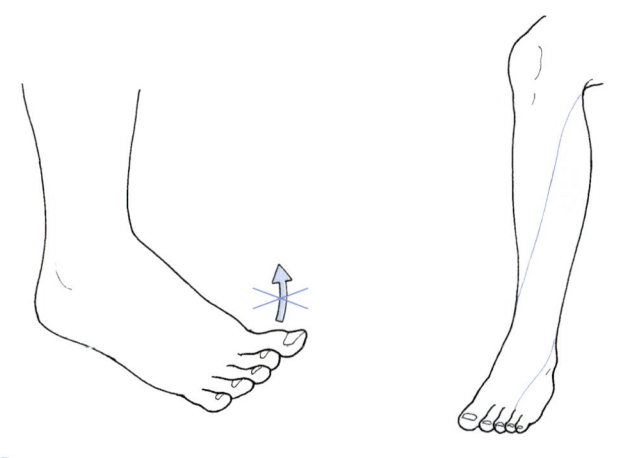

● L5根障害時にみられる神経学的所見
- 典型的には足関節，足指の背屈力低下，下腿外側の知覚障害がみられる．検査項目に該当する反射は存在しない．

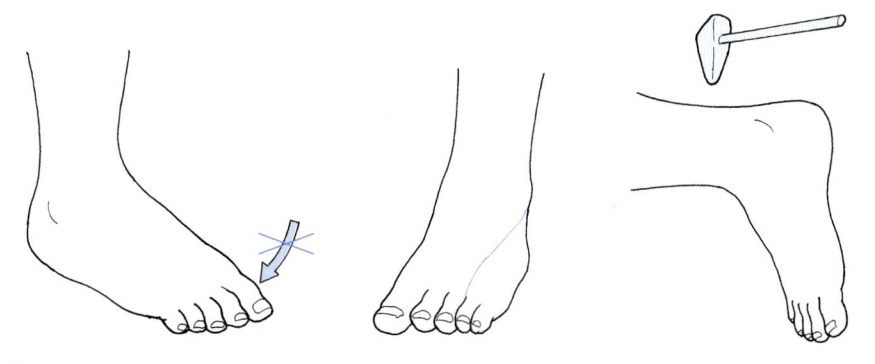

● S1根障害時にみられる神経学的所見
- 典型的には足関節，足指の底屈力の低下，足背外側から足底の知覚障害，アキレス腱反射の低下がみられる．

[中村博亮]

4 小児整形外科 注意すべき3疾患

- 先天性股関節脱臼
- 内反足
- 大腿骨頭すべり症

先天性股関節脱臼

育児指導の徹底による先天性股関節脱臼（以下，DDH；Developmental Dysplasia of the Hips）の発生率の減少と少子化の結果，DDHを診察する機会は減少したが，その分，DDHを見過ごさないように十分な診察技術を習得しなければならない。

新生児と乳児ではその特徴が異なる。これは新生児期には関節弛緩が残存しているが，乳児期になると脱臼側は拘縮が進み，関節の動き，とくに開排の制限が生じてくるためである。新生児期は徒手検査にて脱臼もしくは整復に伴うクリックすなわち不安定性を診察し，乳児期は脱臼位での拘縮による開排制限と解剖学的位置異常を主に診察する。しかし，乳児であっても関節弛緩性が残存する場合があるので，開排制限がないからといって脱臼は否定できない。

視診のチェックポイント

ポイント 1
- 初診時，児の身体全体の観察をする。

ポイント 2　向き癖
- 向き癖がある方向の反対側の股関節に開排制限が存在することが多い。

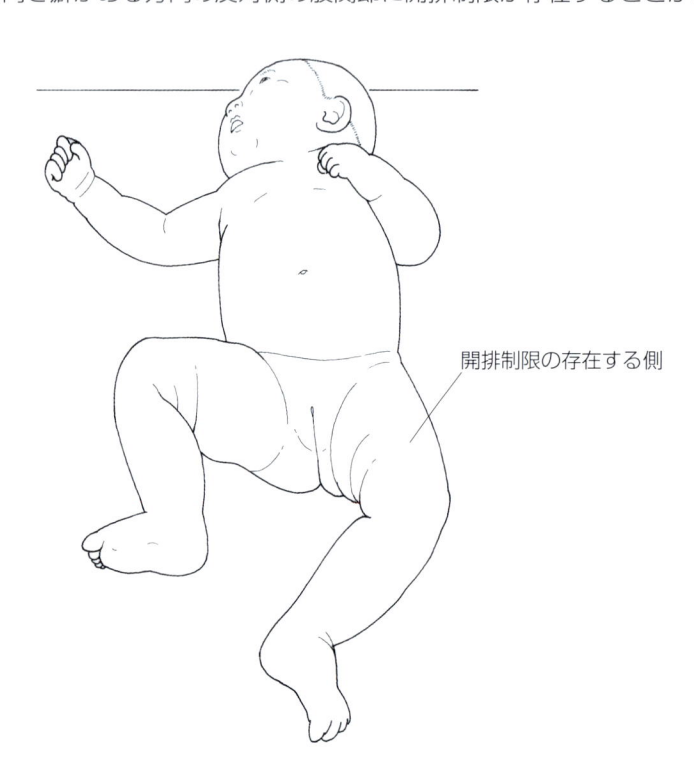

開排制限の存在する側

ポイント 3　斜頭

- 斜頭の存在は向き癖や斜頸の存在をうかがわせる。

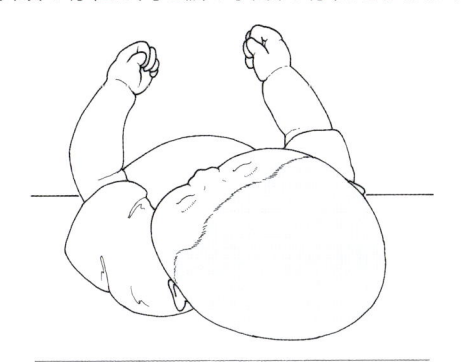

ポイント 4　見かけの脚長差

- 脚長差は後に述べるGaleazzi signの有無により脱臼による脚長不等なのか，向き癖などの骨盤傾斜による見かけ上の脚長差なのかを確認する必要がある。

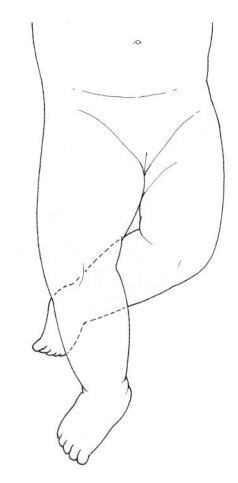

ポイント 5　大腿部皮膚溝（皺）の数および長さの左右差

- 大腿部皮膚溝（皺）の数および長さの左右差はDDHの存在を示唆する所見の1つである（右患肢）。

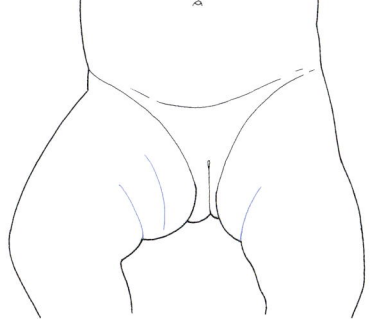

ポイント 6

- 鼡径部皮膚溝の長さ（深さ）の左右差，骨盤の傾き，下肢の自動運動の左右差を視診する。

周辺解剖の触診法

大腿骨頭と臼の位置関係
- 大腿骨頭と臼の位置関係は，脱臼股の場合，股関節が伸展位であるか開排位であるかにより変わってくる．
- 股関節伸展位では脱臼した大腿骨頭は臼の頭側前方に存在する（a）．
- 開排位では骨頭は臼の後方（背側）に存在するため，前方からは触知できず，また大転子は坐骨結節よりも後方に位置する（b）．

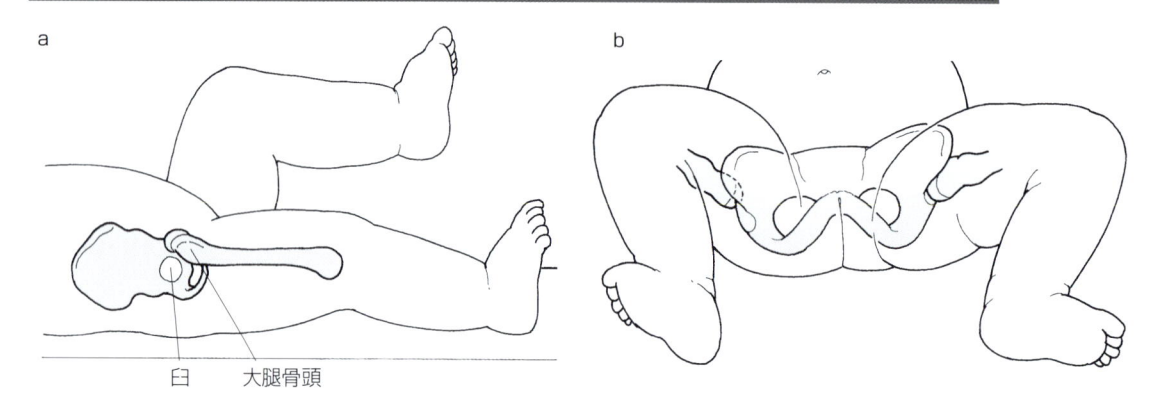

a b

臼　大腿骨頭

骨頭の触知
- 股関節伸展位では多くは骨頭は臼の上前方に存在する．
- 一方，開排位では骨頭は臼の後方に存在するために前方から骨頭を触知しようとしても空虚であり，触知できない．
- 両側脱臼は別として，左右を比較することも重要である．

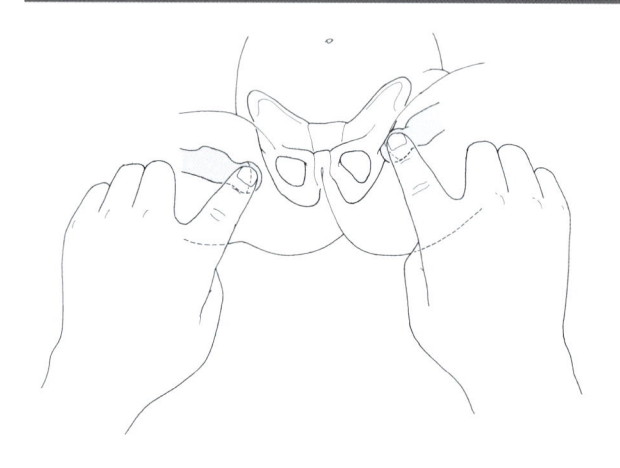

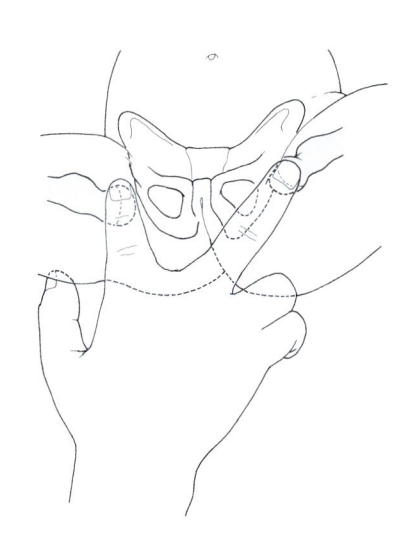

大転子の位置（坐骨結節との位置関係）

- 開排位では大腿骨頭は臼の後方にあり，大転子の位置も健側に比較して後方に存在する。したがって，第2・3・4指先の手掌側で大転子を触知し，坐骨結節の高さと比較すると，開排位では，脱臼側の大転子は坐骨結節よりも後方に触知する。

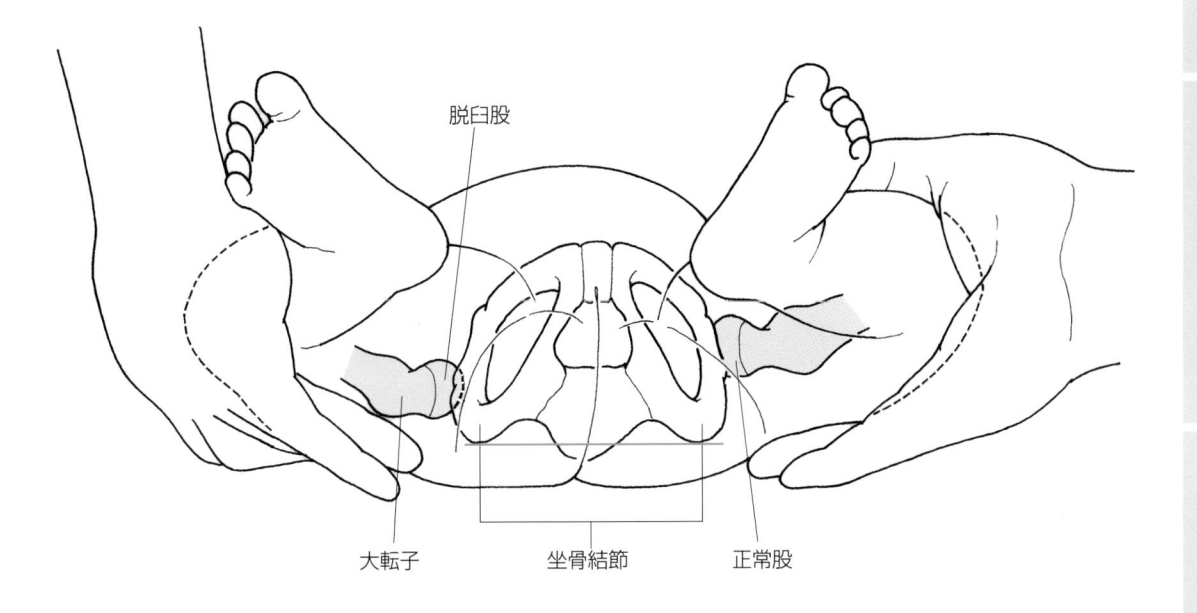

脱臼股

大転子　坐骨結節　正常股

各種テスト法

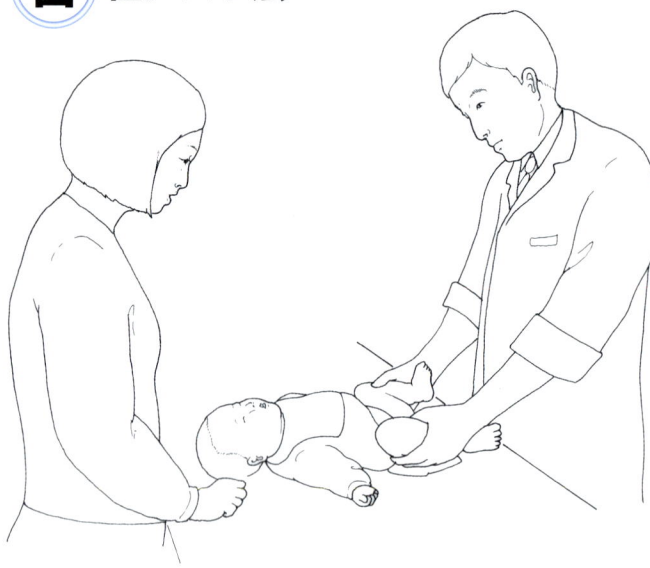

患児・保護者との位置関係（患児の体位および患児・保護者と医師の位置）

- いかに患児を泣かさないかが診察医の技術の問われるところである。泣いて力を入れると診察が難しくなる。
- 患児の頭側に保護者，検者は尾側に位置すると児が母親を確認しやすく安心させることができる。

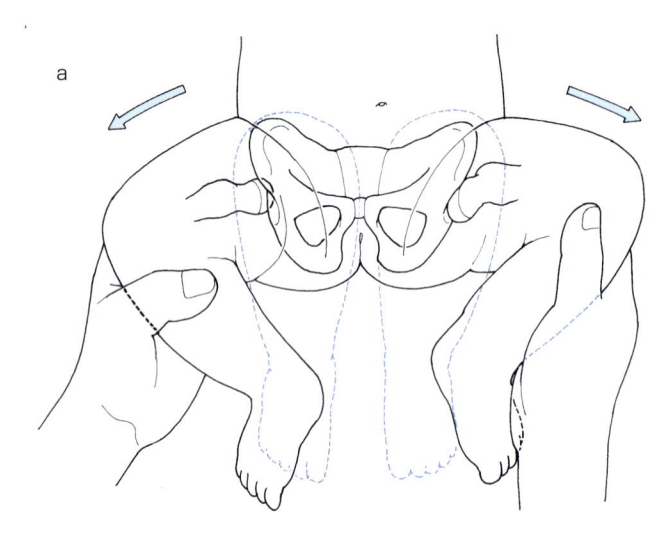

検査の流れ

☆開排制限（a），クリックサイン（b），骨頭の求心方向の不安定感

- 股関節を開排位にして開排角度を測定する（屈曲90°にして徐々に外転を強めていく，つまり開排を強めていく）。
- このとき開排角度の左右差，クリックサインの有無，骨頭の求心方向の安定感を調べる。
- 新生児期を過ぎるとクリックサインが出現する頻度は少ない。
- 骨頭の求心方向の安定感とは開排した状態で大腿骨を軸方向に臼蓋方向へ軽く圧迫して，骨頭の向こうに臼蓋の骨性の支えを触知できるかどうか，つまり，骨頭の奥に臼の抵抗感が存在するかどうかを示す。
- クリックサインにはOrtolani click signとBarlow click signの2つが知られているが，後者は強く脱臼誘発させる検査法であるため，Ortolani click signが安全であり脱臼の診断に関しては十分である。

注意　新生児や月齢の低い乳児では膝の外側から手のひらで膝を包み込み，母指を膝の内側に位置させて，第2・3・4指を大転子を押し上げるようにして，開排角度，クリックサインの有無と骨頭の求心方向の安定感を同時に検査する。

★Ortolaniの手技 ［前頁b参照］
●仰臥位にて両側同時に診察する。
●膝の外側から手のひらで膝を包み込み，母指を膝の内側に位置させて，第2・3・4指を大転子を押し上げるようにして開排を強めてゆく。このとき，整復感とともにクリックを触れる。
●次に，今度は逆に母指に力を加えて開排を弱めていくことで，骨頭は臼の後方に脱臼して，このときもクリックを触れる。

注意　月齢の高い大きい児では力も強く，検者の手のひらで患児の膝を包み込むように把持して開排できないために，膝より近位の大腿部のみを把持して検査するとよい。この場合でも，第2・3・4指は大転子を持ち上げるように位置させる。

★Galeazzi sign（Ellis sign）
●骨盤を診察台に水平に位置するように大腿部を診察台に押し付ける。股関節を90°屈曲，膝最大屈曲させる。
●クリックサインが出現する頻度は少ないためGaleazzi sign（Ellis sign）は重要な所見である。これは股関節を屈曲した時に脱臼側の骨頭は臼蓋の後方に位置するため，大腿骨長が見かけ上，短くなるために膝の高さが低くなることである。

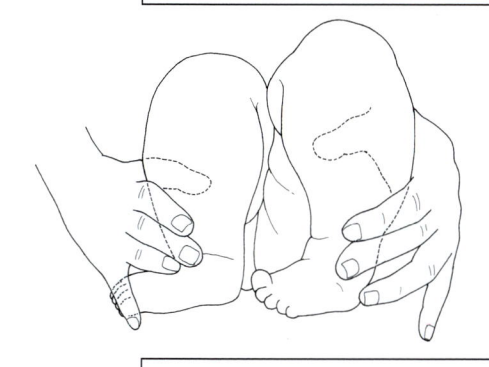

★Telescoping sign
●右側の股関節を調べる場合，検者の右手にて骨盤を把持して左手で大腿骨を持ち，軸方向に牽引をかける。
●脱臼が存在する場合，骨頭と臼の過可動性が存在するために大腿骨が伸びたり縮んだりするように触知できる。
●拘縮が強い場合，開排角度を強くしてこの検査を行うと出現しにくい。

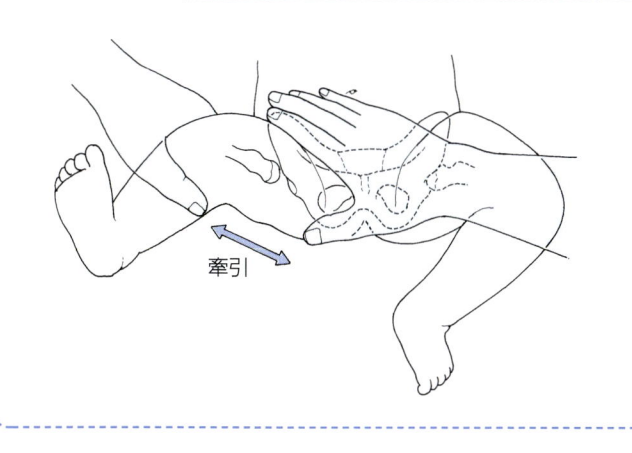

牽引

検査をスムーズに行うためのコツ
- 母親に児の目の届くところにいてもらい，安心させて児をリラックスさせる必要がある。泣きだすと力を入れて十分に診察出来ない。
- 4，5カ月以上の乳児では母親におもちゃであやしてもらいながら診察するのもよい。
- 急に児の身体に強く触れて怖がらせないようにすることや，児の目をみてアイコンタクトするのも泣かせないコツである。

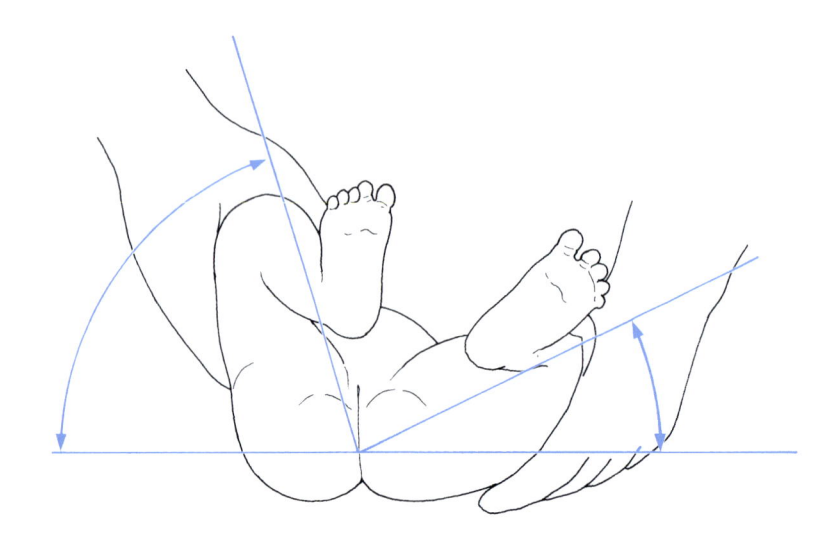

評価法
- 開排制限は検者の握りこぶしが患児の膝と診察台の間に入るくらいの角度を境界と考えるのがよい。開排角度でいえば境界値はちょうど75°程度である。
- 絶対角度だけでなく左右の差があれば開排制限が存在する。もちろん両側に脱臼が存在することも念頭においておかなければならない。
- 過開排になるほど関節弛緩性がある場合も脱臼を見過ごしやすいので注意が必要である。
- クリックが存在すれば，脱臼が存在して治療の対象となる。
- クリックと礫音を区別できなくてはならない。不安定性に起因するクリックと違い，礫音とは注意しなければ触知できない軟部組織の摩擦音である。
- 開排制限は本来あってはならないものである。脱臼や高度の臼蓋形成不全がない場合でも育児指導（股おむつなど）は必要である。

アドバイス
- 見過ごしやすいのは，関節弛緩性があって開排制限がない場合，両側例，男児などである。
- 「女児に多い」とか「開排制限やクリックがあるはず」との思い込みが見過ごしにつながる。
- 新生児から1，2カ月の月齢の児は3カ月以降の児に比べて徒手検査は難しく，自信がなければ，2～4週毎に繰り返し診察を行うとよい。X線検査は3カ月以降にならないと診断の精度は上がらない。
- 超音波断層像による診断の信頼性が高いが，徒手検査法の重要性はいうまでもない。補助診断に頼る前に正しい徒手検査法にて診断が可能である。

[北野利夫]

4 内反足

視 診のチェックポイント

肢位性内反足（Postural Clubfoot）や内転足（Metatarusus adductus）との鑑別は初診時の触診にて容易に可能である。

ポイント 1 初診時の特徴

- 内反足（Idiopathic Congenital Talipes Equinovarus）の変形の主な構成要素は，後足部の内反（a），尖足（b），中・前足部の内転（c），足底の凹足（d），である。
- 視診上の特徴はChopart関節での内転変形，すなわち距舟関節，踵立方関節での変位と後足部，すなわち広義の足関節（距腿関節と距踵関節）での内反尖足変形が反映される。

a

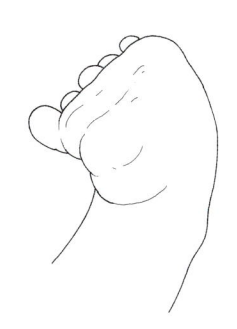

b

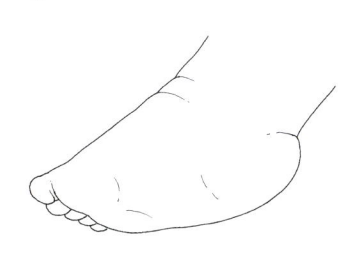

c

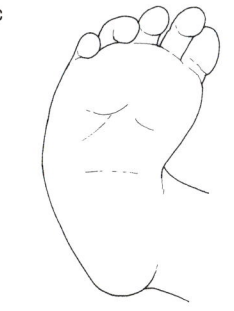

d

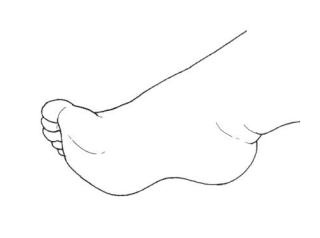

ポイント 2 足部の変化

- 踵骨が立方骨に比べて関節面で外側に亜脱臼しているため，外側は凸状に突出しており，背側外側に距骨頭が皮下にまで飛び出して皮膚に緊張を生じ，外果と踵骨の間は緊張が強い。
- また，medial columnが短縮していて母趾が短く見えることも多い。
- そのほか，腓腹部の萎縮が存在するが，初診時には明らかでないことが多い。
- 両側に変形が存在するか，筋性斜頚やDDHとの合併の有無も同時に観察しなくてはならない。

周辺解剖の触診法

◉ 解剖学的ポイント

- 中足部から後足部にかけての外側には外側変位した距骨頭が外果のすぐ前方に触れることができる。またそのやや底足側には立方骨より外側に変位した踵骨の立方骨関節突起を触れることができる（a）。
- 後足部は，アキレス腱（heel cord）の高い緊張のため踵骨が近位に変位している。このため，踵部は脂肪組織のみが触れて空虚である（heel fat pad）（b）。
- 中足部内側では，内果と舟状骨が密に隣接していて，内果と舟状骨を別々に触れにくい（c）。

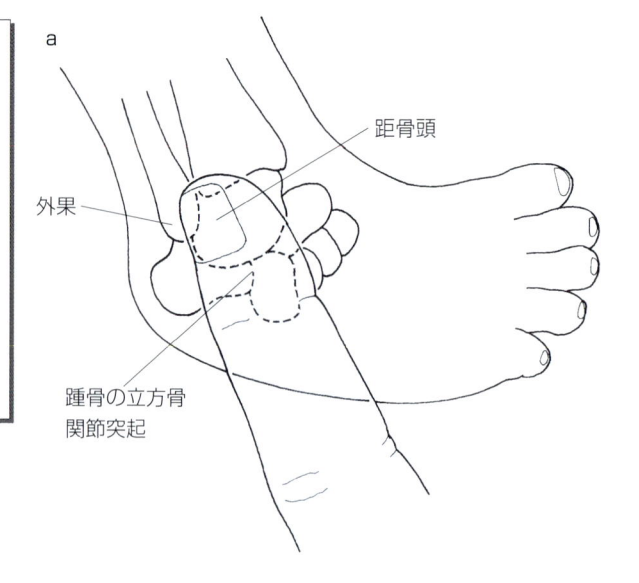

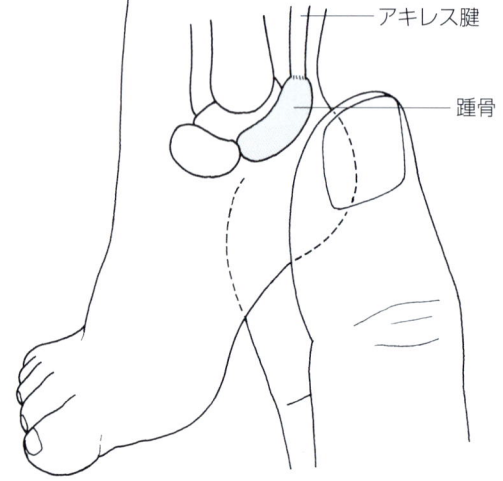

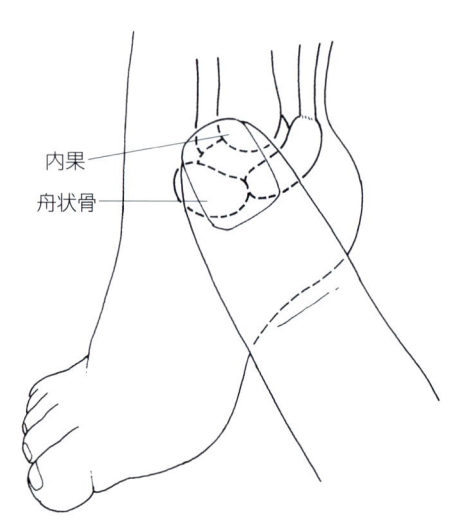

a
- 距骨頭
- 外果
- 踵骨の立方骨関節突起

b
- アキレス腱
- 踵骨

c
- 内果
- 舟状骨

その部位を正確に触診するためのコツ，注意点

- 距骨頭は外果のすぐ近位前方に触れる。ここを支点に内転を矯正すると距骨頭は内側に可動性があるので確認することができる（a）。
- 距骨頭と踵骨の立方骨関節突起とを区別するには，距骨頭を支点に内転を矯正すると，距骨頭であれば徒手矯正とともに内側に移動する。
- 踵部を摘んでみると，踵骨がなく脂肪組織のみ触れ柔らかい。すぐ近位には踵骨があり，続いてtightなheel cordを触れることができる（b）。

a

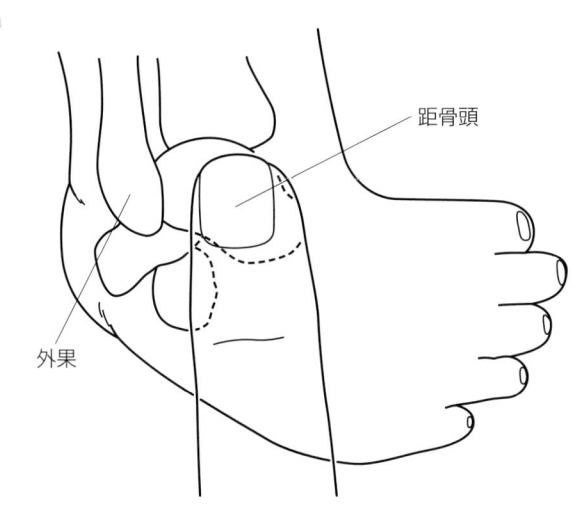

距骨頭

外果

b

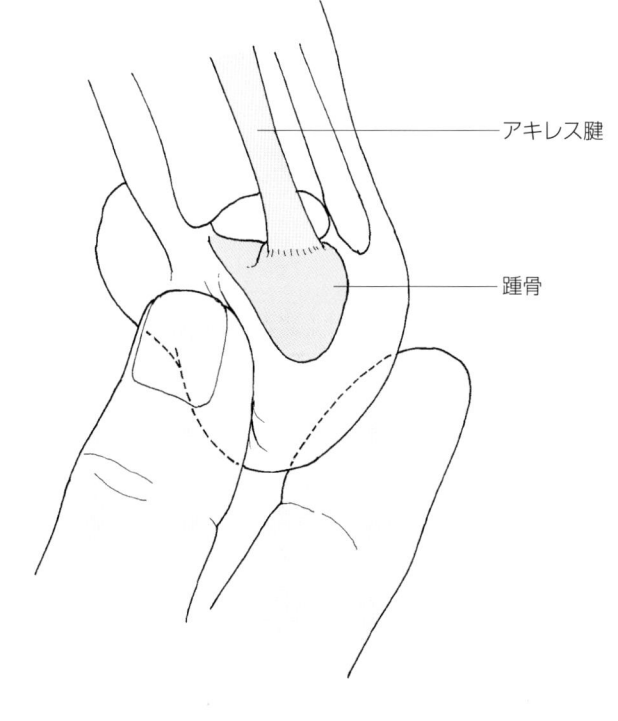

アキレス腱

踵骨

各種テスト法(知覚テスト,反射テストなど)について

患児,保護者との位置関係
- 「先天性股関節脱臼」(p.180)と同様。

検査の流れ
- 可動域の計測:まず,足関節の背屈が可能であるかどうか。
- 背屈が徒手的に不可能であれば,尖足変形の存在を意味し,尖足変形のない内転足とはっきりと鑑別する。
- 内反足の場合,足関節可動域が制限されており,背屈が他動的にも中間位までもいかない。無理やり背屈しようとすると,踵は尖足位に固定されているため,足根中足関節にて背屈するため足底が舟底様に変形(rocker bottom deformity)する(a)。

> **重要** 背屈が徒手的に不可能であれば,尖足変形の存在を意味し,尖足変形のない内転足とはっきりと鑑別できる。

- 次に,中足部外側が凸状になっている部分を触知する。外果をまず触れ,その前方に距骨頭が触れれば,距舟関節の亜脱臼を意味する(b)。
- 続いて,中足部内側を触知する。凹状に変形しており触れにくいが,内果と舟状骨の触知を試みる。重度の内反足の場合,舟状骨と内果がほとんど接している。
- 後足部では踵骨が触知できるか。尖足変形のために,踵骨が挙上され踵部には脂肪組織のみが残されているため踵骨が触知できない。横断した皮膚裂溝の下層に緊張したアキレス腱(heel cord)を触知する。可動域も測定する。後足部の内反変形が強いと後足部はrigidで外転,外反できない(c)。
- 前足部は外転できるか,足趾の屈曲拘縮が存在するかどうかをチェックする。
- 足背動脈と脛骨動脈の触知や果間軸(足部の軸と果間軸とのなす角度)が(正常の85°から55°)に減少しているかどうかのチェックも必要である。
- ほかの奇形の有無,膝の可動域(膝関節拘縮),股関節開排制限(先天股脱),腰仙部のディンプル(髄膜瘤),頸部の可動域制限・腫瘤の有無(筋性斜頸)など。
- 筋力の測定は新生児であるため困難であるが,前・後脛骨筋は強く拘縮している。腓骨筋群は弱く伸展され緊張がない。足趾背屈筋は正常,足趾底屈筋は短縮,下腿三頭筋力は強い(神経筋疾患と鑑別するためには筋力の評価は困難だが必要)。
- Arthrogryposis multiplex congenita, Larsen syndrome, diastrophic dysplasiaなどに合併する内反足変形であるか特発性内反足かどうかを鑑別する必要がある。

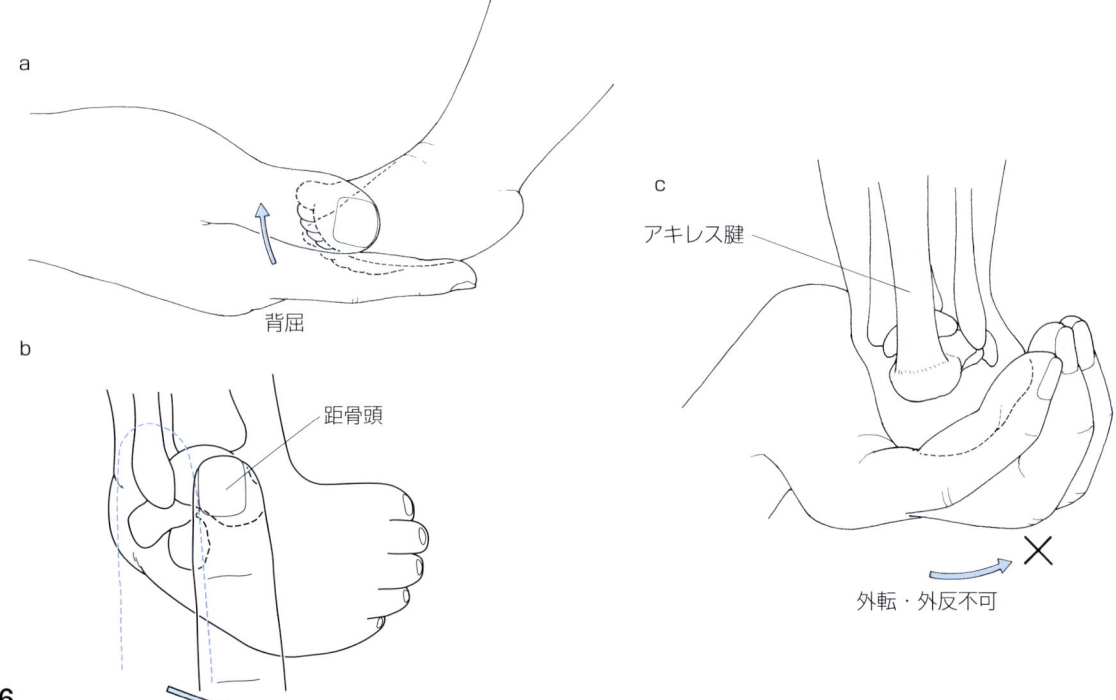

a

背屈

b

距骨頭

c

アキレス腱

外転・外反不可

検査をスムーズに行うためのコツ

- 初診時は生後間もない新生児であることがほとんどである。母親の不安が強いために，また，どのように児を取り扱ってよいものかわからずに狼狽していることが多い。このような場合，治療により機能的な足部の獲得が可能であることを十分説明して，まず保護者を安心させる必要がある。

評価法

- 尖足変形の有無，すなわち片側例では健側に比べて他動的に背屈が制限されているか，両側例では他動的に中間位までの背屈が可能かどうか，により内反足と診断が可能である。他動的に背屈が可能な内反足はない。

アドバイス

- 視診だけでは内反足と内転足や肢位性内反足とを鑑別することは不可能である。足部変形の硬さ，とくに後足部の内反・尖足変形が徒手的に矯正可能かどうかが，診察上重要である。

［北野利夫］

4 大腿骨頭すべり症

初期の大腿骨頭すべり症（Slipped capital femoral epiphysis；SCFE）は見過ごしやすい。とくにChronic typeやAcute on chronic typeでは，はっきりとした外傷歴がなく，疼痛が股関節ではなく大腿骨前内側面や膝関節周囲に存在することが多いために，膝関節の疾患と思い込んでしまうためである。特徴的な徒手検査上の所見から，この疾患を診断することが可能である。

Acute typeでは外傷歴を伴うことが多く，大腿骨頚部骨折によく似た症状と所見を示す。

両側の例は内分泌異常がない場合は約25％，内分泌異常に伴うSCFEは50～75％に存在する。

10歳以下あるいは16歳以上発症の場合，内分泌異常を伴う可能性が11～15歳発症の場合に比べて高い。

視 診のチェックポイント

ポイント 1　肥満と性器発育異常

- SCFEは肥満と性器発育異常を伴うことが多い（adiposogenital type）ため，視診ではまずこれらの有無を確認する（a）。
- 歩容は疼痛回避性跛行，場合によっては外転筋弱力による骨盤を傾斜させたままの歩行（Trendelenburg lurch）を認める。
- 診察台上仰臥位では患肢は健側に比べて外旋位にある（b）。大腿部の筋萎縮，場合によっては短縮がみられる。

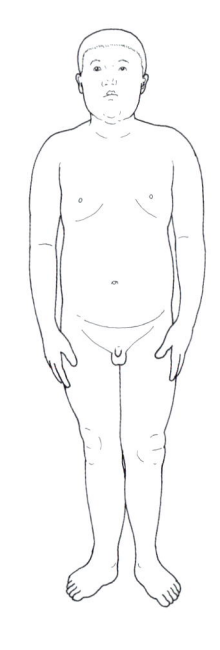

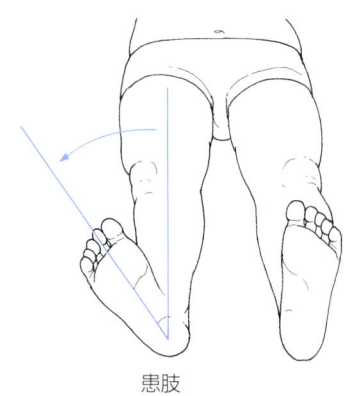

a

b

患肢

各種テスト法（知覚テスト，反射テストなど）

患児・保護者との位置関係
- 診察台に仰臥位に寝かせる。若年児の場合，保護者に頭側に位置してもらい児を安心させる。
- 検者は下肢のアライメント，すなわち外旋位にあるかどうかなどを観察した後，患者の患側に立って診察を行う。

検査の流れ
- 触診：膝，大腿部，股部の順に局所熱感，圧痛の有無を触診する。SCFEの場合，膝関節には異常所見はない。同時に発赤・腫脹の有無を観察する。
- 股関節可動域制限：股関節の内旋，屈曲，外転が制限されている。股関節の内旋の制限は腹臥位にて確認する（a）。とくに，外旋拘縮が存在するのが特徴である。

  注意　Thomas testが陽性になることがある。関節内に炎症がある場合にはPatrick test陽性である。大腿周囲径は筋萎縮のために減少しており，脚長差も0.5～1.0cm存在する。

- Drehmann徴候：最も特徴的な所見は罹患側の股関節を他動的に屈曲するにしたがって自然に外旋していく。屈曲も制限されている（b）。

  注意　股関節の内旋も制限され，外旋拘縮が著明である。

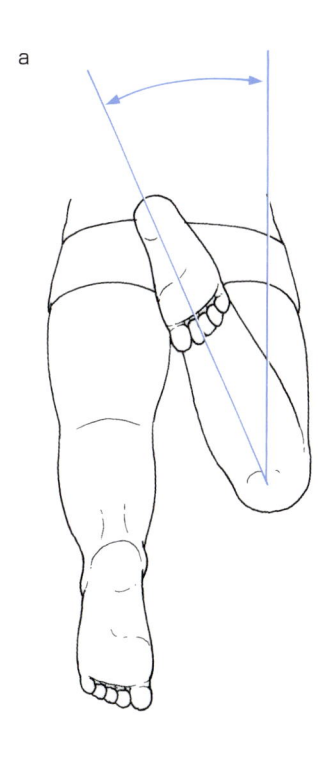

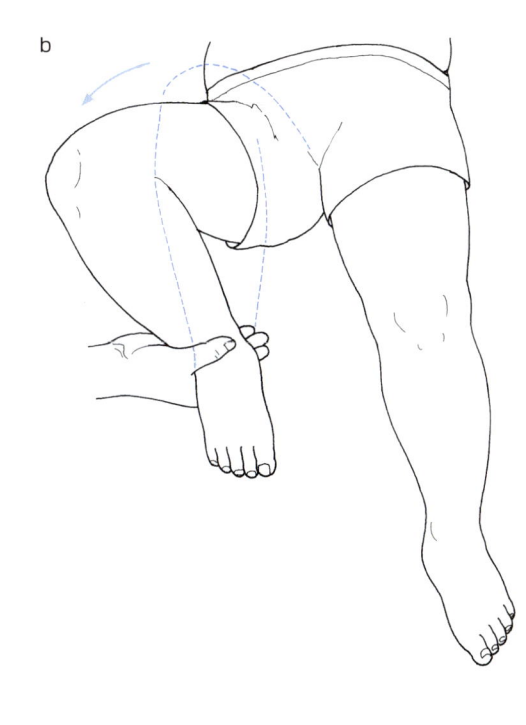

検査をスムーズに行うためのコツ

- Acute type，unstable typeの場合，疼痛が強く不安定性の強いすべりの場合は愛護的に診察を行なわなくてはならない。疼痛が強いにも関わらず，強制的に過度の股関節の可動域測定を行ったり，立位や歩行を強要させてはいけない。

評価法

- 股関節の可動域制限，Drehmann徴候があればSCFEを疑い，レントゲンなどの補助診断ののち診断が確定すれば治療対象となる。SCFEは全例手術的治療の対象となる。
- 可動域は外旋，内転，伸展拘縮を呈する場合が多い。

アドバイス

- SCFE，とくにChronic typeは見逃して診断が遅れすべりが進行してから発見される場合がある。小児の場合，股関節に異常があっても大腿部や膝周囲の疼痛を訴えて病変部位を股関節とは同定できないことがあるからである。

■文　献

1) Mihran O Tachdjian, Clinical Pediatric Orhopaedics The Art of Diagnosis and Principles of Management. Applenton & Lange, 167-262, 1997
2) Dennis R Wenger and Mercer Rang, The Art and Practice of Children's Orthopaedics. Raven Press, 331-371, 1993
3) Raymond T Morrissy and Stuart L Weinstein, Lovell and Winter's Pediatric Orthopaedics Fifth Edition. Lippincott-Raven, 999-1034, 2001
4) Paul D Sponseller ed, Orthopaedic Knowledge Update Pediatrics 2. AAOS, 203-214, 2002.
5) 山田順亮　先天性股関節脱臼診療のポイント．金原出版．17-34, 2002
6) 鈴木良平　先天性股関節脱臼とその治療法．南江堂，126-127, 1979

[北野利夫]

5 特殊検査法

- 筋電図検査
- 神経伝導速度(NCV)検査法
- 脊髄機能モニタリング

5 筋電図検査

筋 電図検査の特徴・目的

- 日常診察ではしばしば筋力低下や知覚障害が主訴の患者に遭遇する。その際，図1に示す流れに従い診療，検査および治療は進められている。

◉ 図1　診療および検査・治療の流れ

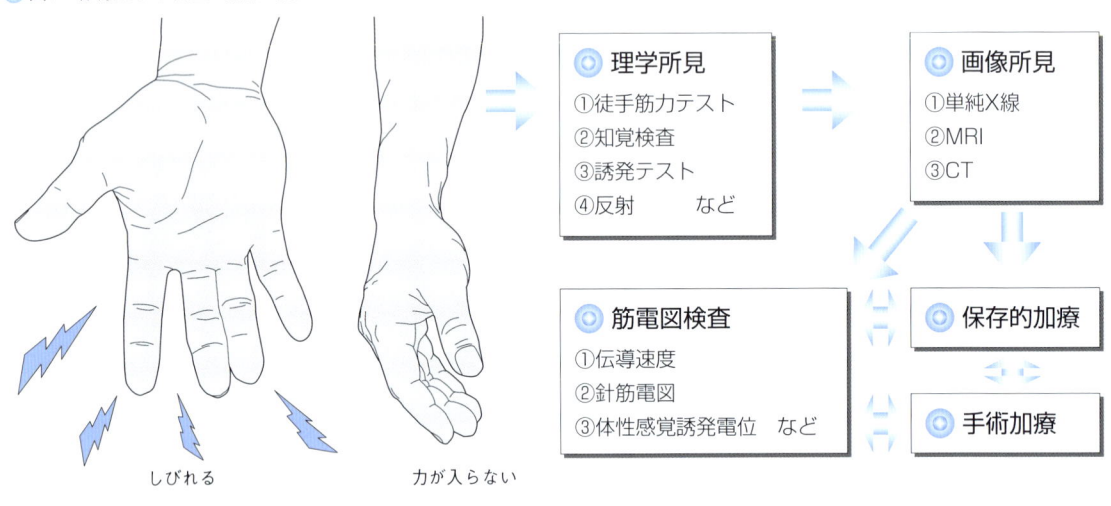

しびれる　　　力が入らない

◉ 理学所見
①徒手筋力テスト
②知覚検査
③誘発テスト
④反射　　　など

◉ 画像所見
①単純X線
②MRI
③CT

◉ 筋電図検査
①伝導速度
②針筋電図
③体性感覚誘発電位　など

◉ 保存的加療

◉ 手術加療

- 筋力低下の原因には主に筋原性障害，神経原性障害があげられる。
- 神経原性は前角細胞を境にして，上位性と下位性に分かれ，さらに上位は脊髄や脳幹，脳，下位では前角細胞，末梢神経，神経・筋接合部などに分けられる。
- 電気生理学的なアプローチは，その疾患の高位診断および重症度判定に役立つ（図2）。
- ここでは，整形外科とより深い関わりのある神経原性を中心に解説する。

◉ 図2　筋電図検査の意味

◉ 重症度判定
①脱神経電位の有無
②干渉波のパターン
③伝導速度の低下

◉ 高位診断
①伝導速度（終末潜時，インチング法）
②針筋電図
③知覚神経電位の有無

運動単位（motor unit）の概念

運動神経は，脳→脳幹→脊髄→前角細胞→末梢神経→神経・筋接合部→筋肉と伝導される。
運動単位：一つの前角細胞と一つの軸索によって支配される筋肉の単位であり，収縮の一番小さなunitである。
針筋電図：運動単位の概念に基づき，針を筋肉に刺して病変が何であるかを調べる検査である[1]。

検査器材

- 図3に示すのが，当科で通常用いている器材である。

図3 筋電計，各種電極（同心針電極は近年ディスポーザブルである）

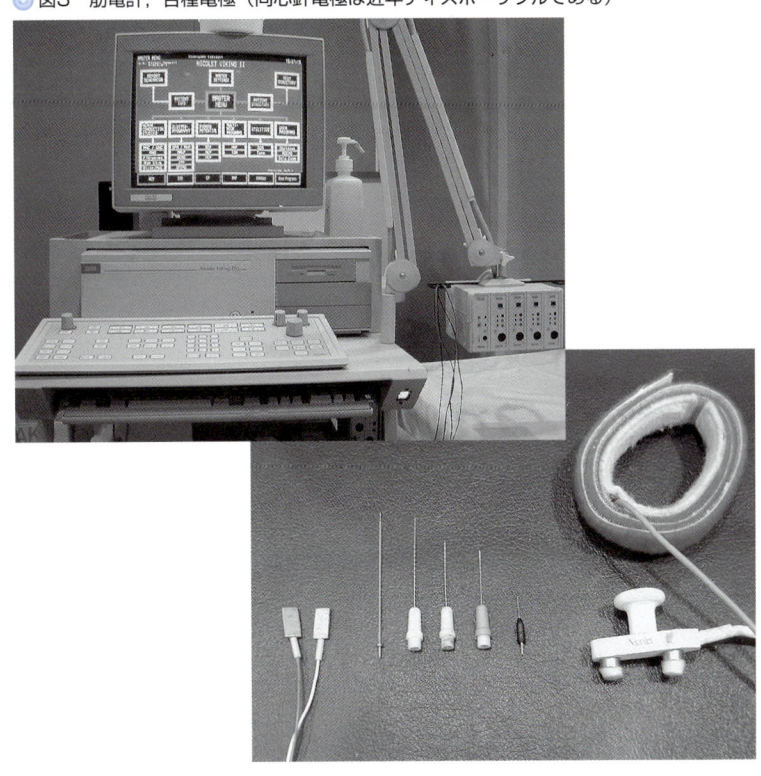

患者との位置関係

- 位置関係は図4のように右手に針電極を持ち，左手で筋電計を操作するのが一般的である。針筋電図の場合，あらかじめ患者に対し「痛い検査」である旨を伝えておく。

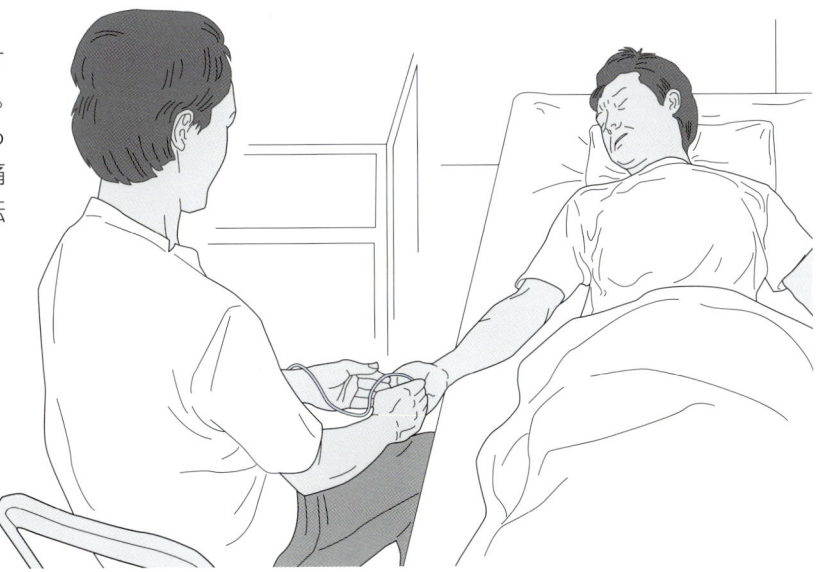

図4 患者との位置関係

検査を始める前に

- 検者は針を刺入する前に徒手筋力テスト（MMT）を行い，被検筋の輪郭を明瞭に把握することが大切である。
- 筋力がMMTで0～1の場合や被検筋が体表から触知するのが困難な場合は，解剖学的な位置を基に刺入点を決定する。

図5　安静時，弱～中等度収縮時，最大収縮時

①安静時

②弱～中等度収縮時　　③最大収縮時

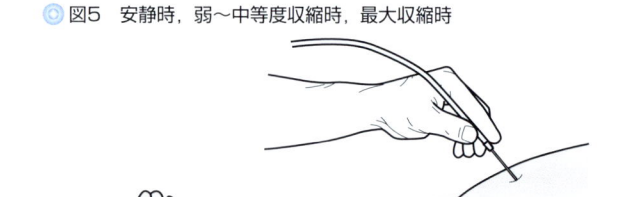

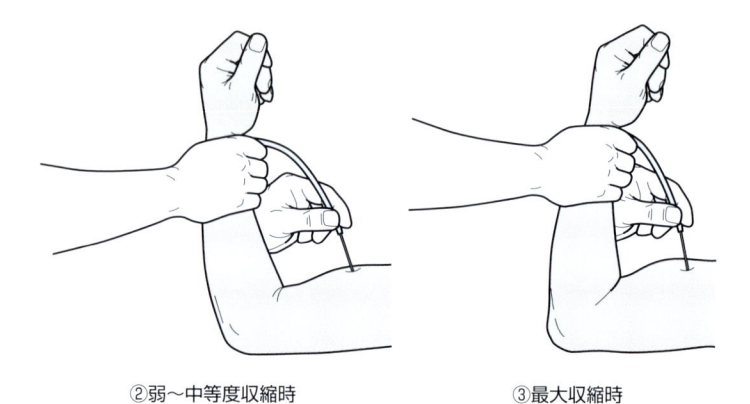

図6　活動電位の見方

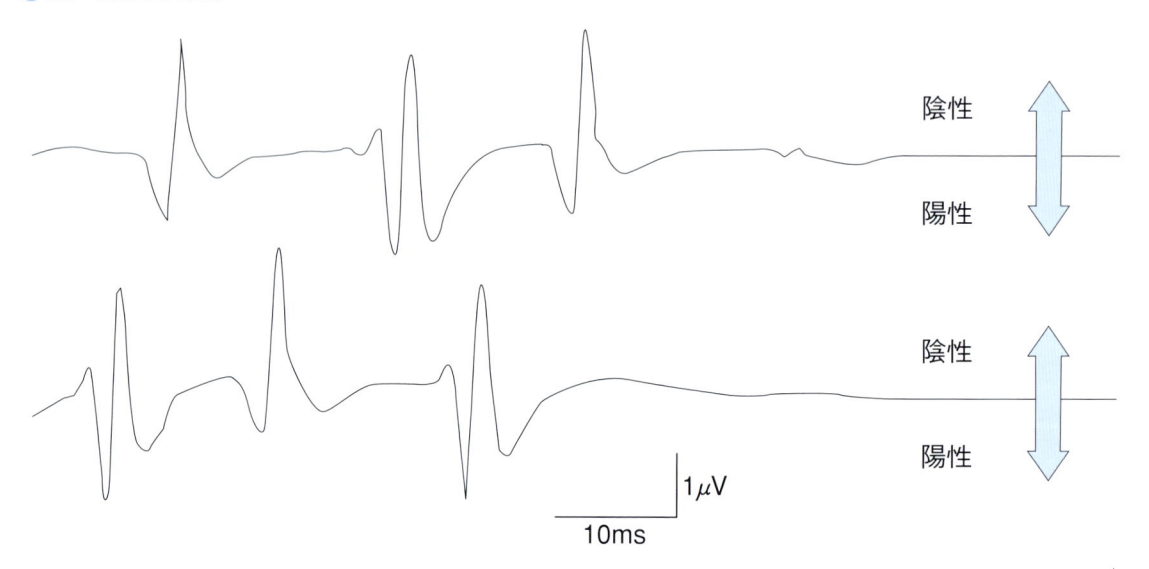

陰性
陽性

陰性
陽性

1μV
10ms

針 筋電図の実際

ポイント 1 安静時（感度sensitivityは通常50〜100μVに設定）

- 正常な筋は，通常安静時に活動電位はない。このような状態をサイレントという（図7）。
- しかし神経原性の場合，筋線維攣縮（fibrillation potential）（図8），陽性鋭波（positive sharp wave）（図9），筋線維束攣縮（fasciculation）といった自発電位が観察される。これらを広義の脱神経電位という。

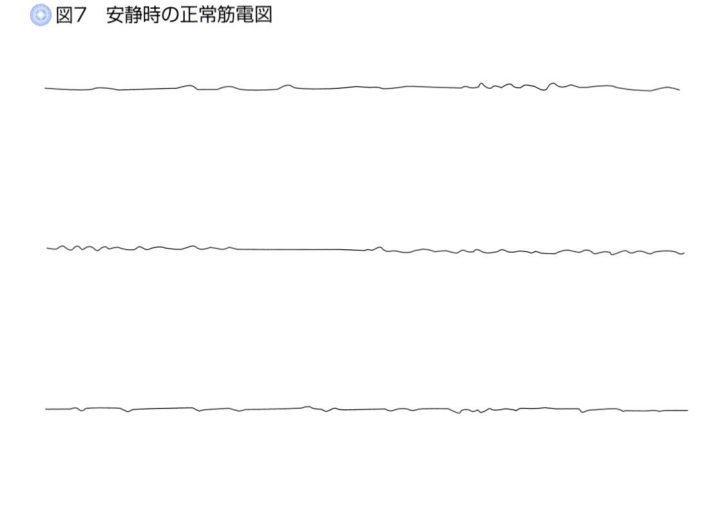

図7　安静時の正常筋電図

100μV
10ms

図8　筋線維攣縮 fibrillation potential

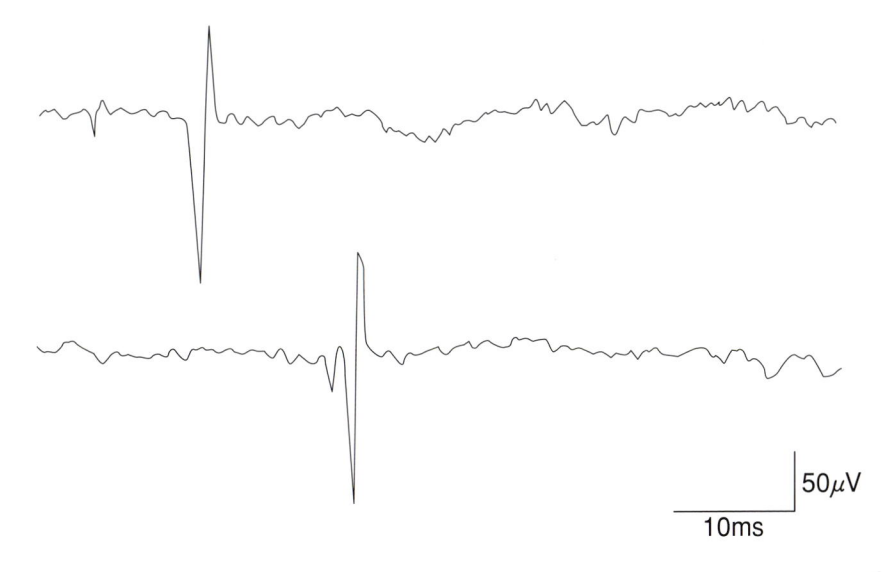

50μV
10ms

（各々の電位の持続時間，振幅や発現様式などは成書を参照されたい[2, 3]。）
- 筋線維攣縮と陽性鋭波は通常相伴って出現することが多いが，とくに陽性鋭波は，脱神経筋において他の安静時自発電位よりも疾患特異性が高いといわれる。
- 筋線維攣縮は臨床上肉眼で見られる現象と一致するものとされるが，その形から随意活動電位と区別できない。しかし筋線維束攣縮の出現は不規則であるので，一つの区別となる。

注意：筋線維攣縮や陽性鋭波が重なり，随意活動電位と見間違えることもあるので注意すべきである（図10）。

図9　陽性鋭波positive sharp wave

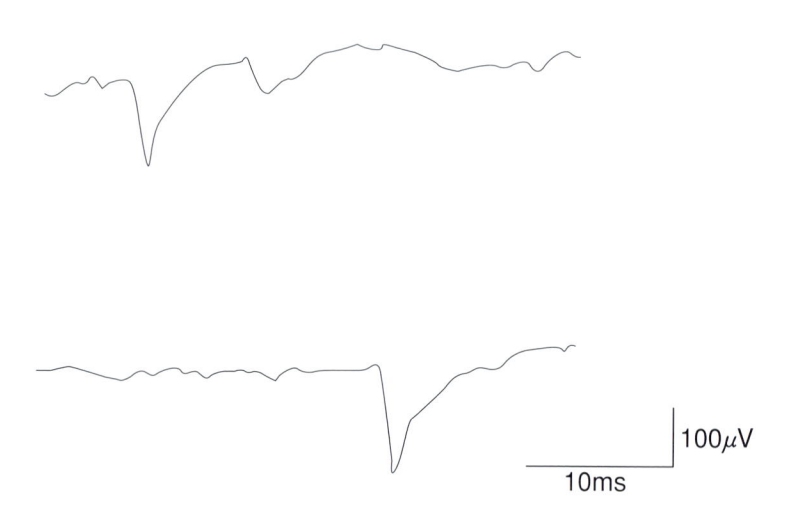

図10　筋線維攣縮（fibrillation potential）と陽性鋭波（positive sharp wave）

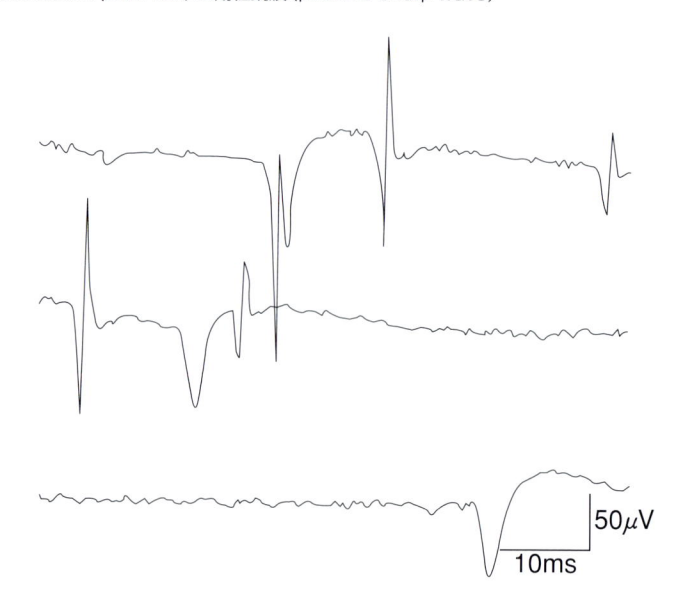

ポイント 2 弱～中等度収縮（感度sensitivityは通常200μVに設定）

ポイント 3 最大収縮（感度sensitivityは通常1mVに設定）

- 軽く収縮した場合，motor unit potentialが次々と発射してくることをrecruitmentという。
- recruitmentが最大になったときに得られる電位がinterference pattern（図11）である。
- 神経原性の変化ではまずmotor unitが脱落するが，徐々に隣の健在な軸索から再支配を受ける。これにより神経支配比が増大し，motor unit領域の拡大，筋線維密度の増加が起こり，これに伴ってmotor unit potentialの持続時間の延長，多相化（poly phasic wave）（図12），高振幅化が進む。
- 再支配が進み，一つの大きなユニットになるとgiant unit（図13）になる。しかしこのときrecruitmentが非常に落ちてきて，interferenceも弱くなる。
- 当科では随意収縮時は最低3つ，場合によっては6つのmotor unit potentialを記録するようにしている。
- 針の位置を少し変えることによって，一つのmotor unitでもさまざまなmotor unit potentialがみられる。20個のmotor unit potentialを記録したとしても20個のmotor unitを観察したとはいえない。

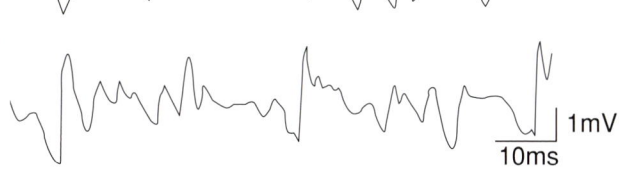

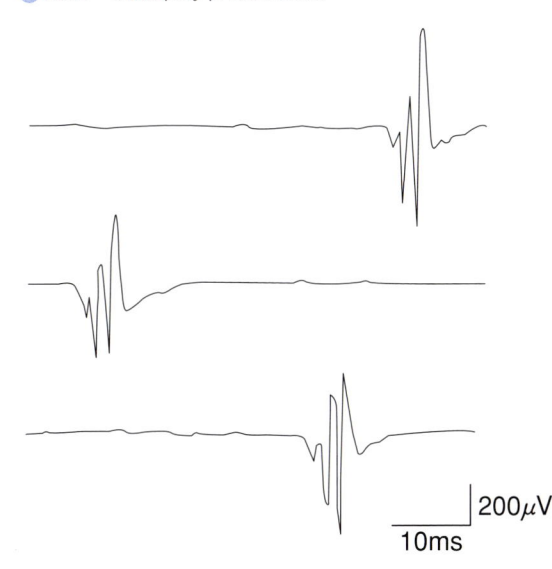

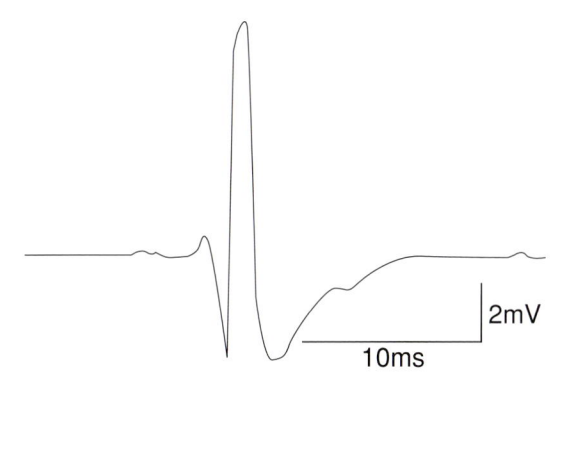

図11 最大収縮interference pattern 3+

図12 多相波poly phasic wave

図13 giant unit

疾患別の特徴

ポイント 1　末梢神経障害　〜上肢〜

- 手根管症候群や肘部管症候群といった日常比較的多くみられるケースに対して、後述の伝導速度検査は非常に有用であり、表面筋電図との併用が一般的である。通常、手根管症候群は短母指外転筋、肘部管症候群は小指外転筋で導出するが、伝導速度検査で導出不能な場合も遭遇する。このような場合、手根管症候群であれば第2虫様筋、肘部管症候群であれば第1背側骨間筋での導出を試みるが、ここでも針筋電図は、重症度の判定や術式の選択に役立つ。
- 頚椎症性神経根症や腕神経叢麻痺、前・後骨間神経麻痺のようにインチング法が困難な場合は、支配神経分布に基づいた針筋電図で高位診断を必要とする。
- 感覚神経伝導速度検査や体性感覚誘発電位、健側の筋電図所見も有用である。

ポイント 2　末梢神経障害　〜下肢〜

- 下肢の場合、障害高位が腰椎レベルなのか、あるいは殿部や腓骨頭、足関節レベルなのかの鑑別は難渋する。
- 伝導速度や体性感覚誘発電位といった検査を組み合わせて行うことが多いが、下垂足における大腿二頭筋短頭、殿部坐骨神経絞扼障害における中殿筋といったポイントとなる筋は押さえておきたい。

ポイント 3　上位運動ニューロン障害およびヒステリーについて

- 双方とも原則的に上述した脱神経電位や多相波は見られない。
- 上位障害の場合、上からの信号が減ってinterferenceが弱くなる。
- 上位障害とヒステリーの鑑別は困難であるが、ヒステリーの場合イレギュラーな動作をするので、うまくトリックを使って記録するのもポイントである。

ポイント 4　筋原性

- 整形外科ではなじみが薄い領域であるが、しばしば遭遇する疾患である。
- 典型的な筋原性のmotor unit potentialはshort duration, low amplitudeを呈し（図14）、随意収縮ではearly recruitmentが特徴とされる。
- 筋炎（myositis）の筋電図は、神経原性と筋原性の所見を併せもつことが多い。神経原性の脱神経電位に比べてmotor unitが小さく、recruitmentが早いことが特徴である。

　　注意：依頼された筋電図のとき、検査後、その筋を病理へ提出するとmyositisの診断がついてしまうことが多いので、必ず筋電図は一側にとどめておき、生検は反対側から行うべきである。

◉ 図14 筋原性疾患の活動電位（low amplitude and short duration）

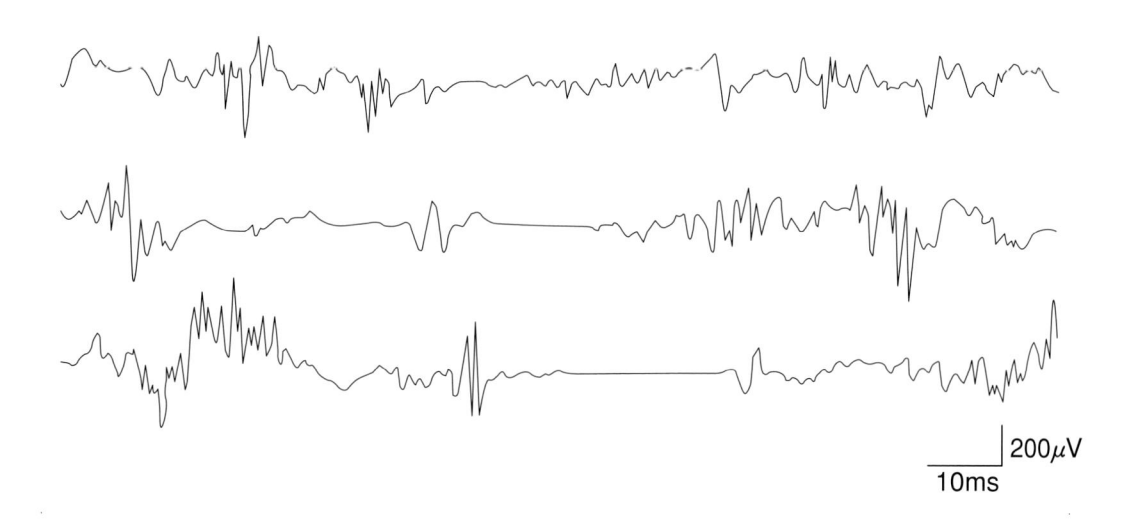

|200μV
10ms

アドバイス
- 整形外科医にとって筋電図はとかく敬遠されがちな領域であるが，筋骨格系を扱う分野である以上，習得しておくとよい．
- 筋電図検査に携わることにより，各筋肉の解剖学的構造，作用，神経支配さらに各神経の走行を再認識させられ，日常の外来診療や手術執刀時に大きな利点となる．
- 反面，筋電図はあくまでも検査であり，まず理学所見ありきである．
- あくまでも診断は臨床でつけるべきで，筋電図や画像は補助診断であることも認識しなければならない．

■文　献
1) Liddell, E G T & Sherrington, C S：Recruitment and some other features of reflex inhibition. Proc. Roy Soc Lond [Biol], 97：488-518, 1925.
2) 木下真男，高宮清之：筋電図の読み方．東京，新興医学出版社．
3) 廣瀬和彦：筋電図判読テキスト．東京，文光堂．

［笹岡隆一］

神経伝導速度（NCV）検査法

神 経伝導速度

- 神経伝導速度には運動神経伝導速度検査（Motor nerve conduction velocity；MCV）と知覚神経伝導速度検査（Sensory nerve conduction velocity；SCV）がある。
- いずれも末梢神経障害の障害部位や程度を診断するうえで欠かせない手法である。

M CVの測定

- 運動神経伝導速度検査（以下，MCV）の指標となるのは，運動神経の神経幹を皮膚上より電気刺激し，末梢の支配筋より得られる誘発筋電位の潜時である。なお，この筋電位をM波とよぶが，これは人名Magladeryの略である。

MCVを算出する手順

| ①被検筋を決定する |
- 診断すべき疾患によるが，ルーチンには正中神経であれば短母指外転筋，尺骨神経であれば小指外転筋などの手内在筋が選択される。

| ②神経幹上でMCVを測定すべき区間を決める |
- ルーチン検査として行う際には，例えば尺骨神経や正中神経であれば肘正中部と手関節部の2点を刺激点とする。
- 肘部管症候群や外傷例など障害部位での遅れを精査する際には刺激点を増やし，より細かい区間で伝導速度を算出する。
- 被検筋を複数選択することもある（尺骨神経であれば小指外転筋以外に第1背側骨間筋など）。

| ③近位部と遠位部の2点を刺激して得られる誘発筋電位の潜時差を算出する |

| ④刺激点間の距離を③の潜時差で除することで，MCV(m／s)が算出される。刺激は電位の振幅，波形の変化しない最大上刺激を用いる。これにより最大伝導速度が測定できる |
- 2点間を刺激するのは，誘発筋電図の潜時には運動神経の神経幹上を伝導する時間（t1）に加え，刺激が終板に伝わった後，神経筋接合部を介して実際に筋肉が興奮するまでの時間（t2）が含まれるためであり，差し引きすることにより神経幹上を通過する伝導時間のみを算出する必要があるからである。
- 通常よく測定される上肢の正中・尺骨・橈骨神経や下肢の腓骨・脛骨神経においては，40〜60m／sの速さで刺激を伝導する。

  注意　知覚神経伝導速度検査（SCV）の測定とも共通するが，患者をできるだけリラックスさせ，筋の随意収縮を取り除くことが検査を成功させるポイントとなる。

ポイント 1 　正中神経におけるMCVの測定（図1）

- S_1：正中神経の肘部における刺激点
- S_2：正中神経の手関節における刺激点
- R ：短母指外転筋（APB）における記録点

　著者らは針筋電図検査と同時に行うため，RはAPBの筋腹に置くが，表面電極を使う際はAPBの筋腹に（−）電極を母指基節骨近位に（＋）電極を置く。

　アース電極は刺激点と記録点の中間に置く。

　t1はS_1—R間の潜時であり，t2はS_2—R間の潜時であるためt1—t2はS_1—S_2間の伝導時間である。

　S_1とS_2の実際の距離をLcmとするとMCVはL/t1—t2（m/s）と算出される。

　この際，t2に相当する潜時は終末潜時（terminal latency）とよばれる。この時間の遅れはこの場合，正中神経の遠位部での障害を示し，S_1—S_2間の伝導速度が正常ならば，一般に4.0msec以上で手根管症候群の診断を下すことができる。

図1　正中神経のMCV導出

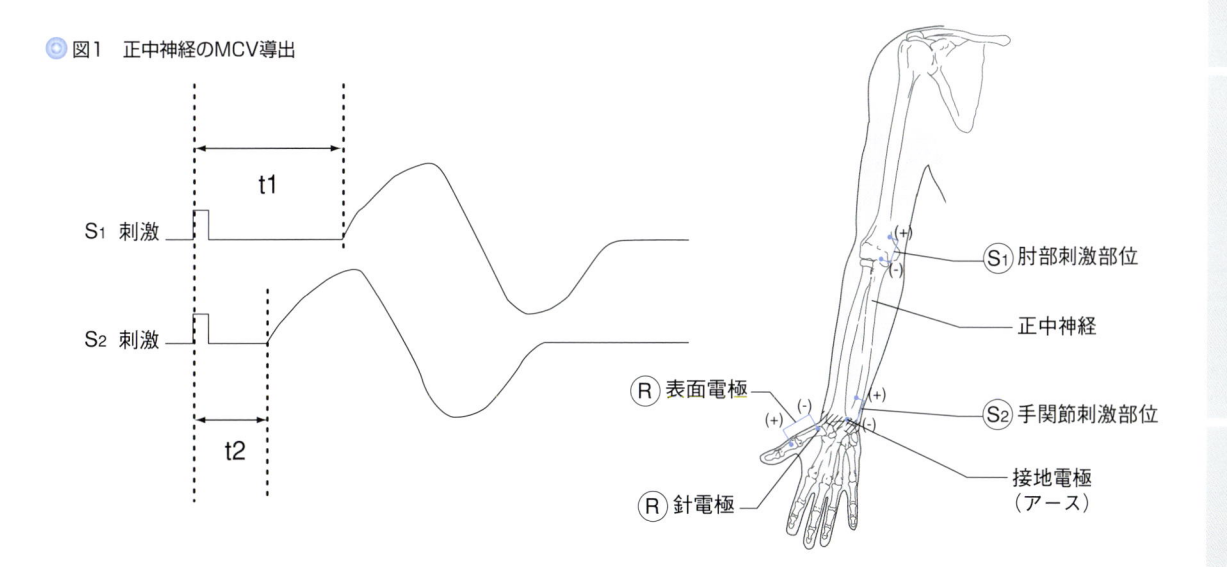

ポイント 2 尺骨神経におけるMCVの測定（図2）

- **記録電極**　針電極：小指外転筋（ADM）（第5中手指節関節尺側と豆状骨尺側を結んだ線分の中点）
  表面電極：（−）電極　ADM　中央
  　　　　　（＋）電極　小指基節骨近位
- **刺激電極**　S₁）腋窩（Ax）
  S₂）Eから3cm中枢（AE）
  S₃）内側上顆（E）
  S₄）Eから3cm末梢（BE）
  S₅）手関節中枢（AW）

これは主として肘部管症候群を鑑別するための手法である。

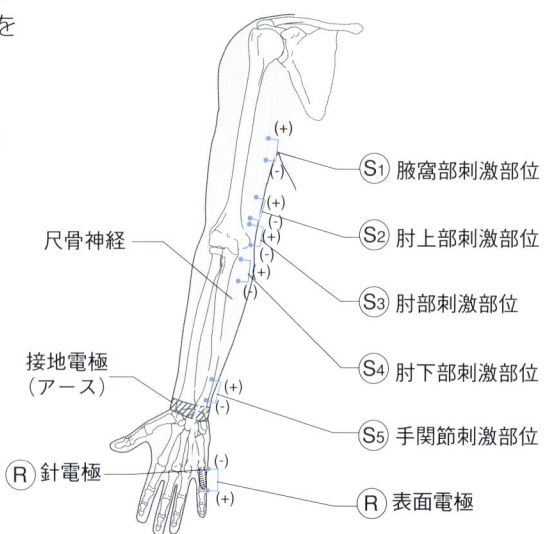

図2-a　尺骨神経のMCV導出

- S₁ 腋窩部刺激部位
- S₂ 肘上部刺激部位
- S₃ 肘部刺激部位
- S₄ 肘下部刺激部位
- S₅ 手関節刺激部位
- 尺骨神経
- 接地電極（アース）
- R 針電極
- R 表面電極

図2-b　右側肘部管症候群症例

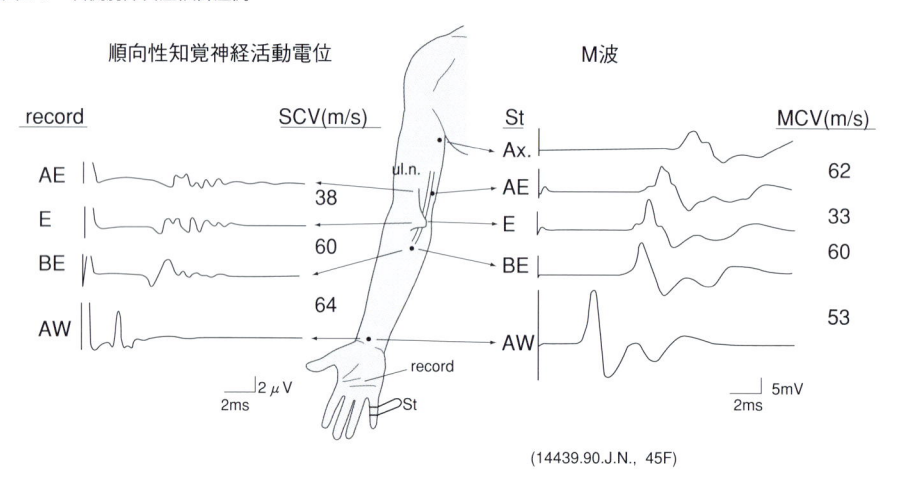

順向性知覚神経活動電位

record		SCV(m/s)
AE		
E		38
BE		60
AW		64

2μV / 2ms

M波

St		MCV(m/s)
Ax.		
AE		62
E		33
BE		60
AW		53

5mV / 2ms

(14439.90.J.N., 45F)

ポイント 3　橈骨神経におけるMCVの測定（図3）

- 記録電極　針電極：固有示指伸筋（EIP）（尺骨茎状突起より2横指近位部で尺骨橈側縁で実際に収縮を触れる。）
  表面電極：（－）電極　針電極と同じEIP上
  　　　　　（＋）電極　尺骨茎状突起上
- 刺激電極　S_1) 上腕：三角筋付着部後部
  　　　　　S_2) 前腕：上腕二頭筋と腕橈骨筋の間の溝で強く押さえて探す。
  　　　　　S_3) 手関節中枢

　橈骨神経麻痺の原因として最も多いのは，Saturday night palsyやhoney-moon palsyとして知られる上腕中央での圧迫麻痺で，大部分は非変性型である。この際にはS_1-S_2間で電動ブロックがみられる。しかし，原因によっては変性型麻痺の場合もあり，注意を要する（図4）。

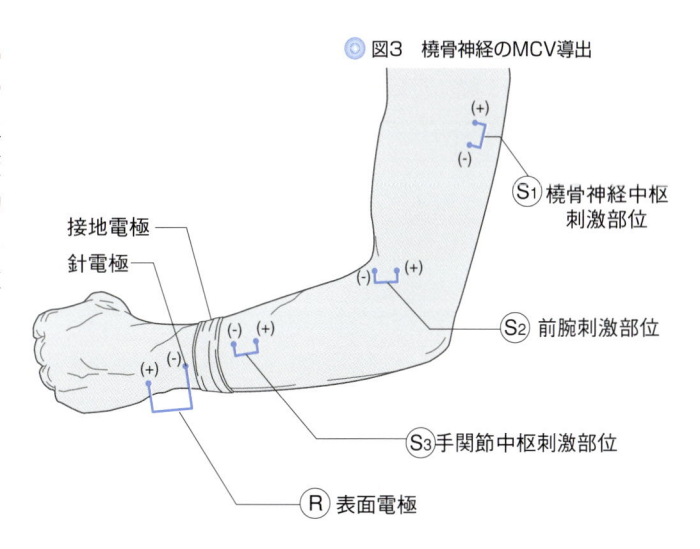

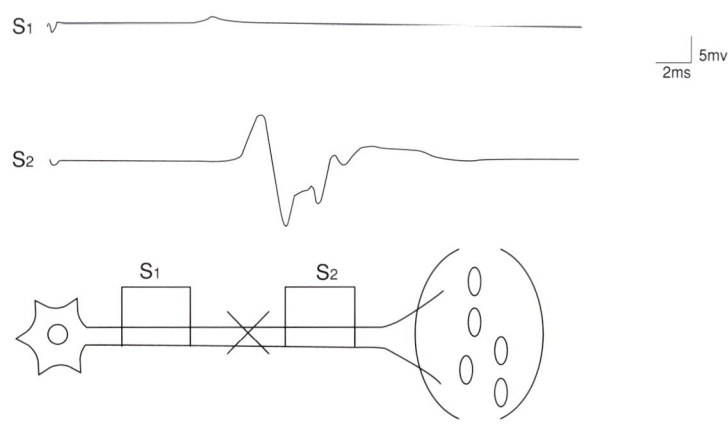

図3　橈骨神経のMCV導出
- S_1 橈骨神経中枢刺激部位
- S_2 前腕刺激部位
- S_3 手関節中枢刺激部位
- R 表面電極
- 接地電極
- 針電極

図4　完全麻痺を呈する非変性型の圧迫麻痺症例（neurapraxia＝一過性神経不働化）におけるM波の導出
　S_1 障害部位より中枢における電気刺激
　S_2 障害部位より末梢における電気刺激

完全麻痺の場合，S_2刺激で波形が得られればいわゆるneurapraxia＝一過性神経不働化であると診断できる。S_2刺激で得られない場合は，軸索変性の存在を示すがneurapraxiaでも閾値の上昇で波形が得られない場合があり，注意を要する。

ポイント 4 腓骨神経におけるMCVの測定（図5）

- 記録電極　針電極：短趾伸筋（外果から3横指遠位）
  　　　　　表面電極：（−）電極：短趾伸筋上
  　　　　　　　　　　（＋）電極：第5基節骨上

　なお，重度外傷後等で短趾伸筋に萎縮があり，測定困難な際は針電極を用いて前脛骨筋で測定を行うのがよい。

- 刺激電極　S_1）膝窩部外側で大腿二頭筋の内側縁
  　　　　　S_2）腓骨頭下部
  　　　　　S_3）下腿末梢部の前面で前脛骨筋と長母趾伸筋の間，長母趾伸筋腱のすぐ内側

  注意　総腓骨神経の腓骨頭部で発生する圧迫性麻痺は通常S_1—S_2間でのみ伝導速度が低下するので，S_1—S_3間の伝導速度のみ測定すると正常となってしまうので注意する。

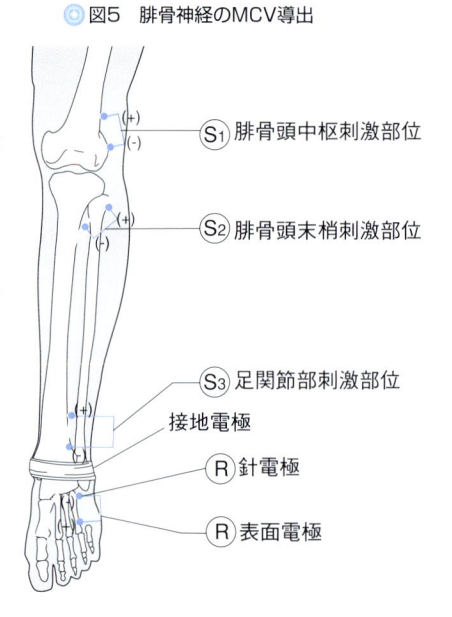

図5　腓骨神経のMCV導出

- S_1 腓骨頭中枢刺激部位
- S_2 腓骨頭末梢刺激部位
- S_3 足関節部刺激部位
- 接地電極
- R 針電極
- R 表面電極

ポイント 5 脛骨神経におけるMCVの測定

- 脛骨神経は足根管近位で外側と内側の足底神経に分枝する。
- 通常のスクリーニング検査では，内側足底神経のみを測定に用いればよいが，絞扼性神経障害である足根管症候群の際には，内側・外側足底神経を両方とも測定する。
- この疾患の診断に際しては手根管症候群と同様に終末潜時が重要となる。

　注意　健側と比較するのが正確である。

内側足底神経測定の場合

- 記録電極　針電極：母趾外転筋（足内側で舟状骨下部に筋腹を触知）
  　　　　　表面電極：（−）母趾外転筋
  　　　　　　　　　　（＋）母趾

外側足底神経測定の場合

- 記録電極　針電極：小趾外転筋（足の外側縁で第5中側骨頭より近位）
  　　　　　表面電極：（−）小趾外転筋
  　　　　　　　　　　（＋）小趾

- 刺激電極　S_1）膝窩部中央
  　　　　　S_2）足関節で内果の下2横指

S　CVの測定

- 知覚神経伝導速度検査（以下，SCV）の測定法は，大きく分けて順行性（orthodromic）伝導速度検査法と逆行性（antidromic）伝導速度検査法の2種類に分けられる。
- ヒトの感覚は，例えば指に刺激が加わると指の知覚を支配する末梢神経，さらには脊髄を経由して中枢へと上行していく。この刺激伝達の方向を順行性という。針記録電極を用いた順行性検査例を図6に示す。
- 逆行性とはこれとは反対に末梢神経が刺激され，その刺激が指の方向へ伝達されることを指す。

順行性・逆行性伝導速度検査法
- 刺激電極を末梢に置き，記録電極を中枢に置く検査法が順行性伝導速度検査法，反対が逆行性伝導速度検査法である。

- 一般にはどちらの検査法を用いても検査結果は同じであると考えられており，スクーリングの際などより測定が簡単な逆行性伝導速度検査法がよく使われる。
- MCVとSCVの測定上の大きな違いは，MCV測定時の波形の振幅がmV単位で測定されるのに対し，SCVの測定時はμV単位で測定されることであり，SCV測定の際には場合によって数回から数十回の電位の加算が必要となることである。
- 感覚神経伝導速度検査においては，伝導速度や振幅のみならず活動電位の多相化や波形の時間的分散（temporal dispersion）など波形の形状変化に着目することも重要である。

図6　針記録電極を用いた順行性SCVの測定：手根管症候群例
正常では三相性を呈するが（左側），障害部を通過すると多相化，低振幅化する（中央）。
さらに末梢にまで障害が及ぶと，BWからも多相性電位が得られる（右側）。SCVは障害部で低下する。

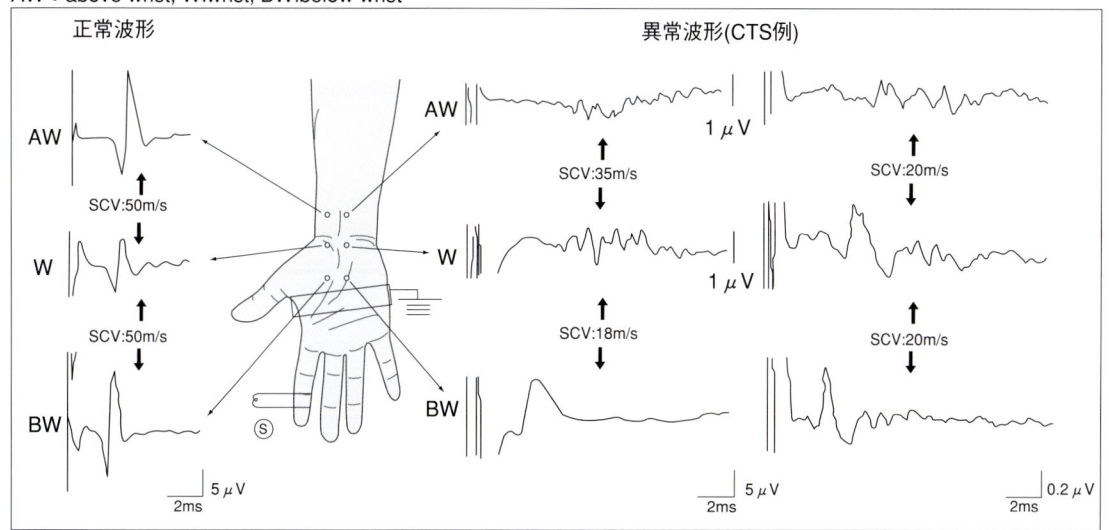

AW：above wrist, W：wrist, BW：below wrist

（松田英雄，中田信昭，宮内　晃：末梢神経麻痺の補助診断．図説整形外科診断治療講座，13，末梢神経障害，メジカルビュー社，1991，p36より引用）

ポイント 1 正中神経における逆行性SCVの測定（図7,8）

- 記録電極　リング電極を用いる。
  - （－）電極：示指PIP関節
  - （＋）電極：示指DIP関節
- 刺激電極　S₁）肘関節中央
  - S₂）手関節中央

合併症がなければ手根管症候群の際にはS₁～S₂のSCVは正常を示し，S₂～R間のSCVが健側より低下する。

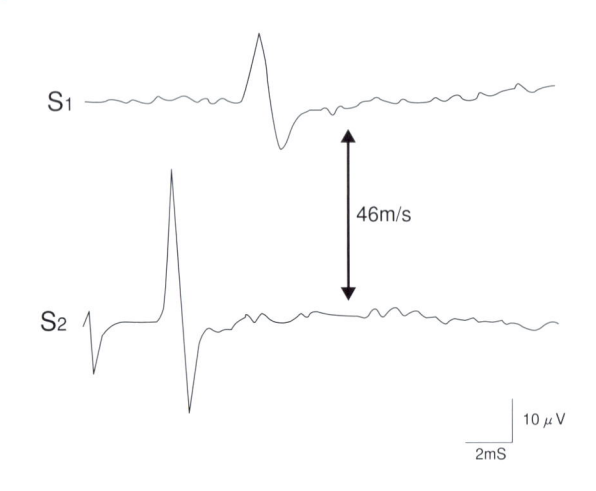

◎図7　正中神経の逆行性SCV導出

- 肘部正中刺激部位 S₁
- 手関節中枢刺激部位 S₂
- 接地電極
- リング電極 R

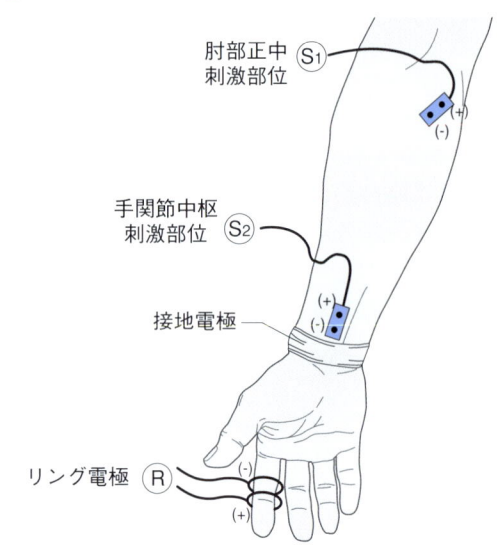

◎図8　正中神経における逆行性SCV（正常例）

S₁

S₂

46m/s

10μV
2mS

ポイント 2 尺骨神経における逆行性SCVの測定（図9,10）

- ●記録電極　リング電極を用いる。
  - （−）電極：小指PIP関節
  - （＋）電極：小指DIP関節
- ●刺激電極
  - S_1）腋下（Ax）
  - S_2）内側上顆（E）から3cm中枢（AE）
  - S_3）内側上顆（E）
  - S_4）内側上顆（E）から3cm末梢（BE）
  - S_5）手関節中枢（AW）

この測定方法はMCVと同様に肘部管症候群の診断に用いられる。

図9　尺骨神経の逆行性SCV導出

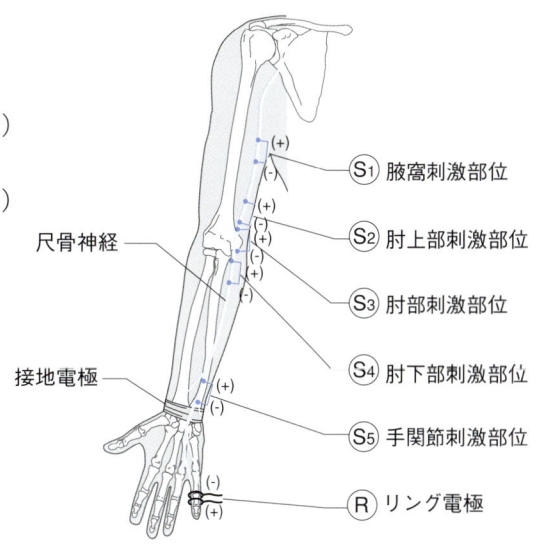

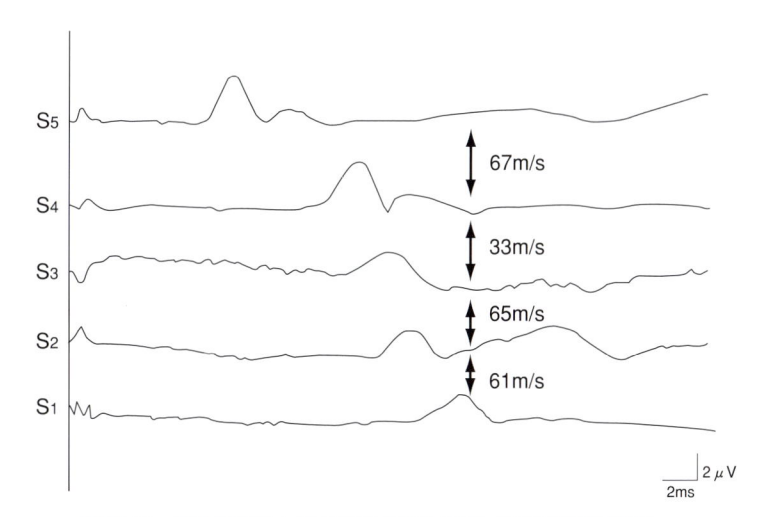

- S_1　腋窩刺激部位
- S_2　肘上部刺激部位
- S_3　肘部刺激部位
- S_4　肘下部刺激部位
- S_5　手関節刺激部位
- R　リング電極

図10　尺骨神経における逆行性SCV導出（肘部管症候群例）
S_3−S_4間で伝達速度が低下している。

ポイント 3　橈骨神経浅枝における逆行性SCVの測定（図11）

- 記録電極　リング電極
  　　　　　（−）電極：母指基節遠位
  　　　　　（＋）電極：母指基節近位
- 刺激電極　S）前腕遠位1／3橈骨上（近位記録電極より
  　　　　　10〜12cm中枢）

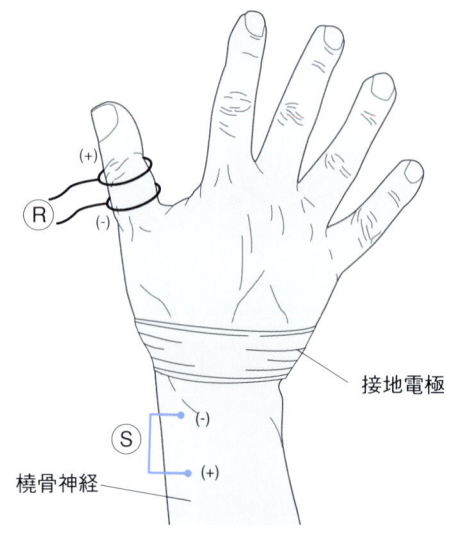

図11　橈骨神経浅枝の逆行性SCV導出

接地電極
橈骨神経

ポイント 4　脛骨神経における逆行性SCVの測定（図12）

- 記録電極　リング電極
- 内側足底神経測定の場合
  　　　　　（−）電極：母趾基節遠位
  　　　　　（＋）電極：母趾基節近位
- 外側足底神経測定の場合
  　　　　　（−）電極：小趾基節遠位
  　　　　　（＋）電極：小趾基節近位
- 刺激電極　S）足関節で内果の下2横指

正常でも電位の導出は困難とされるため健側と慎重に比較する。

図12　脛骨神経の逆行性SCV導出

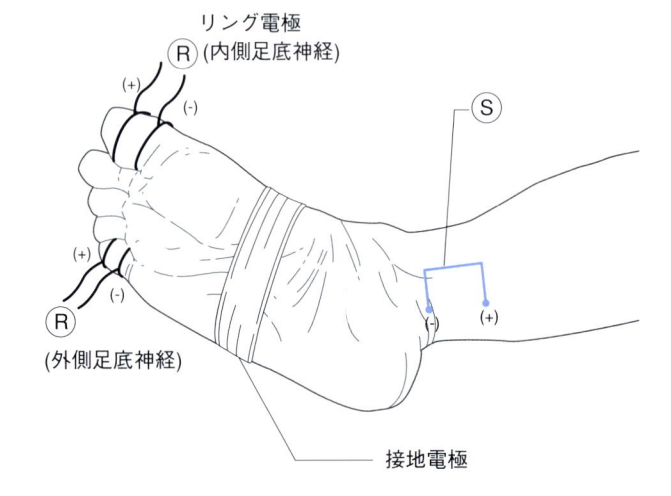

リング電極
R（内側足底神経）
R（外側足底神経）
接地電極

ポイント 5　腓腹神経における逆行性SCVの測定（図13）

- ●記録電極　表面電極
  - （−）電極：外果部後方
  - （＋）電極：3〜4cm離れた足外側
- ●刺激電極　S）下腿中央やや外側寄りで近位記録電極より
  - 10〜15cm中枢

図13　腓腹神経の逆行性SCV導出

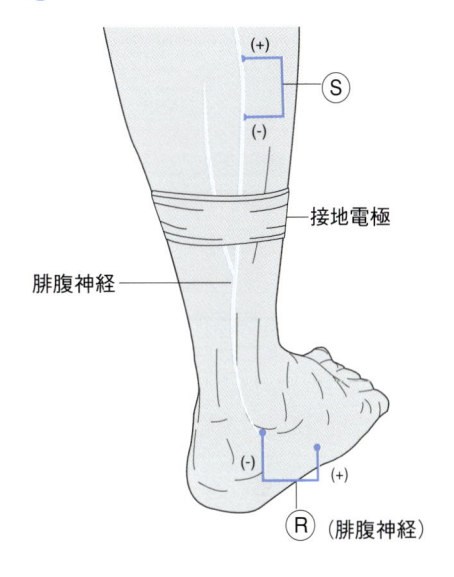

[五谷寛之]

5 脊髄機能モニタリング

脊髄機能モニタリングの特徴・目的

- 体外からの電気または磁気刺激を神経組織に加え，末梢神経，脊髄，頭皮などから誘発電位を記録することによって，神経組織本来の機能である伝導性を評価することができる。
- 種々の刺激と記録部位を組み合わせることによって，さまざまな誘発電位を記録することができる（表1）。
- 感覚路の評価，運動路の評価，責任病巣の高位診断，病態の解明，術中のモニタリングなどに応用されている。

表1　刺激・記録部位と誘発電位

刺激神経	記録部位	誘発電位
上下肢末梢神経	頭皮	体性感覚誘発電位：SEP
上下肢末梢神経 脊髄 馬尾	脊髄	脊髄誘発電位：ESCP
下肢末梢神経	馬尾 神経根	馬尾活動電位：CEAP 神経根誘発電位：NRAP
大脳運動野	脊髄	運動誘発電位：MEP （脊髄誘発電位）
大脳運動野 脊髄	末梢神経	末梢神経誘発電位：NEP

検査の流れ

ポイント 1　再現性のあるきれいな電位を導出するために

- 誘発電位を正確に記録するには，体外から混入するノイズによる妨害を制御しなければならない。
- シールドされた部屋で検査をすることが望ましいが，必ずしも手術室は条件が整っていない。
- ノイズには交流障害と高周波障害とがあり，前者は電動手術台，ウォーマーブランケット，照明などから発生し，後者は電気メスやラジオの電波などがあげられる。

  注意　ノイズの混入を防ぐために，手術台には絶縁ラバーを敷いて床から電気的に浮上させる，患者周辺の電気機器のアース，さらに患者自身のアースを完全にする，などに留意しなければならない。
  　　　神経刺激による筋収縮が誘発電位の記録を妨げることもある。術中の電気診断に際しては，筋弛緩剤を用いてM波の混入を避ける工夫をする。

ポイント 2　電極の種類

- 電極には，針電極，皮膚に貼り付ける皿電極，硬膜外や硬膜内に挿入するカテーテル電極，などがある。刺激部位，記録部位，その特性に応じてこれらの電極を使い分ける必要がある。
- 針電極は，前方手術の際には各椎間板に，後方手術に際しては各棘間の黄色靱帯に設置し，ときには末梢神経や神経根に直接刺入して刺激電極や記録電極として利用する。

評価法

脊髄機能モニタリング

ポイント 1　術中モニタリング

術中モニタリング：脊髄脊椎手術に際し，手術操作によって引き起こされる神経合併症を回避する目的で神経機能を監視する検査手技である。
　とくに，脊髄髄内腫瘍や側弯症の手術中に，術中の各操作ごとに誘発電位を記録し，脊髄や神経に生じる伝導性の変化をとらえることで脊髄機能を監視することが可能である。

- 操作前にコントロールの誘発電位を記録して，この波形と術中の誘発電位波形を比較し，評価を行う。
- 波形の振幅低下や潜時の遅延を評価し，低振幅化や潜時の遅延が観察されたときには手術操作を中止し，その原因を特定しなければならない。

　注意　偽陽性や偽陰性例が存在するので注意を要する。

ポイント 2　脊髄，神経機能診断

機能診断：術前の神経学的診察や画像所見だけでは脊髄，神経の障害部位の同定が困難な症例に対して，責任高位診断の目的や病態解明の目的のために行われる検査法である。

- 導出電位の波形を診断材料とする。
- 電位の陽性化現象（図1）や，多相性電位（図2）が記録されると，これを異常な波形として神経障害部位を同定する。

図2　多相性電位
体内における神経活動電位は，各軸索の活動電位を加算したものが記録される。これらが同期していれば3相性の活動電位が記録されるが，神経障害によって脱髄変化が生じると各軸索の伝導速度に差異が生じ，多相性の電位が記録されることになる。神経の損傷部位は，正常波形が記録された部位と多相性電位が記録された部位の間に存在する。

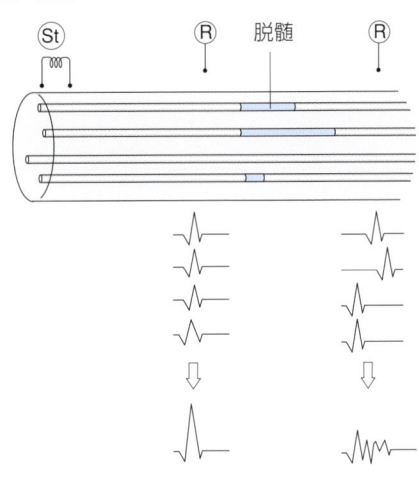

図1　神経伝導の生理
a．3相性活動電位の記録
脱分極したインパルスが軸索内を伝導し，記録電極に近づいてくると感電極は不感電極に対して陽性波を検知，インパルスが電極直下に達する際には陰性波を感知し，さらにインパルスが通過した後には再度陽性波を検知することになる。従って正常の神経活動電位は3相性の波形が記録されることになる。

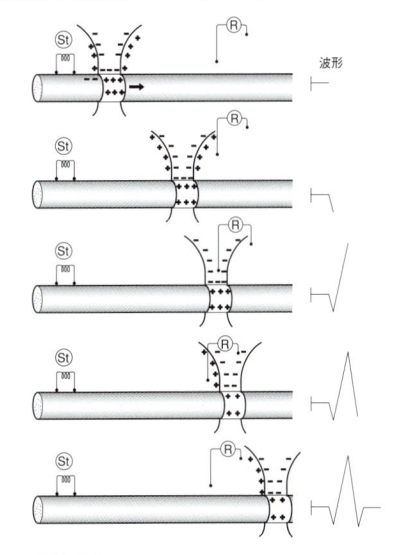

b．陽性電位
神経の損傷部位で活動電位を記録すると，伝導障害があるために，3相性の活動電位は記録されず，陽性電位のみが記録される。

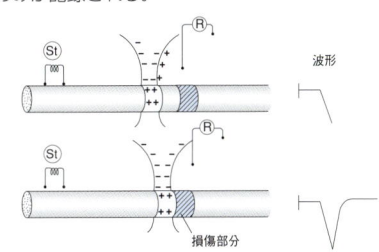

体性感覚誘発電位（Somatosensory evoked potential：SEP）[1]

体性感覚誘発電位：上肢または下肢末梢神経を刺激し，それぞれの大脳感覚野に対応する頭皮上から誘発電位を加算導出するものである（図3）。

- 整形外科領域では，短潜時SEP（上肢刺激では18ms付近，下肢刺激では36ms付近に記録される電位）を評価の対象とする。
- 刺激神経による波形の差異や患健側の波形の差異などを観察して，異常を判定する（図4）。

欠点
- 非侵襲的な神経機能検査として広く応用されているが，①末梢神経から大脳までの全経路を反映した波形であることから，いずれに病巣が存在するか判定困難であること，②患者の意識状態や睡眠薬剤，麻酔剤などに影響されること，が欠点としてあげられる。
- とくに吸入麻酔薬によって電位が抑制されやすく，術中モニタリングとしては不向きである[2]。

図3　SEPの伝導経路
下肢刺激では頭頂部に，上肢刺激では側頭部に記録電極を設置して記録する。

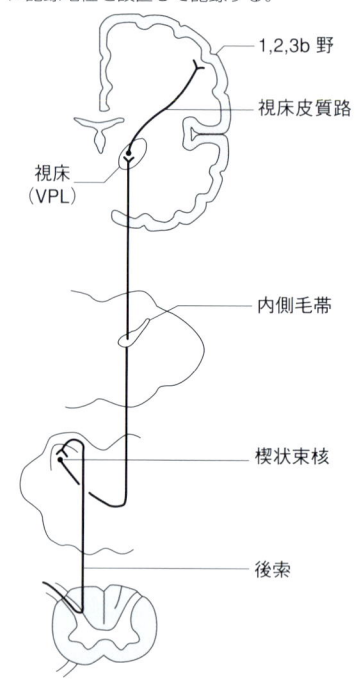

1,2,3b 野
視床皮質路
視床（VPL）
内側毛帯
楔状束核
後索

図4　体性感覚誘発電位（SEP）
手内在筋の萎縮を呈した頚椎症性筋萎縮症の患者である。上段の波形は正中神経刺激，下段は尺骨神経刺激によるSEP波形である。両者間に短潜時SEPの振幅や潜時の差異が観察され，C7〜8髄節に障害が存在していることが推察される。

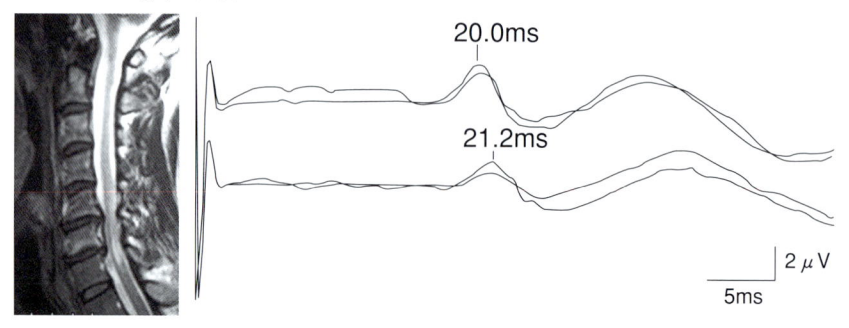

20.0ms
21.2ms
2μV
5ms

脊髄誘発電位 (Evoked spinal cord potential : ESCP)

脊髄誘発電位：上下肢の末梢神経，馬尾，脊髄，大脳運動領野などを刺激し，脊髄から記録する誘発電位である。
- この誘発電位を用いて脊髄の責任病巣高位の診断（図5）が可能である。
- 術中の脊髄機能モニタリングに応用することもできる。
- とくに，頭刺激による下行性脊髄誘発電位(Motor evoked potential : MEP)[3,4]は脊髄の運動路の評価が可能でモニタリングとしての価値が高い。

図5 脊髄誘発電位（ESCP）—C3/4椎間板ヘルニア例—
頭刺激による下行性脊髄電位ではC3/4で陽性電位が記録され，それより尾側には伝導性電位が観察されない。一方，馬尾刺激による上行性脊髄電位では，C4/5より尾側では正常の伝導性電位が記録されるが，C3/4で陽性電位と多相性電位が観察された。以上から本症例の責任高位はC3/4と診断される。

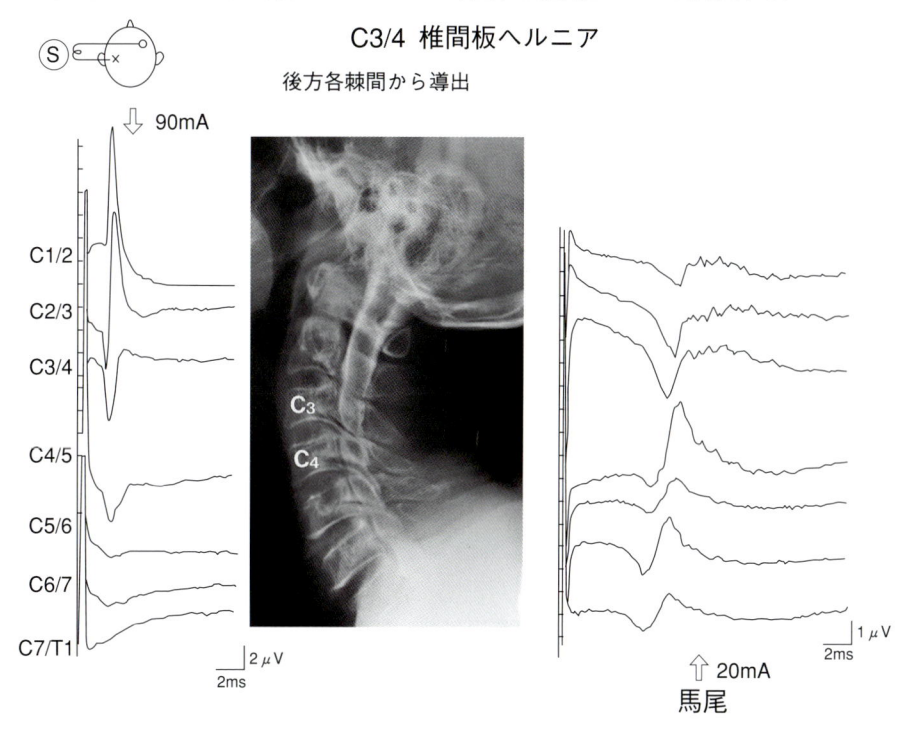

C3/4 椎間板ヘルニア

後方各棘間から導出

馬尾活動電位 (Cauda equina action potential : CEAP)[5]

馬尾活動電位：下肢末梢神経（脛骨神経や腓骨神経）を刺激し，上行性電位を腰椎の各椎間の黄色靱帯内に刺入した電極から記録する方法である。
- 腰椎疾患に対して，その責任高位診断に用いることができる（図6）。
- 高頻度刺激を加えることにより末梢神経に動的因子を負荷することができ，間欠性跛行の病態を再現することも可能である（図7）[6]。

● 図6　馬尾活動電位（CEAP）
　画像的にはL3/4，L4/5のヘルニアがみられた症例である。左脛骨神経刺激では，L4/5に陽性電位が観察され，また，右脛骨神経刺激ではL3/4に多相性電位が記録された。L4/5高位に主病巣を有する病態と判断できる。

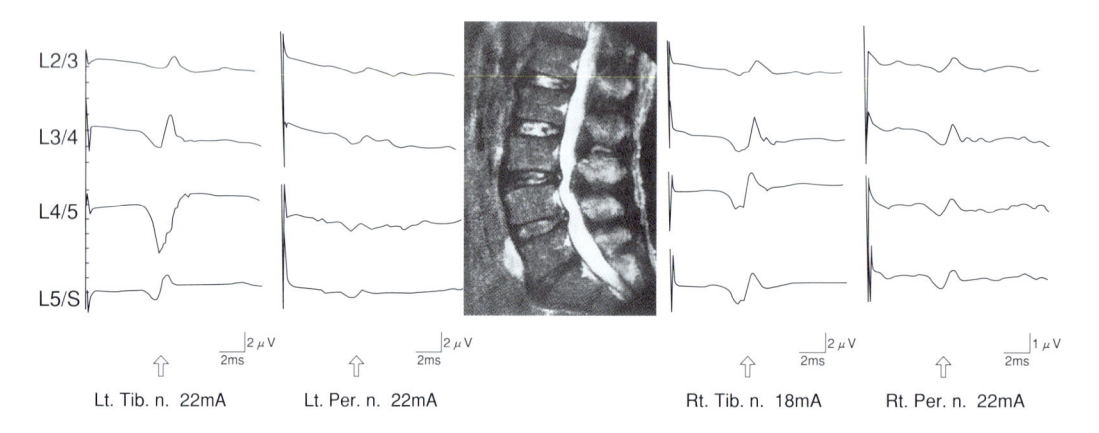

● 図7　高頻度刺激を加えた馬尾活動電位
　画像的には多椎間に狭窄が観察された腰部脊柱管狭窄症の患者である。馬尾活動電位の波形からは責任高位は明らかにできないが，高頻度刺激を腓骨神経に加えると，L4/5より頭側で潜時の遅延が観察された。L4/5の除圧術後に同様の高頻度刺激を加えても，術前にみられた潜時の遅延は生じなかった。高頻度刺激を加えることによって，間欠性跛行に類似した病態を再現することができる。

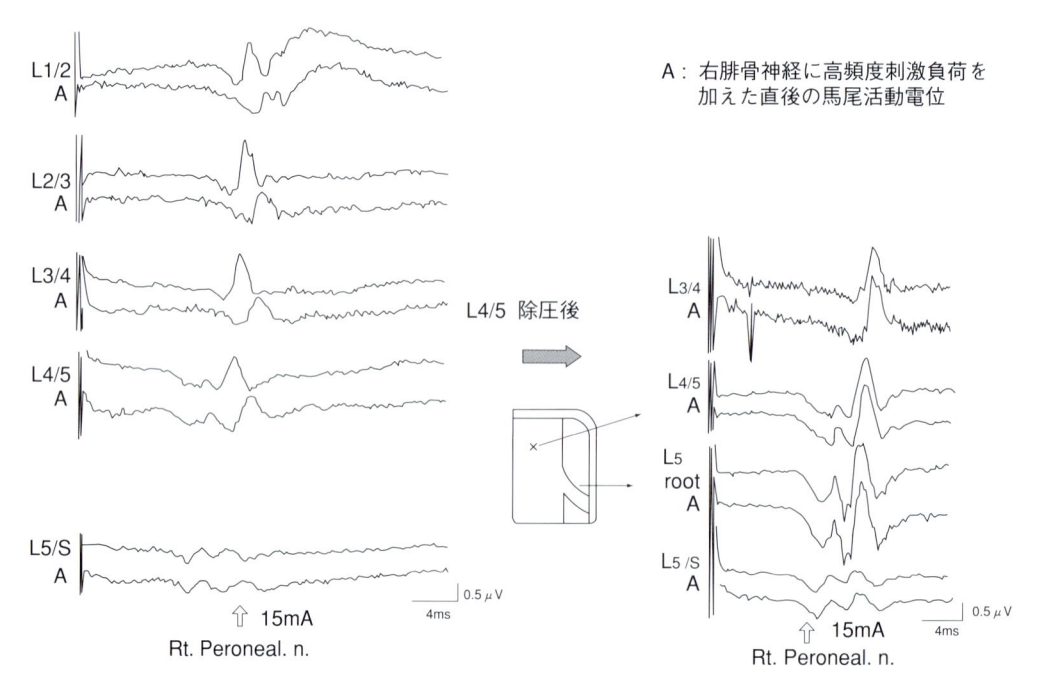

A：右腓骨神経に高頻度刺激負荷を加えた直後の馬尾活動電位

脊髄機能モニタリング

分節性電位 (Segmental potential)

分節性電位：脊髄では，索路を伝導する伝導性電位と髄節部でシナプスが脱分極されることによって記録される分節性電位とが導出される。
- 末梢神経知覚枝が後根糸を介して脊髄に入る後角部（脊髄髄節部）では，入力した単一のインパルスが多くのシナプスを脱分極させることになる。
- 賦活化されるシナプスは，脊髄入力高位に限局せず頭尾側方向に広がりをもって存在している。
- 刺激神経の髄節高位付近では通常の伝導性の誘発電位以外に，多シナプス反射に由来する大きななだらかな誘発電位（分節性電位）が記録される（図8）。
- 下肢末梢神経の刺激による上行性の電位を観察すると，腰部では伝導性の馬尾活動電位（CEAP），胸腰移行部では分節性電位（segmental potential），そして胸椎部では再び脊髄内の伝導性電位（ESCP）が記録される（図9）。
- これらの電位の特徴を利用すると，脊髄円錐部の位置を電気生理学的な観点から同定することができる（図10,11）。

● 図8 分節性電位
（Segmental potential）
　下肢末梢神経や陰部神経を刺激すると，T11/12，T12/L1レベルでは馬尾活動電位に比較して大きななだらかな波形（分節性電位）が記録され，脊髄円錐部の高位が判定できる。左の脛骨神経刺激による波形では反射波（H波）も観察される。T12/L1高位では分節性電位に混在してH波（▼）が記録されている。脛骨神経の髄節はT12/L1より頭側に位置することが分かる。

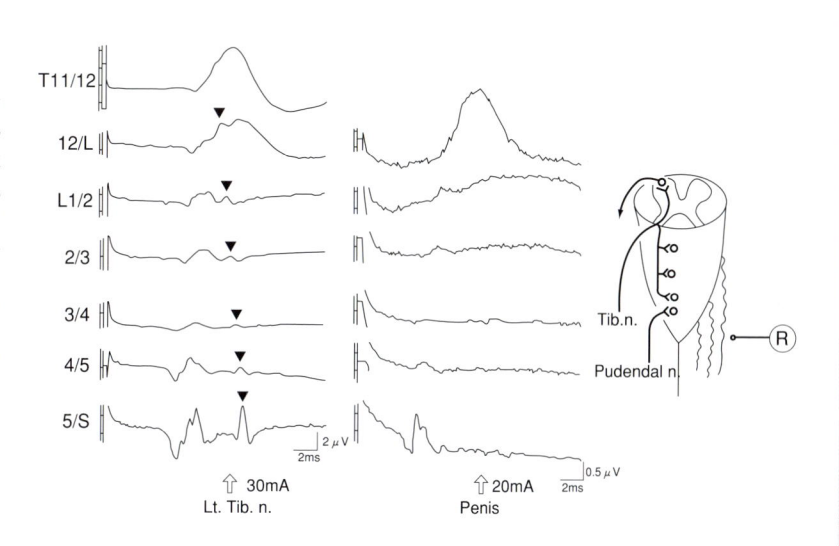

● 図9 下肢末梢神経刺激による波形の変化（馬尾活動電位―分節性電位―脊髄誘発電位）

下肢末梢神経を刺激して，その上行性電位を胸椎以下で導出すると，腰椎レベルでは伝導性の馬尾活動電位が，脊髄円錐部付近では大きな分節性電位が，さらに頭側の胸椎レベルになると伝導性の脊髄誘発電位（分節性電位に比較すると振幅は小さくなる）へと変化する。

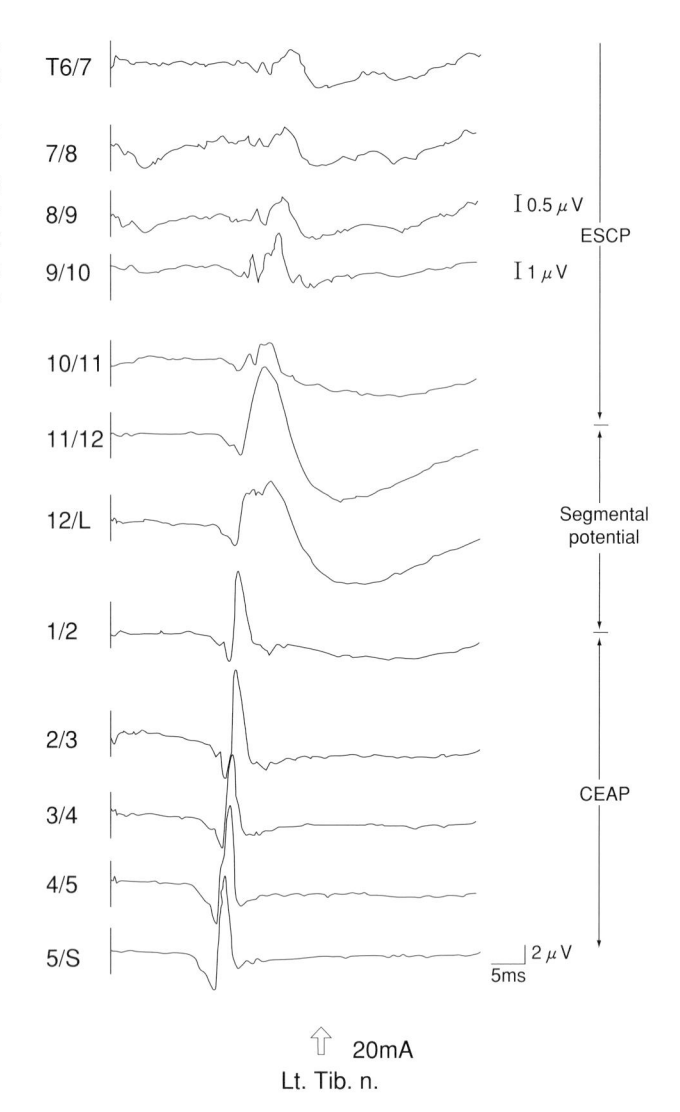

脊髄機能モニタリング

◎ 図10　分節性電位の応用—脊髄係留症候群—
　上行性電位ではL2/3，L3/4で分節性電位（○）が観察され，下行性脊髄電位（△）はL2/3まで導出された。脊髄の下端はL3/4付近に存在することが電気生理学的に証明された。

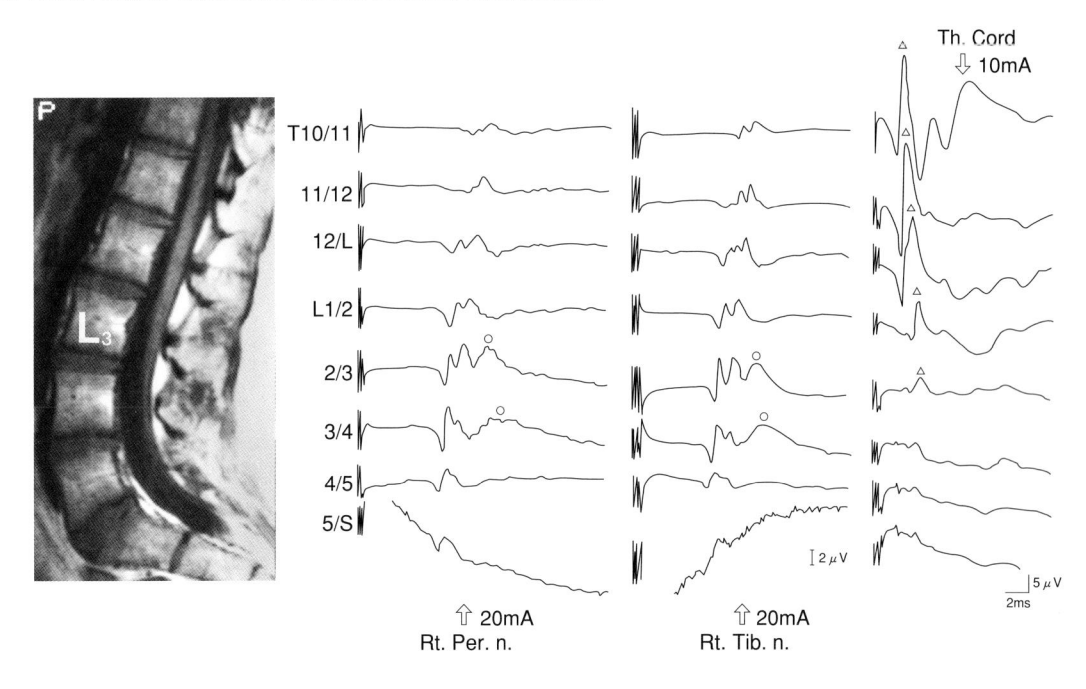

◎ 図11　分節性電位の応用—脊髄円錐部腫瘍—
　脊髄円錐部から発生した腫瘍である。画像的には脊髄円錐部の同定はできなかったが，電気生理学的検査では，Th12/L以下では伝導性の波形しか得られず，Th11/12高位で分節性電位（○）が観察された。従って，一見脊髄のように見える腰部の巨大な腫瘤は，脊髄ではなく腫瘍であることが判明した。

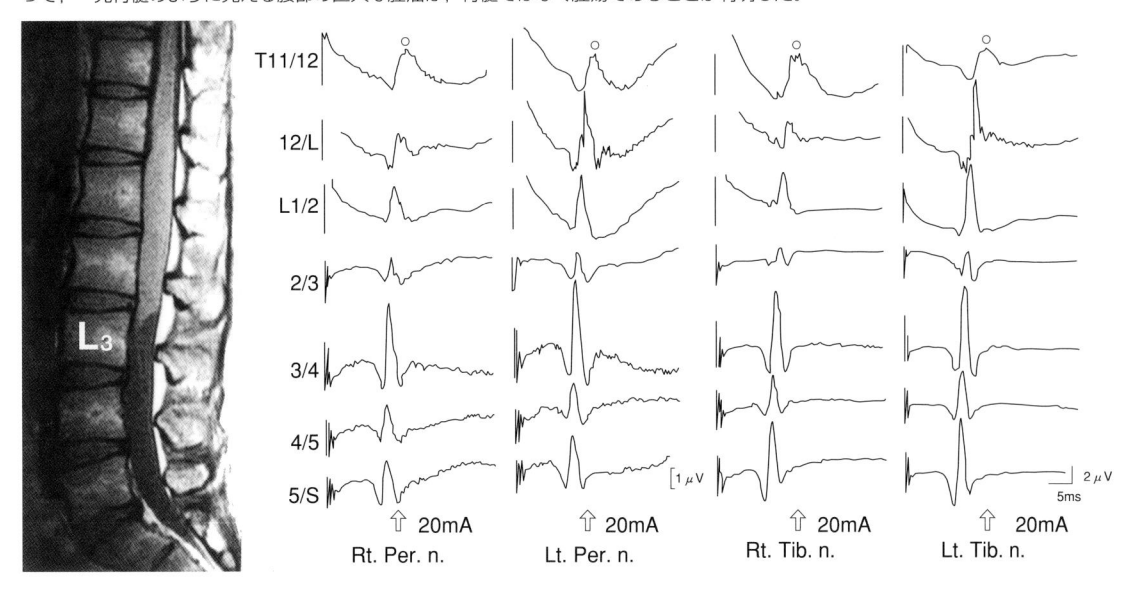

神経根誘発電位 (Nerve root action potential)

神経根誘発電位：術中に展開した神経根に直接針電極を刺入し，神経根から電位を導出する方法である。

- 下肢末梢神経刺激による神経根電位を導出することによって疾患の病態（神経根の障害高位）を明らかにすることができる（**図12**)[7]。
- 頭刺激，頚神経根導出を行うことによって，腕神経叢損傷患者の病態がひき抜き損傷か叢部損傷かを鑑別できる。

図12 腰椎分離すべり症における神経根電位

腰椎分離すべり症に対して，術中に障害神経根の電気診断を行った。分離椎弓を切除，神経根の剥離を行った後，図のごとく電極を設置した（A：脊柱管内　B：分離部　C：椎間板レベル　D：椎間板遠位）。

神経根電位はCの椎間板レベルで多相性電位を呈した。腰椎分離すべり症における神経根障害は，一般に分離部に生じた線維性瘢痕組織によって生じるとされてきた。しかし電気生理学的には，分離部より末梢の椎間板レベルで伝導障害をきたしている症例が多数存在する。すべり症によって頭側に偏位した椎間板と椎弓根との間で神経根が絞扼されたためと考えられる。誘発電位を記録することで，より正確に病態を把握することができる。

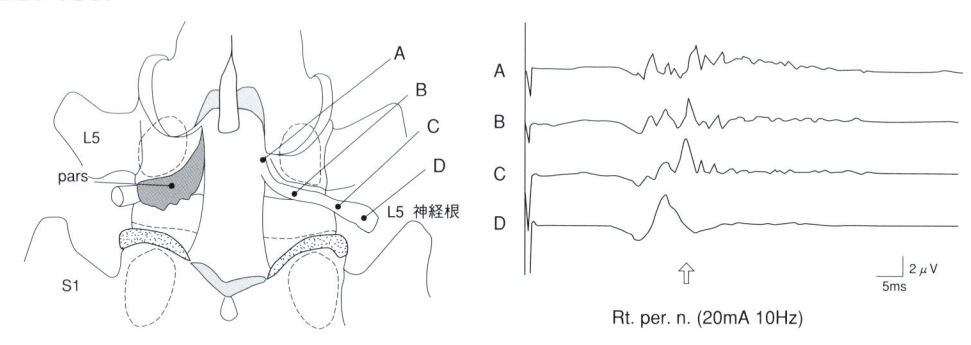

筋枝知覚枝の区別 [3, 8]

筋枝知覚枝の区別：電気生理学的手法を用いて末梢神経の筋枝，知覚枝の識別が可能である。

- 末梢神経損傷の症例に対して神経縫合を行う際，手術成績を向上させるためには，筋枝知覚枝のfuniculusを識別することが重要である。
- 電気生理学的には，頭刺激による末梢神経誘発電位の記録，H波の導出，椎間板に刺入した電極による前方導出法（脊髄誘発電位）などを応用すると，筋枝の同定も可能となる。

脊髄モニタリング

脊髄モニタリング：さまざまな誘発電位を用いて，用途に応じて脊髄の伝導性を術中にモニターする（図13）。側弯症，脊髄腫瘍（とくに髄内腫瘍），解離性大動脈瘤などの手術には有用である。

- 脊髄モニタリング法が行われ始めた初期には，脊髄刺激による脊髄導出が一般的な方法であったが，すべての索路が刺激されることから，運動路感覚路を個別にモニターできないことが最大の欠点であった。これを克服するために，頭刺激（電気刺激，磁気刺激），麻酔の工夫，刺激の工夫（多重刺激）マルチチャンネルの記録，など対策がとられてきたが，完全なモニタリングには至っていない。
- 偽陽性偽陰性が存在すること，また脊髄障害が高度な症例では，導出波形が低振幅多相波形を呈し判定が困難であること，など未解決な点も残されている。

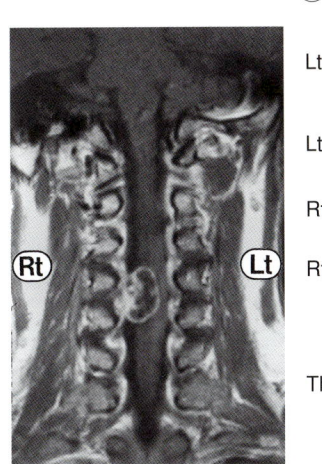

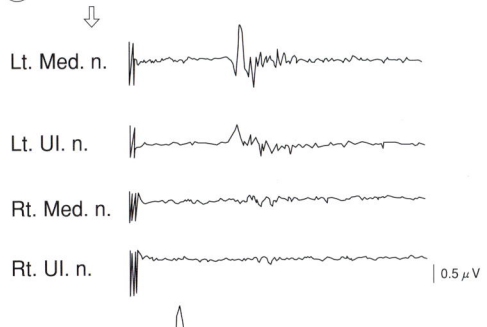

図13 脊髄モニタリング
後頭骨／C1間の棘間に刺入した針電極で脊髄を刺激して，下行性の脊髄電位および上肢末梢神経誘発電位を同時導出した。この電位を用いて脊髄腫瘍の術中の脊髄モニタリングを行った。患側の末梢神経誘発電位は健側に比べて潜時の遅延，振幅の低下が観察される。神経障害によって，コントロール波形が極端な低振幅波形や多相性波形を呈する場合，モニタリングは困難となる。

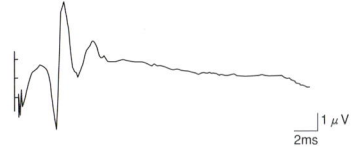

アドバイス
- 電気生理学的手法は，臨床所見や画像だけでは検知できない，神経・脊髄の機能，そして病態の分析を可能とする手段である。

■文献

1) 山田　徹，柏森良二：体性感覚誘発電位－その臨床応用．西村書店，1986．
2) 吉村光央：術中体性感覚誘発電位の臨床的研究　上肢末梢神経刺激による種々導出法の検討．大阪市医学会雑誌，40：355-375, 1991．
3) 松田英雄，中田信昭，舟越晃一，ほか：神経手術における術中電気診断．OS NOW, 3：34-45, 1991．
4) 松田英雄，中田信昭，安彊敏哉，ほか：大脳皮質電気刺激により誘発される下行性脊髄および末梢神経活動電位．臨床脳波，29：497-503, 1987．
5) 中村博亮：腰椎疾患における上行性馬尾活動電位（A-CEAP）の臨床的および基礎的研究　特に電位の陽性化現象について．日整会誌，64：27-42, 1990．
6) 宮内　晃，松田英雄，浦勇武志，ほか：高頻度刺激を応用した腰部脊柱管狭窄症の責任病巣の決定の試み．臨床脳波，35：434-440, 1993．
7) 宮内　晃，山本利美雄，鈴木省三，ほか：腰椎分離すべり症の神経根障害部位の同定－電気生理学的手技を用いて－．大労医誌，23：21-24, 1999．
8) 中田信昭，松田英雄，宮内　晃，ほか：運動性ならびに知覚性神経束の識別に関する電気生理的研究．別冊整形外科，18：103-108, 1990．

［宮内　晃］

索引

あ

アキレス腱反射 …………………………124, 169
足関節 ………………………………………98
足クローヌス …………………………………124
インピンジメントサイン ……………………17
烏口突起 ………………………………………6
運動機能検査 ………………………………163
運動神経伝導速度検査 ……………………200
運動単位 ……………………………………192
江川徴候 ……………………………………35
円錐症候群 …………………………………147
円錐上部症候群 ……………………………147
オッペンハイム反射 ………………………127

か

外旋筋 ………………………………………77
外側上顆炎 …………………………………39
外側側副靱帯 ……………………………26, 85
介達痛 ………………………………………87
外転筋 ………………………………………72
回内筋群 ……………………………………24
外反ストレステスト ………………………95
外反母趾 ……………………………………99
下顎反射 ……………………………………120
かぎタバコ入れ …………………………42, 49
下行性脊髄誘発電位 ………………………213
鵞足 …………………………………………84
下腿 …………………………………………80
　──腫脹 ……………………………………81
　──浮腫 ……………………………………81
肩関節 ………………………………………2
脚長差 ………………………………………59
逆行性伝導速度検査法 ……………………205
球海綿体反射 ………………………………171
胸鎖関節 ……………………………………5
胸髄 …………………………………………145
強直性脊椎炎 …………………………137, 142, 143
胸椎 …………………………………………135
棘下筋 ………………………………………10
棘上筋 ………………………………………10
棘突起 ………………………………………151

挙睾筋反射 …………………………………170
距骨下関節 …………………………………107
距腿関節 ……………………………………106
筋萎縮 ………………………………………81
筋炎 …………………………………………198
筋原性 …………………………………192, 198
筋枝知覚枝 …………………………………218
筋線維束攣縮 ………………………………195
筋線維攣縮 …………………………………195
筋電図検査 …………………………………192
筋皮神経 ……………………………………28
クリックサイン ……………………………180
脛骨 …………………………………………86
　──神経 ……………………………204, 208
頚椎 …………………………………………116
結核性脊椎炎 ………………………………143
月状骨 ………………………………………42
結節間溝 ……………………………………7
肩甲棘 ……………………………………13, 117
肩甲上腕反射 ………………………………121
肩鎖関節 ……………………………………4
腱鞘炎 ………………………………………112
剣状突起 ……………………………………139
腱反射 ………………………………………120
腱板疎部 ……………………………………6
肩峰 …………………………………………8
　──下滑液包 ………………………………4
後外側回旋不安定性テスト ………………37
鉤趾変形 ……………………………………99
構築性側弯症 ………………………………150
後方押し込みテスト ………………………93
肛門括約筋反射 ……………………………171
股関節 ………………………………………58
骨間筋 ………………………………………53
骨粗鬆症 ……………………………………58
骨盤の傾斜 …………………………………58
固有示指伸筋 ………………………………50
コンパートメント症候群 …………………81

さ

鎖骨 …………………………………………5

坐骨結節	62, 152
坐骨神経	62, 152
挫滅損傷	20
三角筋	128
指関節	44
指節間関節	44
膝蓋腱	84
——反射	123, 169
膝蓋骨	63
——テスト	90
膝蓋跳動	82
膝関節	80
尺側手根屈筋	47
尺側手根伸筋	51
尺骨茎状突起	43, 117
尺骨神経	23, 202, 207
斜頭	177
ジャンパー膝	84
舟状骨	41
終末潜時	201, 204
手根管	48
——症候群	201, 206
術中モニタリング	211
順行性伝導速度検査法	205
上位運動ニューロン障害	198
上後腸骨棘	62, 141, 151
小指外転筋	53, 131
小指球筋群	53
小指伸筋	51
小指対立筋	53
上前腸骨棘	58, 60, 140
上腕	2
上腕骨外顆縁	22
上腕骨外側上顆	22
上腕骨顆上骨折後内反肘	38
上腕骨小結節	7
上腕骨大結節部	8
上腕骨頭	9
上腕骨内側縁	21
上腕三頭筋	25, 122
——腱反射	33, 122

上腕上外側部	9
上腕動脈	27
上腕二頭筋	116
——腱	27
——腱反射	32, 121
——長頭腱	15
針筋電図	195
——検査	201
神経学的検査	163
神経原性	192
神経根障害	172
神経根伸展テスト	134
神経根誘発電位	218
神経線維腫症	150
神経伝導速度	200
深指屈筋	46
シンスプリント	86
伸展筋	71
錐体路異常	147
錐体路障害	147
豆状骨	44
正中神経	28, 201, 206
脊髄機能モニタリング	210
脊髄誘発電位	213
浅指屈筋	47
仙椎	149
先天性股関節脱臼	176
前方引き出しテスト	91
前方へのすべり力	149
前腕	20
総指伸筋	50
僧帽筋	128
足関節	98
側副靱帯損傷	36
側弯症	137
足根洞症候群	103

た

第1コンパートメント	49
第2コンパートメント	50
第3コンパートメント	50

第4コンパートメント	50	椎間孔圧迫テスト	133
第5コンパートメント	51	通常深部腱反射	169
第6コンパートメント	51	槌趾	99
大後頭隆起	117	手関節	40
帯状ヘルペス	150	──屈筋	24
体性感覚誘発電位	212	──伸筋群	26
大腿	58	テニス肘テスト	39
──筋膜張筋	73	橈骨茎状突起	41
──骨外側上顆	63	橈骨神経	203
──骨頭すべり症	188	──浅枝	208
──三角	61	橈骨頭	23
大転子	61, 152	橈側手根屈筋	47, 130
大動脈	153	橈側手根伸筋	130
大菱形骨	42	徒手筋力テスト	194
脱神経電位	195	トリガーポイント	78
タナ	82	トレムナー反射	125
──誘発テスト	97		
短小指屈筋	53	**な**	
短橈側手根伸筋	50	内外反ストレステスト	36
短母指外転筋	52	内旋筋	76
短母指屈筋	52	内側上顆	21
短母指伸筋腱	49	内側側副靱帯	24, 85
知覚神経伝導速度検査	200, 205	内転筋	75
恥骨結節	61	──結節	63
チャドック反射	126	内反ストレステスト	94
肘窩	27	内反足	183
中手指節関節	44		
肘頭	21	**は**	
──窩	22	廃用性萎縮	81
──滑液包	25	跛行	80
肘部管症候群	34, 202, 207	馬尾活動電位	214
虫様筋	54	馬尾症候群	147
腸脛靱帯	83	バビンスキー反射	126, 147
腸骨結節	60	腓骨	87
腸骨稜	60, 140, 151	──神経	86, 204
長掌筋	46	膝関節	80
長橈側手根伸筋	50	肘外偏角	20
長母指外転筋	49	肘関節	20
長母指屈筋	46	肘屈曲テスト	34
長母指伸筋	50	ヒステリー	198
腸腰筋	70	腓腹神経	209

表在反射	170	肋骨隆起	150
腹皮反射	145	ロンベルグ徴候	119, 146
腹壁反射	145, 170		
腹筋反射	145	**わ**	
分節性電位	215	腕橈骨筋腱反射	33, 122
分裂膝蓋骨	85		
扁平足	99	**A, B, C**	
縫工筋	70	adiposogenital type	188
膀胱直腸障害	116	ADM	53
傍脊柱筋	152	AMC	186
母指球筋群	52	Amoss sign	143
母指対立筋	52	Anghelescu sign	143
母指内転筋	52	Anterior Adam position	136
ホフマン反射	125	Anterior Apprehension test	18
		APB	52
		Apley test	96
		Apprehension test	90
ま		Baker嚢腫	81, 88
巻き上げ機構	113	Beevor sign	144
末梢神経障害	198, 200	Bow String Test	158
マレット変形	99	Bragard test	157
向き癖	176	Brown–Séquard症候群	148
		café–au–lait spot	136, 150
や		carrying angle	20
山元・薄井テスト	38	CEAP	214
有鉤骨鉤	43	Chest expansion test	137
誘発電位	210	Chopart関節	108
指関節	44		
指伸展テスト	39	**D, E, F**	
陽性鋭波	195	diastrophic dysplasia	186
腰椎	149	Drehmann徴候	190
――の前弯・後弯	58	Drop arm sign	16
腰痛	149	Eaton test	134
腰部脊柱管狭窄症	149, 155	Elley test	65
腰部隆起	150	Ellis sign	181
		ESCP	213
ら		FCR	47
ランナー膝	83	FCU	47
梨状筋テスト	79	FDM	53
リスター結節	42	FDP	46
立脚相	98	FDS	47
輪状靱帯	26		
轢音	82		

Femoral Nerve Stretch Test ················· 159
FES（finger escape sign）················· 132
Finger Allen test ···························· 55
Finger extension test ···················· 39, 45
finger-floor distance ························ 154
Finkelstein test ······························ 49
Flip sign ··································· 159
FNST ······································· 159
Forestier bowstring sign ···················· 142
FPB ··· 52
FPL ··· 46
Froment徴候 ································ 52

G, H, J, K

Gaenslen's sign ···························· 162
Galeazzi sign ······························ 181
Grind test ··································· 45
Hawkins ···································· 17
heel fat pad ································ 184
honey-moon palsy ························· 203
Idiopathic Congenital Talipes Equinovarus ··· 183
Jackson test ······························· 133
Jerk test ··································· 92
Kemp sign ································· 160
Kernig test ································· 160

L, M, N

Lachman test ······························· 91
Larsen syndrome ··························· 186
Lift off test ································· 17
Lister's Tubercle ···························· 42
Load and shift test ·························· 18
McMurry test ······························· 96
MCV ······································ 200
MEP ······································· 213
Milgram test ······························· 161
MMT ······································ 194
Morton病 ·································· 113
motor unit ································· 192
motor unit potential ························ 197
MP関節 ································ 44, 125

NCV ······································ 200
Neer ·· 17

O, P, Q

Ober test ··································· 67
ODM ······································· 53
OP ··· 52
Ortolani click sign ·························· 180
Osgood-Schlatter病 ························· 86
O脚 ·· 80
Painful arc sign ····························· 16
Patrick test ························ 78, 162, 189
Phalen test ································· 48
PIP関節 ···································· 44
Pivot shift test ······························ 92
PL ··· 46
PLRI test ··································· 37
Posterior Adam position ···················· 136
Posterior sagging ··························· 93
Quadrilateral space ························· 10

R, S, T

rocker bottom deformity ···················· 186
sacral sparing ······························ 147
Saturday Night Palsy ······················· 203
Scaphoid shift test ·························· 45
Schober test ··························· 137, 154
SCV ·································· 200, 205
Semmens-Weinstein test ···················· 32
SEP ······································· 212
Sinding-Larsen-Johansson病 ················ 85
SLR ······································· 157
snuffbox ···································· 49
Speed test ·································· 15
Spinal percussion test ······················ 142
Spurling test ······························· 133
Straight Leg Raising ······················· 157
Sulcus sign ································· 19
Telescoping sign ··························· 181
Thomas test ··························· 65, 189
Thompson-Simmond's squeeze test ·········· 97

Thompson test	112
Tinel's sign	34, 86
Trenderenburg lurch	188
Trenderenburg test	74

V, W, X, Y

Valsalva Maneuver	161
Well Leg Straight Leg raising Test	158
Wrist Allen test	55
Wrist extension test	39
X脚	80
Yergason test	15

その他

10秒テスト	132
2PD test	32
2点識別間距離テスト	32

整形外科 徒手検査法

2003年10月10日　第1版第1刷発行
2024年4月1日　　　　第21刷発行

- ■編　集　高岡邦夫　たかおかくにお
- ■発行者　吉田富生
- ■発行所　株式会社メジカルビュー社
　　　　〒162-0845 東京都新宿区市谷本村町2-30
　　　　電話　03(5228)2050(代表)
　　　　ホームページ https://www.medicalview.co.jp/

　　　　営業部　FAX 03(5228)2059
　　　　　　　　E-mail　eigyo@medicalview.co.jp

　　　　編集部　FAX 03(5228)2062
　　　　　　　　E-mail　ed@medicalview.co.jp

- ■印刷所　シナノ印刷株式会社

ISBN978-4-7583-0614-0 C3047

©MEDICAL VIEW, 2003. Printed in Japan

- ・本書に掲載された著作物の複写・複製・転載・翻訳・データベースへの取り込みおよび送信（送信可能化権を含む）・上映・譲渡に関する許諾権は，(株)メジカルビュー社が保有しています．
- ・JCOPY〈出版者著作権管理機構 委託出版物〉
本書の無断複製は著作権法上での例外を除き禁じられています．複製される場合は，そのつど事前に，出版者著作権管理機構（電話 03-5244-5088，FAX 03-5244-5089，e-mail：info@jcopy.or.jp）の許諾を得てください．
- ・本書をコピー，スキャン，デジタルデータ化するなどの複製を無許諾で行う行為は，著作権法上での限られた例外（「私的使用のための複製」など）を除き禁じられています．大学，病院，企業などにおいて，研究活動，診察を含み業務上使用する目的で上記の行為を行うことは私的使用には該当せず違法です．また私的使用のためであっても，代行業者等の第三者に依頼して上記の行為を行うことは違法となります．